U0359224

中醫典籍叢刊

證類本草箋釋

〔宋〕唐慎微 撰

王家葵　蔣　淼 箋釋

三

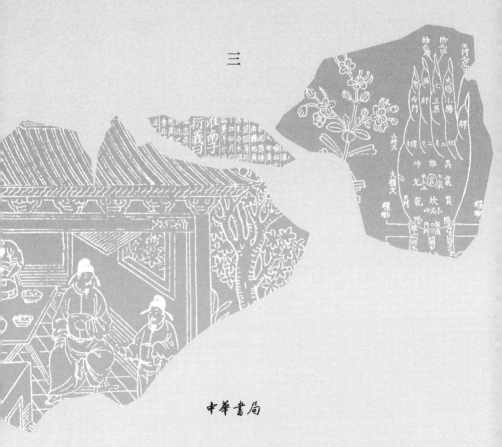

中華書局

本册目録

重修政和經史證類備用本草卷第十 ……………… 1059

證類本草箋釋

重修政和經史證類備用本草卷第十一 …………… 1157

草部下品之下總一百五種 ……………………… 1157

重修政和經史證類備用本草卷第九

草部中品之下總七十八種

一十四種神農本經白字。

一十三種名醫別録墨字。

一十二種唐本先附注云"唐附"。

二十二種今附皆醫家嘗用有效，注云"今附"。

四種新補

二種新定

一種新分條

一十種陳藏器餘

　　凡墨蓋子已下並唐慎微續證類

艾葉實（續注）。　　惡實牛蒡葉（續注）。

水萍　　王瓜

地榆　　大小薊

海藻石帆、水松、石髮、瓦松（續注）。澤蘭

昆布紫菜（續注）。　　防己木防己（續注）。

天麻今附。　　阿魏唐附。

927

高良薑

蘹香子 亦名茴香,唐附。

紅藍花 紅花也,今附。

京三稜 今附。雞爪三稜等(附)。

蓽撥 根(續注)。今附。

蘿摩子 唐附。

鬱金 唐附。

馬先蒿

肉豆蔻 今附。

零陵香 今附。

蓬莪茂 旬律切。今附。

白前

白藥 唐附。

莎草 根即香附子也,水香稜(附)。

胡黃連 今附。

紅豆蔻 今附。

艾蒳香 今附。

928 垣衣 地衣(續注)。

鳧葵 荇菜也,唐附。

王孫

蜀羊泉

蒴草 唐附。

百部根

款冬花

牡丹

薑黃 唐附。莁藥(附)。

蒟 音矩。醬 唐附。

青黛 今附。

盧會 今附。

延胡索 今附。

補骨脂 今附。

縮沙蜜 今附。

積雪草 連錢草(附)。

薺苨

茜草

蓽澄茄 今附。

舩底苔 新補。

蒔蘿 今附。

甘松香 今附。

陟釐 音離。

女菀

土馬騣 新定。

菟葵 唐附。

鱧腸 蓮子草也,唐附。

爵牀 今名香蘇。　　　　　　井中苔萍 藍附。

茅香花 白茅香花（續注）。今附。　馬蘭 新補。山蘭（附）。

使君子 今附。　　　　　　乾苔 新補。

百脉根 唐附。　　　　　　白豆蔻 今附。

地笋 新補。　　　　　　　海帶 新定。

陀得花 今附。　　　　　　蒻草 元附白藥條下，今分條。

　　一十種陳藏器餘

迷迭　　　故魚網　　故緻脚布　　江中採出蘆

虱建草　　含生草　　菟肝草　　　石芒

蠶網草　　問荊

　　艾葉　味苦，微温，無毒。主灸
百病。可作煎，止下痢，吐血，下部
䘌瘡，婦人漏血，利陰氣，生肌肉，辟
風寒，使人有子。一名冰臺，一名醫
草。生田野。三月三日採，暴乾。
作煎勿令見風。

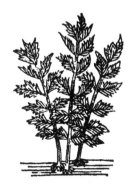

明州艾葉

　　陶隱居 云：擣葉以灸百病，亦止傷
血，汁又殺蚘蟲，苦酒煎葉，療癬甚良。

唐本注 云：《別錄》云：艾，生寒熟熱。主下血，衄血，膿血痢。水
煮及丸散任用。臣禹錫等謹按，藥性論 云：艾葉，使。能止崩血，
安胎，止腹痛。醋煎作煎，治癬，止赤白痢及五藏痔瀉血。煎葉，
主吐血。實，主明目，療一切鬼氣。初生取作乾菜食之。又除鬼

氣，炒艾作餛飩，吞三五枚，以飯壓之良。長服止冷痢。又心腹惡氣，取葉擣汁飲。又擣末和乾薑末爲丸，一服三十丸，飯壓，日再服。治一切冷氣，鬼邪毒氣，最去惡氣。**孟詵**云：艾實與乾薑爲末，蜜丸，消一切冷氣。田野人尤與相當。**日華子**云：止霍亂轉筋，治心痛，鼻洪，并帶下及患痢人後分寒熱急痛。和蠟并訶子燒熏，神驗。艾實，暖，無毒。壯陽助水藏、腰膝及暖子宮。

圖經曰：艾葉，舊不著所出州土，但云生田野，今處處有之，以複道者爲佳，云此種灸百病尤勝。初春布地生苗，莖類蒿而葉背白，以苗短者爲佳。三月三日、五月五日採葉，暴乾，經陳久方可用。俗間亦生擣葉取汁飲，止心腹惡氣。古方亦用熟艾掮金瘡，又中風掣痛，不仁不隨，並以乾艾斛許，揉團之，內瓦甑中，並下塞諸孔，獨留一目，以痛處著甑目下，燒艾一時久，知矣。又治癲，取乾艾，隨多少以浸麴，釀酒如常法，飲之，覺痺即差。近世亦有單服艾者，或用蒸木瓜丸之，或作湯，空腹飲之，甚補虛羸。然亦有毒，其毒發則熱氣衝上，狂躁不能禁，至攻眼有瘡出血者，誠不可妄服也。

【食療云：乾者并煎者，金瘡，崩中，霍亂，止胎漏。春初採，爲乾餅子，入生薑煎服，止瀉痢。三月三日可採作煎，甚治冷。若患冷氣，取熟艾麵裏作餛飩，可大如彈許。又治百惡氣。取其子，和乾薑搗作末，蜜丸如梧子大，空心三十丸服，以飯三五匙壓之，日再服，其鬼神速走出，頗消一切冷血。田野之人與此方相宜也。又，產後瀉血不止：取乾艾葉半兩炙熟，老生薑半兩，濃煎湯，一服便止，妙。

外臺秘要：治霍亂洞下不止：艾一把，水三升，煮取一升，頓服。　　又方：治諸骨哽：生艾蒿數升，水、酒共一斗，煮取四升，稍稍飲之，良。

肘後方：鬼擊之病，得之無漸，卒著人如刀刺狀，胸脇腹内疞刺切痛，不可抑按，或即吐血，鼻中出血，下血，一名鬼排：以熟艾如鷄子三枚，水五升，煎取二升，頓服之。　　又方：治卒心痛：白熟艾成熟者一升，以水三升，煮取一升，去滓，頓服。若爲客氣所中者，當吐蟲物。　　又方：治傷寒及時氣温病，頭痛壯熱，脉盛：乾艾葉三升，以水一斗，煮取一升，去滓，頓服，取汗。　　又方：治病人齒無色，舌上白，或喜睡，不知痛癢處，或下痢，急治下部。不曉此者，但攻其上，不以爲意，下部生蟲，食其肛，爛見五藏，便死。燒艾於管中，熏下部，令煙入，更入少雄黄，良。

葛氏方：治蚘蟲，或心如刺，口吐清水：搗生艾取汁，宿勿食，但取肥香脯一方寸片先喫，令蟲聞香，然後即飲一升，當下蚘。　　又方：姙娠卒胎動不安，或但腰痛，或胎轉搶心，或下血不止：艾葉一鷄子大，以酒四升煮取二升，分爲二服，良。

經驗方：治喉痺：青艾和莖葉一握，用醋搗敷痺上，若冬月，取乾艾亦得。李亞傳。　　又方：王峽州傳野鷄痔病方：用槐柳湯洗，便以艾灸其上七壯，以知爲度。王及郎中充西川安撫判官，乘騾入洛谷，數日而痔，病因是大作，如胡苽貫於腸頭，其熱如煻煨火，至一驛，僵仆，無計。有主郵者云，須灸即差。及命所使爲槐柳湯熱洗苽上，因用艾灸三五壯，忽覺一道熱氣盛入腸中，因大轉瀉，鮮血穢物一時出，至楚痛，瀉後遂失胡苽所在。

孫真人：糞後有血：濃煎艾葉、生薑汁，三合服。

斗門方：治火眼：用艾燒令煙起，以椀蓋之，候煙上椀成煤取下，用溫水調化洗火眼，即差。更入黃連，甚妙。　**又方**：治癲癇：用艾於陰囊下穀道正門當中間，隨年歲灸之。

勝金方：治中風口喎：以葦筒子長五寸，一頭刺於耳內，四面以麵密封塞不透風，一頭以艾灸之七壯。患右灸左，患左灸右。耳痛亦灸得。

初虞世：治婦人崩中連日不止：熟艾雞子大，阿膠炒爲末半兩，乾薑一錢剉，右以水五盞先煑艾、薑至二盞半，入膠消揚，溫分三服，空腹服，一日盡。

兵部手集：治發背，頭未成瘡及諸熱腫：以濕紙搨上，先乾處是熱氣衝上，欲作瘡子，便灸之。如先疼痛，灸即不痛，即以痛爲度。

錢相公篋中方：治誤吞錢：取艾蒿一把細剉，用水五升，煎取一升，頓服便下。

傷寒類要：治婦人姙娠七月，若傷寒壯熱，赤班變爲黑班，溺血：用艾葉如雞子大，酒三升，煮取一升半，分爲二服。　**又方**：䘌蟲蝕下部：以泥作罌，以竹筒如指大，一頭坐罌缸中，一頭內下部孔中，以雞子大艾一團燒之，以泥作罌口吹之，常令艾煙熏下部，强人可益久，良。

子母秘録：胎動上迫心痛：取艾葉如雞子大，以頭醋四升，煎取二升，分溫服。　**又方**：治倒產子死腹中：艾葉半斤，酒四升，煮取一升，服。　**又方**：小兒黃爛瘡：燒艾葉灰傅上。

荆楚歲時記：端午，四民踏百草，採艾以爲人，懸之户上，禳毒氣。又宗士炳之孫，常以端午日雞未鳴時採似人者，縛用灸有驗。

衍義曰：艾葉，乾擣，篩去青滓，取白，入石硫黄，爲硫黄艾，灸家用。得米粉少許，可擣爲末，入服食藥。入硫黄別有法。

〔**箋釋**〕

《爾雅·釋草》"艾，冰臺"，郭璞注："今艾草。"《詩經·采葛》"彼采艾兮"，毛傳："艾所以療疾。"《太平御覽》卷九百九十七引《師曠占》云："歲疫，病草先生。病草者，艾也。"其"病草"乃是已病之草的意思，與《名醫別録》記別名"醫草"相同。

關於艾，以《孟子·離婁上》"七年之病，求三年之艾也"最爲有名，這是一句比喻，所以蘇東坡詩説："願儲醫國三年艾，不作沉湘九辯文。"《孟子》下一句説"苟爲不畜，終身不得"，乃知"三年艾"非指三年生的艾，而是儲存三年的艾，《本草圖經》説"採葉，暴乾，經陳久方可用"亦是此意。《本草綱目》云："凡用艾葉，須用陳久者，治令細軟，謂之熟艾。若生艾灸火，則傷人肌脈。故孟子云：七年之病，求三年之艾。揀取净葉，揚去塵屑，入石臼内木杵擣熟，羅去渣滓，取白者再擣，至柔爛如綿爲度。用時焙燥，則灸火得力。"陳久之艾乃是作灸用，通常説的藥物"六陳"，枳殼、陳皮、半夏、麻黄、吳茱萸、狼毒，並没有包括陳艾在内。

《名醫別録》説艾"三月三日採"，與通常五月五日習慣不同，墨蓋子下引《荊楚歲時記》，此是所見端午懸掛艾草記載最早者。據姜彥稚輯校本錄文備參："五月五日謂之浴蘭節，荊楚人並踏百草。又有鬥百草之戲。採艾以爲人形，懸門户上，以禳毒氣。以菖蒲或鏤或屑，以泛酒。"杜公瞻注云："按《大戴禮記》曰：五月五日，蓄蘭爲沐浴。《楚辭》曰：浴蘭湯兮沐芳華。今謂之浴蘭節，又謂之端午。四民踏百草，今人又有鬥百草之戲。按，宗則字文度，常以五月五日雞未鳴時採艾，見似人處，攬而取之，用灸有驗。《師曠占》曰歲多病則艾草先生是也。今人以艾爲虎形，或剪綵爲小虎，粘艾葉以戴之。"按，此或者東晉以後的風俗，故魏晉名醫尚以三月三日採艾也。

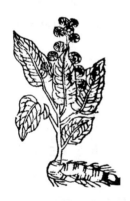

蜀州惡實

惡實 味辛，平。主明目，補中，除風傷。根、莖療傷寒寒熱汗出，中風面腫，消渴熱中，逐水。久服輕身耐老。生魯山平澤。

陶隱居云：方藥不復用。唐本注云：魯山在鄧州東北。其草，葉大如芋，子殼似栗狀，實細長如茺蔚子。根主牙齒疼痛，勞瘧，脚緩弱，風毒癰疽，欬嗽傷肺，肺壅，疝瘕，積血，主諸風癥瘕，冷氣。吞一枚，出癰疽頭。《別録》名牛蒡，一名鼠黏草。今按，陳藏器本草云：惡實根，蒸，暴乾，不爾令人欲吐。浸酒去風，又主惡瘡。子名鼠黏，上有芒，能綴鼠。味苦，主風毒腫，諸瘻。根可作茹食之，葉亦搗傅杖瘡，不膿，辟風。云：牛蒡亦可單用，味甘，無毒。能主面目煩悶，四肢不健，通十二經脉，洗五藏惡氣。可常作菜食之，令人身輕。子研末，投酒中浸三日，每日服三二盞，任性飲多少，除諸風，去丹石毒，主明目，利腰脚。又食前吞三枚，熟揱下，散諸結節，筋骨煩熱毒。又根細切如豆，麨拌作飯食之，消脹壅。又莖葉煮汁釀酒良。又取汁，夏月多浴，去皮間習習如蟲行風，洗了慎風少時。又能揱一切腫毒，用根、葉入少許鹽花擣。

圖經曰：惡實即牛蒡子也。生魯山平澤，今處處有之。葉如芋而長，實似葡萄核而褐色，外殼如栗捄，小而多刺，鼠過之則綴惹不可脫，故謂之鼠粘子，亦如羊負來之比。根有極大者，作菜茹尤益人。秋後採子入藥用。根、葉亦可生擣，入少鹽花，以揱腫毒。又冬月採根蒸暴之入藥。劉禹錫《傳信方》療暴中風，用緊細牛蒡根，取時須避風，以竹刀或荊刀刮去土，用生布拭了，擣絞取汁一大升，和灼然好蜜四大合，溫，分爲兩服，每服相去五六里。初服得汗，汗出便差。此方得之岳鄂鄭中丞。鄭頃年至潁陽，因食一頓熱肉，便中暴風，外生①盧氏爲潁陽尉，有此方，當時便服，得汗，隨差，神效。又《篋中方》：風頭及腦掣痛不可禁者，摩膏主之。取牛蒡莖葉，擣取濃汁二升，合無灰酒一升，鹽花一匙，頭煻火煎，令稠成膏，以摩痛處，風毒散自止。亦主時行頭痛，摩時須極力令作熱，乃速效。冬月無苗，用根代之亦可。

【雷公云：凡使，採之净揀，勿令有雜子，然後用酒拌蒸，待

---

① 外生：即外甥。

上有薄白霜重出，却用布拭上，然後焙乾。別擣如粉用。

食療云：根，作脯食之，良。熱毒腫，擣根及葉封之。杖瘡、金瘡，取葉貼之，永不畏風。又，癰緩及丹石風毒，石熱發毒，明耳目，利腰膝，則取其子末之，投酒中浸經三日，每日飲三兩盞，隨性多少。欲散支節筋骨煩熱毒，則食前取子三七粒，熟挼吞之，十服後甚良。細切根如小豆大，拌麵作飥煮食，尤良。又，皮毛間習習如蟲行，煮根汁浴之。夏浴慎風。却入其子炒過，末之如茶，煎三匕，通利小便。

聖惠方：治時氣餘熱不退，煩躁發渴，四肢無力，不能飲食：用根擣絞取汁，不計時候，服一小盞，効。

外臺秘要：治喉痺：牛蒡子六分，馬藺子八分，擣爲散。每空心煖水服方寸匕，漸加至一匕半，日再服。

經驗方：治風熱閉塞咽喉，遍身浮腫：以牛蒡子一合，半生半熟杵爲末，熱酒調下一錢匕，立差。

孫真人食忌：主天行：以生牛蒡根擣取汁五大合，空腹分爲兩服。服訖，取桑葉一大把炙令黃，水一升，煮取五合，去滓，頓服，暖覆取汗。無葉用枝。

食醫心鏡：治熱攻心煩躁恍惚：以牛蒡根搗汁一升，食後分爲三服，良。

斗門方：治頭面忽腫，熱毒風內攻，或手足頭面赤腫，觸着痛：用牛蒡子根，一名蝙蝠刺，洗净爛研，酒煎成膏，攤在紙上，貼腫處。仍熱酒調下一服，腫止痛減。

王氏博濟：治瘡疱將出：以牛蒡子炒令熟，杵爲末，每服一錢，入荆芥二穗、水一盞同煎至七分，放溫服。如瘡癍已出，更服亦妙。

初虞世：治皮膚風熱，遍身生癮瘮：牛蒡子、浮萍等分，以薄荷湯調下二錢，日二服。

衍義曰：惡實是子也，今謂之牛蒡，未去蕚時，又謂之鼠粘子，根謂之牛菜。疎風壅，涎唾多，咽膈不利。微炒，同入荆、芥穗各一兩，甘草炙半兩，同爲末。食後、夜臥湯點二錢服，當緩取效。子在蕚中，蕚上有細鈎，多至百十，謂之芒則誤矣。根長一二尺，麄如拇指，煮爛爲菜。

〔箋釋〕

　　《爾雅·釋草》"蓫，隱荵"，郭璞注："似蘇有毛，今江東呼爲隱荵。藏以爲菹，亦可瀹食。"據《本草經集注》："桔梗，葉名隱忍。"鄭樵《爾雅注》則説："（隱荵）牛蒡也。亦可瀹食，葉如芥。"未知孰是。

　　牛蒡，唐代以來即作菜蔬食用，《本草拾遺》説"根可作茹食之"，宋人高翥《山行即事》有句云："屋角盡懸牛蒡菜，籬根多發馬蘭花。"《食療本草》謂"作脯食之，良"，《山家清供》有牛蒡脯的做法："孟冬後採根，去皮净洗，煮毋失之過，槌匾，壓以鹽、醬、茴、蘿、薑、椒、熟油諸料研細一兩，火焙乾。食之如肉脯之味。"

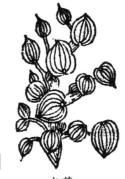

水萍

水萍 味辛、酸，寒，無毒。主暴熱身癢，下水氣，勝酒，長鬚髮，止消渴，下氣。以沐浴，生毛髮。久服輕身。一名水花，一名水白，一名水蘇。生雷澤池澤。三月採，暴乾。

陶隱居云：此是水中大萍爾，非今浮萍子。《藥録》云"五月有花，白色"，即非今溝渠所生者。楚王渡江所得，非斯實也。唐本注云：水萍者有三種：大者名蘋；水中又有荇菜，亦相似，而葉圓；水上小浮萍，主火瘡。今按，陳藏器本草云：水萍有三種，大者曰蘋，葉圓闊寸許，葉下有一點如水沫，一名芣菜。暴乾，與栝樓等分，以人乳爲丸，主消渴。擣絞取汁飲，主蛇咬毒入腹，亦可傅熱瘡。小萍子是溝渠間者。末傅面皯，擣汁服之，主水腫，利小便。又人中毒，取萍子暴乾，末，酒服方寸匕。又爲膏，長髮。本經云水萍，應是小者。臣禹錫等謹按，爾雅云：苹，萍。其大者蘋。注：水中浮荓，江東謂之藻。陸機《毛詩義疏》云：其麁大者謂之蘋，小者曰荓。季春始生，可糝蒸爲茹，又可苦酒淹以就酒。日華子云：治熱毒風，熱疾，熱狂，燆腫毒，湯火瘡，風癢。

圖經曰：水萍生雷澤池澤，今處處溪澗水中皆有之。此是水中大萍，葉圓闊寸許，葉下有一點如水沫，一名芣菜。《爾雅》謂之"苹，其大者曰蘋"是也。《周南》詩云"于以采蘋"，陸機云：海中浮萍，麁大者謂之蘋。季春始生，可糝蒸，以爲茹。又可用苦酒淹，以按酒。三月採，暴乾。蘇恭云："此有三種，大者曰蘋；中者荇菜，即下鳧葵是也；小者水上浮萍，即溝渠間生者是也。"大蘋，今醫方鮮用。浮萍，俗醫用治時行熱病，亦堪發汗，甚有功。其方用浮萍草一兩，四月十五日者，麻黃去節根，桂心、附子炮裂去臍皮各半兩，四物擣，細篩，每服二錢，以水一中盞，入生薑半分，煎至六分，不計時候，和滓熱服，汗出乃差。又治惡

証類本草箋釋

938

疾遍身瘡者,取水中浮萍濃煮汁,漬浴半日,多效。此方甚奇古也。

【聖惠方】:治少年面上起細皰:挼浮萍搵①之,亦可飲少許汁,良也。 又方:發背初得,毒腫焮熱,赤爛:擣和雞子清貼之,良。

千金方:治中水毒,手足指冷即是,或至膝肘:以浮萍日乾,服方寸匕,差。

千金翼:治小便不利,膀胱水氣流滯:以浮萍日乾,末,服方寸匕,日一二服,良。

孫真人食忌:五月取浮萍,陰乾,燒煙去蚊子。又主消渴,以浮萍汁服之。

子母秘録:熱毒,浮萍擣汁傅之令遍。

高供奉《採萍時日歌》:不在山、不在岸,採我之時七月半。選甚癱風與緩風,些小微風都不筭。豆淋酒內下三丸,鐵幞頭上也出汗。

〔箋釋〕

萍、苹、蘋爲三字,意思本來就不太清楚,今天將“蘋”簡化爲“苹”,於是更加混淆。本條正文萍、苹、蘋皆保持原狀。

《爾雅·釋草》云:“苹,萍。其大者蘋。”《説文》苹與萍互訓,“蘋,萍也。無根浮水而生者”。郭璞注:“水中浮萍,江東謂之薸。”《本草綱目》認爲:“苹本作薲。《左傳》

---

① 搵:底本作“盦”,據劉甲本改。搵,覆蓋之意。

蘋蘩蘊藻之菜,可薦於鬼神,可羞於王公。則蘋有賓之義,故字從賓。其草四葉相合,中折十字,故俗呼爲四葉菜、田字草、破銅錢,皆象形也。”這應該是蕨類植物苹科田字草 *Marsilea quadrifolia*。“大者爲蘋”,按照《本草拾遺》的描述:“葉圓闊寸許,葉下有一點如水沬,一名芣菜。”應該是水鱉科植物水鱉 *Hydrocharis dubia*,《本草圖經》所描繪的水萍即此。柳宗元的詩句“春風無限瀟湘意,欲採蘋花不自由”,蘋花即是水鱉所開的白花,又呼作“白蘋花”。至於“萍”,《説文》云:“萍,苹也,水草也。”此即陶弘景言“浮萍子”,《新修本草》説“水上小浮萍”,原植物爲浮萍科青萍 *Lemna minor*、紫萍 *Spirodela polyrrhiza* 一類。

陶注説“楚王渡江所得,非斯實也”,典故見《藝文類聚》卷八十二引《孔子家語》云:“楚昭王渡江,江中有物,大如斗,圓而赤,直觸王舟,舟人取之.問群臣,莫能識之,使問孔子,孔子曰:此謂萍實,可剖而食之,吉祥也,唯霸者能獲焉。王遂食,大美。又遣問孔子何以知之。子曰:吾昔過陳,聞童謠曰:楚王渡江得萍實,大如斗,赤如日,剖而食之,甜如蜜。吾是以知之。”

墨蓋子下引高供奉《採萍時日歌》云云,高生平及活動時間均不詳,本書卷首《證類本草所出經史方書》載“高供奉方”,即據本條而來。此歌清代收入《全唐詩》卷八百八十,題作“唐高供奉作”,亦缺乏依據。按,詩中言“選甚”,爲宋元間俗語,説什麽、且不管之意,如劉克莊《賀新郎》句:“一劍防身行萬里,選甚南溟北極。”《道法會元》卷二百六十三再召八將咒云："不問神與鬼,選甚妖與精。"《西廂記諸宮調》卷一云："德行文章没包彈,綽有賦名詩價。選甚嘲風詠月,擘阮分茶。"再從這篇歌謡的内容來看,竭力誇張水萍的發汗作用,如言"豆淋酒内下三丸,鐵幞頭上也出汗"。據《本草圖經》説:"浮萍,俗醫用治時行熱病,亦堪發汗,甚有功。"此言"俗醫",正與高供奉相合,所記或許相關聯。至於《本草圖經》末後言"此方甚奇古",乃是評論以水中浮萍濃煮汁治惡疾遍身瘡者,與高供奉方無關。頗疑這首《採萍時日歌》,乃是高供奉售賣用水萍製作的發汗單方比如"水萍丸"之類的宣傳詞,故誇張説。至於這位"高供奉"的身份,恐怕就是當時(北宋中期)游方醫生者流。

又,《本草蒙荃》水萍條引《普濟方》大風丹云："東京開河,掘得石碑,梵書天篆,無有曉者。林靈素逐字釋解,乃是治中風方。歌曰:天生靈草無根幹,不在山間不在岸。始因飛絮逐東風,泛梗青青漂水面。神仙一味去沉疴,採時須是七月半。怕甚癱風與中風,酒下三丸都汗散。"此亦高供奉《採萍時日歌》之别本。《本草綱目》水萍條發明項亦引此,其後有處方組成云："以紫色浮萍曬乾爲細末,煉蜜和丸彈子大,每服一粒,以豆淋酒化下。治左癱右瘓,三十六種風,偏正頭風,口眼喎斜,大風癩風,一切無名風及脚氣,並打撲傷折,及胎孕有傷。服過百粒,即爲全人。此方,後人易名紫萍一粒丹。"

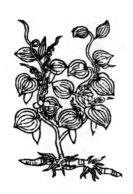

均州王瓜

王瓜 味苦，寒，無毒。主消渴，內痺，瘀血，月閉寒熱，酸疼，益氣，愈聾，療諸邪氣，熱結，鼠瘻，散癰腫留血，婦人帶下不通，下乳汁，止小便數不禁，逐四肢骨節中水，療馬骨刺人瘡。一名土瓜。生魯地平澤田野及人家垣墻間。三月採根，陰乾。

陶隱居云：今土瓜生籬院間亦有，子熟時赤，如彈丸大。根，今多不預乾，臨用時乃掘取。不堪入大方，正單行小小爾。《禮記·月令》云"王瓜生"，此之謂也。鄭玄云菝葜，殊爲繆矣。唐本注云：此物蔓生，葉似栝樓，圓無叉缺，子如梔子，生青熟赤，但無稜爾。根似葛，細而多糝。北間者累累相連，大如棗，皮黃肉白，苗子相似，根狀不同。試療黃疸，破血，南者大勝也。今按，陳藏器本草云：王瓜，主蠱毒，小兒閃癖，痞滿并瘧。取根及葉，搗絞汁服，當吐下，宜少進之，有小毒故也。臣禹錫等謹按，爾雅云：鉤，藈姑。釋曰：鉤，一名藈姑。郭云：鉤，藈也。一名王瓜。實如飑瓜，正赤味苦。藥性論云：土瓜根，使，平，一名王瓜子，主蠱毒。治小便數、遺不禁。日華子云：王瓜子，潤心肺，治黃病，生用。肺痿，吐血，腸風瀉血，赤白痢，炒用。又云：土瓜根，通血脉，天行熱疾，酒黃病，壯熱心煩悶，吐痰痰瘧，排膿，熱勞，治撲損，消瘀血，破癥癖，落胎。

圖經曰：王瓜生魯地平澤田野及人家垣墻間，今處處有之。《月令》"四月王瓜生"，即此也。葉似栝樓，圓無叉缺，有刺如毛。五月開黃花，花下結子如彈丸，生青熟赤。根似葛，細而多糝，謂之土瓜根。北間者，其實累累相連，大如棗，皮黃肉白。苗葉都相似，但根狀不同耳。三月採根，陰乾。均、房間人呼爲老鴉瓜，亦曰菝瓜。謹按，《爾雅》曰"黃，羊善切。菝瓜"，郭璞注云："似土瓜。"而土瓜自謂之蔩與睽同。菇，與姑同。又名鉤菇，蓋菝瓜別是一種也。又云"芴，音物。菲"，亦謂之土瓜，自別是一物。《詩》所謂"採葑採菲"者，非此土瓜也。大凡物有異類，同名甚多，不可不辨也。葛氏療面上皯皰子用之，仍得光潤皮急。以土瓜根擣篩，漿水勻和，入夜先漿水洗面傅藥，旦復洗之，百日光華射人。小兒四歲發黃，生擣絞汁三合與飲，不過三飲已。

【聖惠方】：治黑疸，多死，宜急治：用瓜根一斤，擣絞汁六合，頓服，當有黃水隨小便出。如未出，更服之。

外臺秘要：治蠱：土瓜根大如母指，長三寸，切，以酒半升漬一宿，一服，當吐下。

肘後方：治黃疸變成黑疸，醫所不能治：土瓜根汁，頓服一小升。平旦服食後須病汗，當小便出，愈，不爾再服。　**又方**：治小便不通及關格方：生土瓜根擣取汁，以少水解之筒中，吹下部取通。

産書：下乳汁：土瓜根爲末，酒服一錢，一日三。

衍義曰：王瓜，體如栝樓，其殼徑寸。一種長二寸許，上微圓，下尖長，七八月間熟，紅赤色。殼中子如螳螂頭者，今人又謂之赤雹子，其根即土瓜根也。於細根上又生淡黃根，三五相連，如大指許。根與子兩用。紅子同白土子治頭風。

《禮記·月令》云："（孟夏之月）王瓜生，苦菜秀。"鄭玄注："王瓜，草挈也。"此即陶弘景所批評的"鄭玄云菝葜，殊爲繆矣"。按，《太平御覽》卷九百九十七王瓜條引《春秋運斗樞》云："機星散爲菝葜。"似乎即是從鄭玄之說，以王瓜爲菝葜者。

《急就篇》"遠志續斷參土瓜"，顏師古注："土瓜一名菲，一名芴。"按，顏注取《廣雅》"土瓜，芴也"，而未用《本草經》王瓜"一名土瓜"爲注。復檢《爾雅·釋草》，至少三條與王瓜、土瓜有關："鉤，藈瓜"，郭注："鉤，瓟也，一名王瓜。實如瓝瓜，正赤，味苦。"又"菲，芴"，郭注："即土瓜也。"又"黃，菟瓜"，郭注："菟瓜似土瓜。"儘管如此，仍不能明王瓜、土瓜的物種。根據《新修本草》描述："此物蔓生，葉似栝樓，圓無叉缺，子如梔子，生青熟赤，但無稜爾。"由葉圓無叉缺看，這種王瓜更可能是赤瓟 *Thladiantha dubia*，《本草圖經》所繪均州王瓜應該也是此種。而土瓜則可能是有裂缺的葫蘆科栝楼屬植物王瓜 *Trichosanthes cucumeroides*。本書卷十一《開寶本草》新增藥物預知子，即很像是這種王瓜 *Trichosanthes cucumeroides* 的種子。

地榆　味苦、甘、酸，微寒，無毒。主婦人乳痓痛，七傷，帶下病，止痛，除惡肉，止汗，療金瘡，止膿血，諸瘻惡瘡，熱瘡，消酒，除消渴，補絕傷，産後内塞，可作金瘡膏。生桐栢及冤句山谷。二月、八月採根，暴乾。得髮良，惡

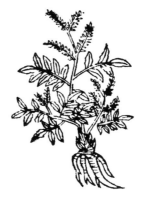

江寧府地榆　　　　衡州地榆

麥門冬。

陶隱居云：今近道處處有，葉似榆而長，初生布地，而花、子紫黑色如豉，故名玉豉。一莖長直上，根亦入釀酒。道方燒作灰，能爛石也。乏茗時用葉作飲亦好。今按，別本注云：今人止冷熱痢及疳痢熱極效。臣禹錫等謹按，藥性論云：地榆，味苦，平。能治產後餘瘀，疼痛，七傷，治金瘡，止血痢，蝕膿。蕭炳云：今方用共樗皮同療赤白痢。日華子云：排膿，止吐血，鼻洪，月經不止，血崩，產前後諸血疾，赤白痢并水瀉，濃煎止腸風。但是平原川澤皆有，獨莖，花紫，七八月採。

圖經曰：地榆生桐柏及冤句山谷，今處處有之。宿根，三月內生苗，初生布地，莖直，高三四尺，對分出葉。葉似榆少狹，細長作鋸齒狀，青色。七月開花如椹子，紫黑色。根外黑裏紅，似柳根。二月、八月採，暴乾。葉不用，山人乏茗時，採此葉作飲亦好。古斷下方多用之。葛氏載徐平療下血二十年者：取地榆、鼠尾草各三兩，水二升，煮半，頓服。不斷，水漬屋塵，飲一小盃投之。不過重作,乃愈。小兒疳痢,亦單煮汁如飴糖與服,便已。又毒蛇螫人,擣新根取汁飲,兼以漬瘡,良。崔元亮《海上方》:赤白下,骨立者,地榆一斤,水三升,煮取一升半,去滓,再煎如稠餳,絞濾,空腹服三合,日再。

【唐本注云】:主帶下十二病。《孔氏音義》云:一曰多赤,二曰多白,三曰月水不通,四曰陰蝕,五曰子藏堅,六曰子門僻,七曰合陰陽患痛,八曰小腹寒痛,九曰子門閉,十曰子宮冷,十一曰夢與鬼交,十二曰五藏不定。用葉作飲代茶,甚解熱。

聖惠方:治婦人漏下赤白不止,令人黃瘦虛竭:以地榆三兩細剉,米醋一升,煮十餘沸,去滓。食前稍熱,服一合,亦治吐血。

千金翼:伐指逆腫:單煮地榆作湯漬之,半日愈。

肘後方:療虎、犬咬人:地榆根末,服方寸匕,日一二服,傅瘡尤佳。

葛氏:毒蚘螫人:擣地榆根,絞取汁飲,兼以漬瘡。

梅師方:治猘犬咬人:煮地榆飲之,兼末傅瘡上,服方寸匕,日三服,忌酒。若治瘡已差者:擣生韭汁,飲之一二升。

齊民要術:地榆汁釀酒,治風痹,補腦。

三洞要錄:地榆草剉一升,稻米一升,白玉屑一升,三物取白露汁二升,置銅器中煮米熟,絞取汁。玉屑化爲水,名曰玉液。以藥內杯美醴中,所謂神玉漿也。

衍義曰:地榆,性沈寒,入下焦,熱血痢則可用。若虛寒人及水瀉白痢,即未可輕使。

〔箋釋〕

　　陶弘景對地榆的描述已經非常清楚，“葉似榆而長，初生布地”，因此得名，此即薔薇科地榆 *Sanguisorba officinalis* 一類植物，古今品種變化不大。道家重視地榆，陶弘景解釋説：“道方燒作灰，能爛石也。”即以地榆燒灰煮煉石藥，如《雲笈七籤》卷七十五引“崔文子法”作雲母粉：“取成汰雲母，以地榆灰汁漬一月，細濾，治碎令熟，又以沸湯濯之，去灰氣，十餘過，凝乾。取十斤煮，以桂五斤，細槌研，以水二升半煮之，令桂無味乃止。去滓取汁，以解雲母如糜。”此大約是利用草木灰的鹼性。

　　按，煮石是道教法術，起初或僅僅是比喻獲道之艱難，猶如煮石而餐；六朝時期漸漸演變爲煮石食之，可以不老不死，白日飛仙。如《無上秘要》卷八十四得太清道人名品云：“尹軌，字公度，晉時人，善煮石。”在京里先生撰《神仙服餌丹石行藥法》中，尹軌煮石的事迹有進一步説明，也專門提到地榆於煮石操作不可或缺：“北方得石仙者少，何故耶？煮石者用地榆、五茄二物，北方所不生也。不生則難得，難得則石不可食，是故北方少石仙也。故尹公度聞孟綽子、董士周，共相與言曰：寧得一把五茄，不用金玉一車。寧得一斤地榆，不用明月寶珠。按此二人是服石得仙也。常患二物不可得，故言不用金玉與明珠矣。公度聞其語，意中密悟，乃請問用此物之故。首問不已，久許時乃告之煮石方也。一名丁歎子。子欲得不死，當食丁歎子。子欲無憂懷，當帶地榆灰。公度乃慨然，與同學者，及弟子家中數十人，專索市此藥，並煮石而食之，皆得仙道。"又專論地榆云："地榆者，內有少陰之德，外禀太陽之氣，下屬戊己之神，上受熒惑之精。其實正黑如豉，陰之象也；其葉赤如旗，陽之類也。霧露而實不濡，太陽之氣盛也。類生平澤而結荚，憑之潤也。內外育陰陽之二氣，表裏包水火之至德，所以鑠玉爛石，摧堅伐難矣。越人或呼爲豉母，有以火炙其黑子，著石中，以調食，令香也。又煮其根，以作飲，亦如茗氣。煮其根取汁，以釀酒，治八風濕痹之病，有效。"

大小薊根　味甘，溫，主養精保血。

大薊　主女子赤白沃，安胎，止吐血，衂鼻，令人肥健。五月採。

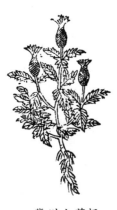

冀州小薊根

陶隱居云：大薊是虎薊，小薊是猫薊，葉並多刺相似。田野甚多，方藥不復用，是賤之故。大薊根甚療血，亦有毒。唐本注云：大、小薊，葉欲相似，功力有殊，並無毒，亦非虎、猫薊也。大薊生山谷，根療癰腫，小薊生平澤，俱能破血，小薊不能消腫也。今按，陳藏器本草云：小薊破宿血，止新血，暴下血，血痢，鷩瘡出血，嘔血等，絞取汁溫服。作煎和糖，合金瘡，及蜘蛛、蛇、蝎毒，服之亦佳。臣禹錫等謹按，藥性論云：大薊亦可單用，味苦，平。止崩中血下。生取根，搗絞汁，服半升許，多立定。日華子云：小薊根，凉，無毒。治熱毒風，并胸膈煩悶，開胃下食，退熱，補虛損。苗，去煩熱，生

證類本草箋釋

研汁服。小薊力微，只可退熱，不似大薊能補養下氣。又云：大薊葉，凉。治腸癰，腹藏瘀血，血運，撲損，可生研，酒并小便任服。惡瘡疥癬，鹽研窨傅。又名刺薊、山牛蒡。

圖經曰：小薊根，本經不著所出州土，今處處有之，俗名青刺薊。苗高尺餘，葉多刺，心中出花頭，如紅藍花而青紫色，北人呼爲千針草。當二月苗初生二三寸時，并根作茹，食之甚美。四月採苗，九月採根，並陰乾入藥，亦生擣根絞汁飲。以止吐血，衄血，下血，皆驗。大薊根，苗與此相似，但肥大耳，而功力有殊，破血之外，亦療癰腫。小薊專主血疾。

【陳藏器云：薊門以薊爲名，北方者勝也。

食療云：小薊根，主養氣，取生根、葉，擣取自然汁，服一盞立佳。又，取菜煮食之，除風熱。根主崩中。又，女子月候傷過，擣汁半升服之。金瘡血不止，挼葉封之。夏月熱，煩悶不止，擣葉取汁半升，服之立差。

聖惠方：治心熱吐血，口乾：用刺薊葉及根，擣絞取汁，每服一小盞，頓服。　又方：乳石發動，壅熱心悶，吐血：以生刺薊擣取汁，每服三合，入蜜少許，攪勻服之。

外臺秘要：治鼻窒塞下通：小薊一把，水二升，煮取一升，去滓分服。曾有人陰冷，漸漸冷氣入陰囊，腫滿恐死，夜疼悶不得眠，煮大薊根汁服，立差。

梅師方：治卒吐血及瀉鮮血：取小薊葉擣絞取汁，溫服。

簡要濟衆：治九竅出血：以刺薊一握絞取汁，以酒半盞調和，頓服之。如無清汁，只擣乾者爲末，冷水調三錢匕。　又

方：治小兒浸淫瘡，疼痛不可忍，發寒熱：刺薊末，新水調傅瘡上，乾即易之。

　　衍義曰：大、小薊皆相似，花如髻。但大薊高三四尺，葉皺；小薊高一尺許，葉不皺，以此爲異。小薊，山野人取爲蔬，甚適用。雖有微芒，亦不能害人。

〔**箋釋**〕

　　《説文》云："薊，芺也。"又："芺，草也。味苦，江南食以下氣。"看不出與後世大薊、小薊有何聯繫。《爾雅·釋草》："术，山薊。楊，枹薊。"根據郭璞注，前者爲蒼术、白术一類，"似薊而生山中"，後者"似薊而肥大，今呼之馬薊"。《本草拾遺》謂"薊門以薊爲名，北方者勝也"，薊門即是薊丘，在今北京地區，《史記·樂毅列傳》云："樂毅報遺燕惠王書曰：薊丘之植，植於汶篁。"張守節正義："幽州薊地西北隅，有薊丘。"檢《夢溪筆談》云："余使虜，至古契丹界，大薊茇如車蓋，中國無此大者，其地名薊，恐其因此也，如楊州宜楊、荆州宜荆之類。"其説正與陳藏器合。

　　《本草綱目》釋名項解釋説："薊猶髻也，其花如髻也。曰虎、曰猫，因其苗狀猙獰也。曰馬者，大也。"由此了解，薊很可能是菊科薊屬、刺兒菜屬、飛廉屬多種植物的泛稱。最初可能根據植株大小，針刺多少，生於山地或者平原，簡單分作大小兩類。早期本草雖然有大薊、小薊之名，但並不分條，《本草綱目》也是在"大薊、小薊"標題下分別記載大薊根、小薊根的功用。

海藻　味苦、鹹，寒，無毒。主瘦瘤氣，頸下核，破散結氣，癰腫，癥瘕堅氣，腹中上下鳴，下十二水腫，療皮間積聚，暴癀，留氣熱結，利小便。一名落首，一名薄。生東海池澤。七月七日採，暴乾。反甘草。

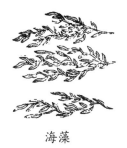

海藻

陶隱居云：生海島上，黑色如亂髮而大少許，葉大都似藻葉。又有石帆，狀如柏，療石淋。又有水松，狀如松，療溪毒。今按，陳藏器本草云：此物有馬尾者，大而有葉者。本經及注，海藻功狀不分。馬尾藻，生淺水，如短馬尾，細黑色，用之當浸去鹹；大葉藻，生深海中及新羅，葉如水藻而大，本經云“主結氣瘦瘤”是也。爾雅云：綸音關。似綸，組似組，正爲二藻也。海人取大葉藻，正在深海底，以繩繫腰，没水下刈得，旋繫繩上。五月已後，當有大魚傷人，不可取也。臣禹錫等謹按，爾雅云：薄，海藻。注：藥草也。一名海蘿。如亂髮，生海中。藥性論云：海藻，臣，味鹹，有小毒。主辟百邪鬼魅，治氣疾急滿，療疝氣下墜疼痛，核腫，去腹中雷鳴，幽幽作聲。孟詵云：海藻，主起男子陰氣，常食之，消男子癀疾。南方人多食之，傳於北人，北人食之，倍生諸病，更不宜矣。陳藏器云：馬藻，大寒。擣傅小兒赤白遊，瘤火焱熱瘡。擣絞汁服，去暴熱，熱痢，止渴。生水上，如馬齒相連。又云：石帆，高尺餘，根如漆，上漸軟，作交羅文，生海底。煮汁服，主婦人血結，月閉，石淋。又云：水松，葉如松，豐茸，食之主①水

---

① 主：底本作“生”，據劉甲本改。

腫，亦生海底。《吳都賦》云"石帆水松"是也。**日華子**云：石帆，平，無毒。紫色，梗大者如筯，見風漸硬，色如漆。多人飾作珊瑚裝。

圖經曰：海藻生東海池澤，今出登、萊諸州海中。凡水中皆有藻。《周南》詩云"于以采藻，于沼于沚"是也。陸機云："藻，水草，生水底。有二種：一種葉如雞蘇，莖如筯，長四五尺；一種莖如釵股，葉如蓬蒿，謂之聚藻，扶風人謂之藻聚，爲發聲也。二藻皆可食，熟挼其腥氣，米麪糁蒸爲茹，甚佳美。荆、揚人饑荒以當穀食。"今謂海藻者，乃是海中所生，根著水底石上，黑色如亂髮而麄大少許，葉類水藻而大，謂之大葉藻，本經云主瘦瘤是也。海人以繩繫腰，没水下刈得之，旋繫繩上。又有一種馬尾藻，生淺水中，狀如短馬尾，細黑色。此主水癥，下水用之。陶隱居云：《爾雅》所謂"綸似綸，組似組，東海有之"。今青苔、紫菜皆似綸，昆布亦似組，恐即是此也。而陳藏器乃謂綸、組，正謂此二藻也。謹按，本經"海藻一名薅"，而《爾雅》謂薅爲石衣，又謂蒡徒南切。名海薅，與藻同。是海藻自有此二名，而注釋皆以爲藥草，謂綸、組乃别草。若然，隱居所云似近之，藏器之説，亦未可的據。又，注釋以石衣爲水苔，一名石髮，石髮即陟釐也，色類似苔而麄澀爲異。又云薅葉似虋音虋。而大，生海底。且陟釐下自有條，味性、功用與海藻全別，又生江南池澤，乃是水中青苔，古人用以爲紙，亦青黄色，今注以爲石髮是也。然則薅與蒡皆是海藻之名，石髮别是一類，無疑也。昆布，今亦出登、萊諸州，功用乃與海藻相近也。陶又云："凡海中菜，皆療瘿瘤結氣。青苔、紫菜輩亦然。"又有石帆如柏，主石淋；水松如松，主溪毒。

《吳都賦》所謂"草則石帆、水松"，劉淵林注云："石帆生海嶼石上，草類也。無葉，高尺許，其華離樓相貫連，死則浮水中，人於海邊得之，稀有見其生者。"水松，藥草，生水中，出南海交趾是也。紫菜，附石生海上，正青，取乾之則紫色，南海有之。東海又有一種海帶，似海藻而麁且長，登州人取乾之，柔韌可以繫束物，醫家用下水，速於海藻、昆布之類。石髮，今人亦乾之作菜，以薑醯噉之尤美。青苔，可以作脯，食之皆利人。苔之類，又有井中苔，生廢井中，并井藍，皆主熱毒。又上有垣衣條云"生古垣牆陰"，蘇恭云："即古牆北陰青苔衣也。生石上者名昔邪，屋上生者名屋游。"大抵主療略同。陸龜蒙《苔賦》云"高有瓦松，卑有澤葵，散巖竇者曰石髮，補空田者曰垣衣，在屋曰昔邪，在藥曰陟釐"是也。瓦松生古瓦屋上，若松子作層。澤葵，鳧葵也。雖曰異類，而皆感瓦石而生，故陸推類而云耳。今人罕復用之，故但附見於此。瓦松，即下條昨葉何草也。《廣志》謂之蘭香，段成式云"或言構木上多松栽，土木氣洩，則生瓦松"，然亦不必爾。今醫家或用作女子行經絡藥。陟釐，古方治虛冷下痢最要，范汪治腹中留飲有海藻丸。又有瘦酒方：用海藻一斤，絹袋盛，以清酒二升浸，春夏二日，秋冬三日，一服兩合，日三。酒盡更合飲之如前，滓暴乾末，服方寸匕，日三，不過兩劑，皆差。《廣濟》療氣膀胱急妨宜下氣昆布臛法：高麗昆布一斤，白米泔浸一宿，洗去鹹味，以水一斗，煮令向熱，擘長三寸，闊四五分，仍取葱白一握，二寸切斷，擘之，更煮，令昆布極爛，仍下鹽、酢、豉、糝調和，一依臛法，不得令鹹酸。以生薑、橘皮、椒末等調和，宜食粱米、粳米飯。海藻亦依此法，極下氣，大効。無所忌。

【海藥云】：主宿食不消，五鬲痰壅，水氣浮腫，脚氣，賁狴氣，並良。

雷公：凡使，先須用生烏豆并紫背①天葵和海藻，三件同蒸一伏時，候日乾用之。

肘後方：治頷下瘰癧如梅李，宜速消之：海藻一斤，酒二升，漬數日。稍稍飲之。　又方：治頸下卒結囊欲成瘻：海藻一斤，洗去鹹，酒浸飲之。

〔箋釋〕

《説文》云："藻，水草也。"藻是水生藻類植物的通名。按照《爾雅・釋草》，海洋中的藻類又被稱作"薅"，所謂："薅，海藻。"郭璞注："藥草也。一名海蘿，如亂髮，生海中。本草云。"《廣雅・釋草》云："海蘿，海藻也。"陶弘景注"生海島上，黑色如亂髮而大少許，葉大都似藻葉"，即循此而來。其所指代的主要是馬尾藻科馬尾藻屬的藻類，如羊棲菜 *Sargassum fusiforme*、海蒿子 *Sargassum pallidum*、馬尾藻 *Sargassum enerve* 等。

海生藻類還有許多，如昆布、海帶等皆見後文。《名醫別録》海藻一名薄，據《爾雅・釋草》"薄，石衣"，郭璞注："水苔也，一名石髮，江東食之。或曰：薄葉似蚩而大，生水底，亦可食。"《廣雅・釋草》云："石髮，石衣也。"按，如果薄是石髮、石衣，則如郭説爲水苔，即後文之陟釐，爲雙星藻科水綿屬 *Spirogyra* 的藻類；如果薄是海藻，則是馬尾藻

---

① 背：底本作"貝"，據前後藥名"紫背天葵"改。

之類。《本草圖經》乃云："薄與蓴皆是海藻之名，石髮別是一類，無疑也。"即將《爾雅·釋草》"薄，石衣"割裂，以薄爲海藻，以石衣、石髮爲陟釐，此亦不得已而爲之者。至於《本草圖經》在此條下附録瓦松等陸生植物，古人通常視爲苔類，故歸併在一起，並引用陸龜蒙《苔賦》爲據。

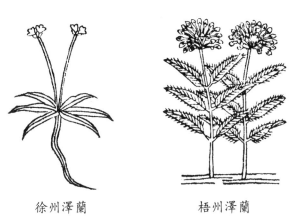

徐州澤蘭　　　　梧州澤蘭

澤蘭 味苦、甘，微温，無毒。主乳婦内衄，中風餘疾，大腹水腫，身面四肢浮腫，骨節中水，金瘡，癰腫瘡膿，産後金瘡内塞。一名虎蘭，一名龍棗，一名虎蒲。生汝南諸大澤傍。三月三日採，陰乾。防己爲之使。

陶隱居云：今處處有，多生下濕地。葉微香，可煎油。或生澤傍，故名澤蘭，亦名都梁香，可作浴湯。人家多種之而葉小異。今山中又有一種甚相似，莖方，葉小强，不甚香。既云澤蘭，又生澤傍，故山中者爲非，而藥家乃採用之。唐本注云：澤蘭，莖方，節紫色，葉似蘭草而不香，今京下用之者是。陶云都梁香，乃蘭

955

草爾,俗名蘭香,煮以洗浴,亦生澤畔,人家種之,花白紫蕚,莖圓,殊非澤蘭也。陶注蘭草,復云名都梁香,並不深識也。**臣禹錫等謹按,吳氏**云:澤蘭一名水香。神農、黃帝、岐伯、桐君:酸,無毒;季氏:溫。生下地水傍,葉如蘭,二月生香,赤節,四葉相值枝節間。**藥性論**云:澤蘭,使,味苦、辛。主產後腹痛,頻産血氣衰冷成勞,瘦羸,又治通身面目大腫。主婦人血瀝,腰痛。**日華子:**澤蘭,通九竅,利關脉,養血氣,破宿血,消癥瘕,産前産後百病,通小腸,長肉生肌,消撲損瘀血,治鼻洪吐血,頭風目痛,婦人勞瘦,丈夫面黃。四月、五月採,作纏把子。

圖經曰:澤蘭生汝南諸大澤傍,今荊、徐、隨、壽、蜀、梧州,河中府皆有之。根紫黑色,如粟根。二月生苗,高二三尺,莖幹青紫色,作四稜。葉生相對,如薄荷,微香。七月開花,帶紫白色,蕚通紫色,亦似薄荷花。三月採苗,陰乾。荊、湖、嶺南人家多種之。壽州出者無花子。此與蘭草大抵相類,但蘭草生水傍,葉光潤,陰小紫,五六月盛,而澤蘭生水澤中及下濕地,葉尖,微有毛,不光潤,方莖紫節,七月、八月初採,微辛,此爲異耳。今婦人方中最急用也。又有一種馬蘭,生水澤傍,頗似澤蘭,而氣臭,味辛,亦主破血,補金創,斷下血。陳藏器以爲《楚詞》所喻惡草即是也。北人呼爲紫菊,以其花似菊也。又有一種山蘭,生山側,似劉寄奴,葉無椏,不對生,花心微黃赤,亦能破血,皆可用。

【雷公云:凡使,須要別識雄雌,其形不同。大澤蘭形葉皆圓,根青黃,能生血調氣與榮合,小澤蘭迥別。採得後,看葉上班,根須尖。此藥能破血,通久積。凡修事,大小澤蘭須細剉之,用絹袋盛，懸於屋南畔角上，令乾用。

子母秘録：治小兒蓐瘡：嚼澤蘭心封上。

衍義曰：澤蘭，按《補注》云"葉如蘭"，今蘭葉如麥門冬，稍闊而長及一二尺，無枝梗，殊不與澤蘭相似。澤蘭纔出土便分枝，梗葉如菊，但尖長。若取香嗅，則稍相類。既謂之澤蘭，又曰生汝南大澤傍，則其種本別，如蘭之説誤矣。

〔箋釋〕

　　在卷七蘭草條，澄清了菊科佩蘭 *Eupatorium fortunei* 與蘭科觀賞植物蕙蘭 *Cymbidium faberi* 的糾結，蘭草與澤蘭同載於《本草經》，二者的關係也很複雜，需要仔細清理。

　　先説名稱，"澤蘭"當是澤生蘭草的意思，故"生汝南諸大澤傍"。既然是蘭草之類，也應該有香味，陶弘景説"葉微香"，此應該是與佩蘭同屬的植物 *Eupatorium japonicum*，中文名圓梗澤蘭。陶弘景還提到一種山中所生，略相似，但莖方形，無香味，則是唇形科植物地瓜兒苗 *Lycopus lucidus*。《新修本草》乃以唇形科地瓜兒苗 *Lycopus lucidus* 爲澤蘭，並從此確定下來。後來《嘉祐本草》新補地笋，謂其"即澤蘭根也"，這是指地瓜兒苗 *Lycopus lucidus* 具環節的圓柱狀地下橫走根莖。因此《本草綱目》將地笋併入澤蘭條，釋名項李時珍説："此草亦可爲香澤，不獨指其生澤旁也。齊安人呼爲風藥，《吳普本草》一名水香，陶氏云亦名都梁，今俗通呼爲孩兒菊，則其與蘭草爲一物二種，尤可證矣。其根可食，故曰地笋。"此後的研究者皆贊同李時珍的意見，以唇形科地瓜兒苗 *Lycopus lucidus* 或毛葉地瓜兒

苗 *Lycopus lucidus* var. *hirtus* 作爲澤蘭的正品來源。

《本草圖經》提到馬蘭，説"陳藏器以爲《楚詞》所喻惡草即是也。北人呼爲紫菊，以其花似菊也"。《嘉祐本草》據《本草拾遺》和《日華子本草》新補馬蘭條，見本卷後文，亦有此語。這種馬蘭的原植物爲菊科馬蘭 *Kalimeris indica*，枝葉稍有腥味，故俗名泥鰍串，幼芽可以作菜蔬，稱爲馬蘭頭。高翥詩"屋角盡懸牛蒡菜，籬根多發馬蘭花"；"馬蘭旋摘和菘煮，枸杞新生傍菊栽"，應該就是這種馬蘭。

昆布 味鹹，寒，無毒。主十二種水腫，瘿瘤聚結氣，瘻瘡。生東海。

陶隱居云：今惟出高麗，繩把索之如卷麻，作黄黑色，柔韌可食。《爾雅》云"綸音關。似綸，組似組，東海有之"，今青苔、紫菜皆似綸，此昆布亦似組，恐即是也。凡海中菜皆療瘿瘤結氣，青苔、紫菜輩亦然。乾苔性熱，柔苔甚冷也。今按，陳藏器本草云：昆布，主陰㿗，含之咽汁。生南海。葉如手大，如薄葦，紫色。臣禹錫等謹按，藥性論云：昆布，臣，有小毒。利水道，去面腫，治惡瘡，鼠瘻。陳藏器云：紫菜，味甘，寒。主下熱煩氣，多食令人腹痛，發氣，吐白沫，飲少熱醋消之。蕭炳云：海中菜有小螺子，損人，不可多食。

圖經：文具海藻條下。

【唐本注云：又有石帆，狀如柏，治石淋。又有水松，狀如松，治溪毒。

陳藏器云：主頹卵腫，煮汁咽之。生南海。葉如手，乾紫赤色，大似薄葦。陶云"出新羅，黄黑色，葉柔細"，陶解昆布，乃是馬尾海藻也。新注云：如瘐氣，取末蜜丸，含化自消也。

海藥云：謹按，《異志》：生東海水中，其草順流而生。新羅者黄黑色，葉細，胡人採得，搓之爲索，陰乾，舶上來中國。性温。主大腹水腫，諸浮氣，并瘿瘤氣結等，良。

雷公云：凡使，先弊甑箪同煮，去鹹味，焙，細挫用。每修事一斤，用甑箪大小十箇，同昆布細剉，二味各一處，下東流水，從巳煮至亥，水旋添，勿令少。

食療云：下氣，久服瘦人，無此疾者，不可食。海島之人愛食，爲無好菜，只食此物，服久，病亦不生，遂傳説其功於北人，北人食之，病皆生，是水土不宜爾。又云：紫菜，下熱氣，多食脹人。若熱氣塞咽喉，煮①汁飲之。此是海中之物，味猶有毒性。凡是海中菜，所以有損人矣。

聖惠方：治瘿氣結核，瘰癧腫硬：昆布一兩，洗去鹹，擣爲散，每以一錢綿裹，於好醋中浸過，含嚥津，藥味盡，再含之。

外臺秘要：治頷下卒結囊，漸大欲成瘿：以昆布、海藻等分爲末，蜜丸含如杏核大，稍稍嚥汁。

千金翼：治五瘿：昆布一兩，並切如指大，酢漬，含嚥汁，愈。

〔箋釋〕

　　《爾雅·釋草》云："綸似綸，組似組，東海有之。"青絲綬帶爲"綸"，較寬闊者爲"組"。《太平御覽》卷九百九十二引《本草經》云："綸布，一名昆布。"故陶弘景引《爾雅》

───────────

① 煮：底本作"者"，據文意改。

爲注釋。陶所説即是海帶科海帶 *Laminaria japonica* 之類，《本草拾遺》言“葉如手大”者，則是翅藻科藻類昆布 *Ecklonia kurome*。

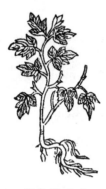
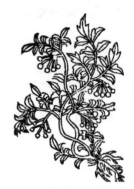

興化軍防己 　　　　黔州防己

防己　味辛、苦，平、溫，無毒。主風寒，溫瘧，熱氣，諸癇，除邪，利大小便，療水腫風腫，去膀胱熱，傷寒，寒熱邪氣，中風手脚攣急，止洩，散癰腫惡結，諸蝸疥癬，蟲瘡，通腠理，利九竅。一名解離。文如車輻理解者良。生漢中川谷。二月、八月採根，陰乾。殷蘗爲之使，殺雄黄毒，惡細辛，畏草薢。

960

陶隱居云：今出宜都、建平，大而青白色、虚軟者好，黯黑冰强者不佳。服食亦須之。是療風水家要藥爾。唐本注云：防己，本出漢中者，作車輻解，黄實而香；其青白虚軟者，名木防己，都不任用。陶謂之佳者，蓋未見漢中者爾。臣禹錫等謹按，藥性論云：漢防己，君，味苦，有小毒。能治濕風，口面喎斜，手足疼，散留痰，主肺氣嗽喘。**又云**：木防己，使，畏女菀、鹵鹹，味苦、辛。能治男子肢節中風，毒風不語，主散結氣，擁腫，温瘧，風水腫，治膀胱。**蕭炳**云：木防己出華州。

圖經曰：防己生漢中川谷，今黔中亦有之。但漢中出者，破之文作車輻解，黃實而香，莖梗甚嫩，苗葉小類牽牛，折其莖，一頭吹之，氣從中貫，如木通類。它處者青白虛軟，又有腥氣，皮皺，上有丁足子，名木防己。二月、八月採，陰乾用。木防己，雖今不入藥，而古方亦通用之。張仲景治傷寒有增減木防己湯，及防己、地黃五物，防己、黃耆六物等湯。深師療膈間支滿，其人喘滿，心下痞堅，面鸒黑，其脉沈緊，得之數十日，吐下之乃愈，木防己湯主之：木防己二兩，石膏二枚，雞子大，碎，綿裹，桂心二兩，人參四兩，四物以水六升煮取二升，分再服。虛者便愈，實者三日復發汗，至三日復不愈者，宜去石膏，加芒消三合，以水六升煮三味，取二升，去滓，内芒消，分再服。微下利則愈。禁生葱。孫思邈療遺溺，小溲澁，亦用三物木防己湯。

【**陳藏器**云：如陶所注，即是木防己，用體小同。按木、漢二防己，即是根、苗爲名。漢主水氣，木主風氣，宣通，作藤著木生，吹氣通一頭如通草。

雷公云：凡使，勿使木條，以其木條己黃腥皮皺，上有丁足子，不堪用。夫使防己要心花文黃色者。然細剉，又剉車前草根，相對同蒸，半日後出暵，去車前草根，細剉用之。

肘後方：服雄黃中毒，防己汁解之。防己實焙乾爲末，如茶法煎服，俗用治脱肛。

初虞世方：治肺痿咯血，多痰：防己、葶藶等分爲末，糯米飲調下一錢。

〔箋釋〕

不詳防己因何得名,《本草正義》説:"名曰防己者,以脾爲己土,喜燥惡濕,濕淫於内,則氣化不行,而水失故道,爲腫爲瘡,爲脚氣,皆己土受邪之病,而此能防堤之,是爲古人命名之真義。"此穿鑿附會之言,不必當真。或認爲"防己"其實是"防巳"的訛寫,《説文》"巳爲蛇,象形",看似能通,但《本草經》《名醫別録》並未强調防己辟蛇的功效,只能備一家之説。《本草經》説防己"一名解離",《名醫別録》云"文如車輻理解者良",《吴普本草》亦説:"木防己一名解離,一名解燕。莖蔓延如芃,白根,外黄似桔梗,内黑又如車輻解。二月、八月、十月採根。"按此描述,其根的横斷面外黄内黑如車輻,即剖面具放射狀的網紋,由此可以推斷此種防己應該是馬兜鈴科植物的漢防己,原植物爲異葉馬兜鈴 *Aristolochia heterophylla* 之類,而非防己科的植物。

《吴普本草》提到"木防己"的名字,究竟是防己的别稱,還是指另一種木本的防己,從性狀描述看,似乎還是指異葉馬兜鈴 *Aristolochia heterophylla*。至遲到唐代,又出現"漢防己"的名字,《千金要方》有"褚澄漢防己散,治水腫上氣",《藥性論》同時列出漢防己與木防己的作用特點。漢防己可能是漢中所出防己的簡稱,如蜀椒、川續斷一樣,更可能是爲區别木防己而特别加以產地"漢(中)"前綴。如此一來,唐代的所謂"木防己",就不再是異葉馬兜鈴 *Aristolochia heterophylla*,而可能是防己科的某些植物,後世

使用的青藤 *Sinomenium acutum*、木防己 *Cocculus orbiculatus* 可能都包括在内。至於《千金要方》卷十五之陟釐丸用到漢中木防己,此究竟是漢防己還是木防己,或者另是一物,毫無綫索可尋,只能存疑。

明清以後,防己以粉性强爲優,稱爲"粉防己",其原植物爲防己科石蟾蜍 *Stephania tetrandra*。

天麻　味辛,平,無毒。主諸風濕痺,四肢拘攣,小兒風癇驚氣,利腰膝,强筋力。久服益氣,輕身長年。生郿州、利州,太山、嶗山諸山。五月採根,暴乾。葉如芍藥而小,當中抽一莖,直上如箭簳。莖端結實,狀若續隨子。至葉枯時,子黃熟。其根連一二十枚,猶如天門冬之類。形如黃瓜,亦如蘆菔,大小不定。彼人多生噉,或蒸煮食之。今多用郿州者佳。今附。

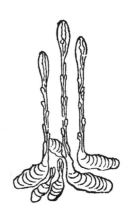

邵州天麻

臣禹錫等謹按,別注又云:主諸毒惡氣,支滿,寒疝,下血。今處處有之,時人多用焉。莖似箭簳,赤色,故莖名赤箭也。藥性論云:赤箭脂,一名天麻,又名定風草。味甘,平。能治冷氣痺痺,攤緩不遂,語多恍惚,多驚失志。陳藏器云:天麻,寒。主熱毒癰腫。擣莖、葉傅之,亦取子作飲,去熱氣。生平澤。似馬鞭草,節節生紫花,花中有子,如青葙子。日華子云:味甘,暖。助陽氣,補五勞七傷,鬼疰蠱毒,通血脉關竅,服無忌。

963

圖經曰：天麻生郓州、利州，泰山、嶗山諸山，今京東、京西、湖南、淮南州郡亦有之。春生苗，初出若芍藥，獨抽一莖直上，高三二尺，如箭簳狀，青赤色，故名赤箭脂。莖中空，依半以上，貼莖微有尖小葉。梢頭生成穗，開花，結子如豆粒大。其子至夏不落，却透虚入莖中，潛生土内。其根形如黄瓜，連生一二十枚，大者有重半斤或五六兩。其皮黄白色，名白龍皮，肉名天麻。二月、三月、五月、八月内採。初取得，乘潤刮去皮，沸湯略煮過，暴乾收之。蒿山①、衡山人或取生者蜜煎作果食之，甚珍。

【雷公云：凡使，勿用御風草，緣與天麻相似，只是葉、莖不同，其御風草根、莖、斑葉皆白有青點。使御風草根，勿使天麻。二件若同用，即令人有腸結之患。修事，天麻十兩，用蒺藜子一鎰，緩火燉焦熟後，便先安置天麻十兩於瓶中，上用火熬過蒺藜子蓋内，外便用三重紙蓋并繫，從巳至未時。又出蒺藜子，再入熬炒，準前安天麻瓶内，用炒了蒺藜子於中，依前蓋，又隔一伏時後出，如此七遍，瓶盛出後，用布拭上氣汗，用刀劈，焙之，細剉，單擣。然用御風草，修事法亦同天麻。

別説云：謹按，赤箭條下所説甚詳，今就此考之，尤爲分明。詳此《圖經》之狀，即赤箭苗之未長大者。二説前後自不同，則所爲紫花者，又不知是何物也。若依赤箭條，後用之爲是。

衍義曰：天麻用根，須別藥相佐使，然後見其功，仍須加而用之。人或蜜漬爲果，或蒸煮食。用天麻者，深思之則得矣。苗則赤箭也。

---

① 蒿山：疑當作“嵩山”。

〔箋釋〕

　　天麻與赤箭的關係可詳卷六赤箭條的評注。本條有一細節可以注意，《開寶本草》描述天麻"葉如芍藥而小"，而蘭科天麻 *Gastrodia elata* 爲腐生草本，葉鱗片狀，膜質，與芍藥毫無相似之處；《本草圖經》則修飾爲"春生苗，初出若芍藥"，這是形容天麻初生莖肉紅色，近似於芍藥的苗芽。事實上，即使用芍藥苗芽來形容天麻也不太準確，推測《開寶本草》撰寫者並未見過天麻實物，根據藥農呈報的材料，想當然地加以潤色；《本草圖經》作者則了解實物，對《開寶本草》的失誤稍加矯正。可後來《本草綱目》金陵本繪赤箭天麻圖例，則比照芍藥葉的形狀，爲天麻添上基生葉，這就是所謂"謬種流傳"了。

　　宋人以天麻爲服食之品，如王十朋有句"故舊相逢如問我，爲言多病服天麻"。沈遼也有一首《謝履道天麻》詩云："仙客餌赤箭，其根乃天麻。延年不復老，飛身混烟霞。文升蚤得道，山下多靈芽。世士所購求，金玉如泥沙。吾昔負羸疾，衰齡畏風邪。筋骨困連卷，跳偏竟何嗟。履道知我欲，囊封寄山家。呼奴爲煮食，惜已鬖毛華。"從詩中描寫的情況來看，天麻以祛風和補益爲主，與《開寶本草》所記"主諸風濕痹，四肢拘攣，小兒風癇驚氣，利腰膝，强筋力。久服益氣，輕身長年"相合。作者得到天麻以後直接煮食，即《開寶本草》言"彼人多生噉，或蒸煮食之"。而《本草衍義》説："天麻用根，須別藥相佐使，然後見其功。"正是針對這種情況所發議論。

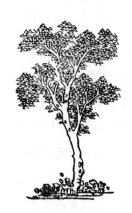

廣州阿魏

阿魏　味辛，平，無毒。主殺諸小蟲，去臭氣，破癥積，下惡氣，除邪鬼蠱毒。生西蕃及崑崙。

唐本注云：苗、葉、根、莖酷似白芷。擣根汁，日煎作餅者爲上，截根穿暴乾者爲次。體性極臭而能止臭，亦爲奇物也。唐本先附。臣禹錫等謹按，蕭炳云：今人日煎蒜白爲假者，真者極臭而去臭，爲奇物。今下細蟲極効。段成式酉陽雜俎云：阿魏出伽闍郍國，即北天竺也。伽闍郍呼爲形虞；亦出波斯國，波斯呼爲阿虞截。樹長八九尺，皮色青黃。三月生葉，葉形似鼠耳，無花實，斷其枝，汁出如飴，久乃堅凝，名阿魏。拂林國僧彎所説同。摩伽陀僧提婆言：取其汁和米、豆屑，合成阿魏。日華子云：阿魏，熱。治傳屍，破癥癖冷氣，辟温治瘧，兼主霍亂，心腹痛，腎氣，温瘴，禦一切蕈菜毒。

圖經曰：阿魏出西蕃及崑崙，今惟廣州有之。舊説苗、葉、根極似白芷，擣根汁，日煎作餅者爲上，截根穿暴乾者爲次。今廣州出者，云是木膏液滴釀結成。二説不同。謹按，段成式《酉陽雜俎》云："阿魏木，生波斯國，呼爲阿虞。木長八九尺，皮色青黃，三月生葉，似鼠耳，無花實，斷其枝，汁出如飴，久乃堅凝，名阿魏。"或云"取其汁和米、豆屑合釀而成"，乃與今廣州所上相近耳。

【海藥云：謹按，《廣志》云：生石崑崙國。是木津液，如桃膠狀。其色黑者不堪，其狀黃散者爲上。其味辛，温。善主於風邪鬼注,并心腹中冷,服餌。又雲南長河中亦有阿魏,與舶上來者滋味相似一般,只無黃色。

雷公云：凡使,多有訛偽。其有三驗:第一驗,將半銖安於熟銅器中一宿,至明,霑阿魏處白如銀,永無赤色;第二驗,將一銖置於五升草自然汁中一夜,至明,如鮮血色;第三驗,將一銖安於柚樹上,樹立乾便是真。凡使,先於静鉢中研如粉了,於熱酒器上裛過,任入藥用。

千金翼：尸疰惡氣,阿魏治之,神效。

別説云：謹按,阿魏,《補注圖經》所説,合在木部,今二浙人家亦種,枝葉香氣皆同而差淡薄,但無汁膏爾。

〔箋釋〕

　　阿魏是外來藥,唐代或稍早進入中國,氣味甚臭,給人留下深刻印象。《全唐詩》卷八百七十八載五代前蜀王衍時的童謡:"我有一帖藥,其名曰阿魏,賣與十八子。"又因其外來,國人對其原植物了解不多,乃至以訛傳訛。阿魏爲傘形科植物阿魏 *Ferula assafoetida* 及同屬近緣植物所分泌的樹脂,這是一種多年生高大草本,《新修本草》謂其"苗、葉、根、莖酷似白芷",爲真實物種的寫照。至於本書引《酉陽雜俎》説阿魏"樹長八九尺"云云,顯然荒謬。《本草圖經》因之,乃至陳承疑惑阿魏"合在木部",後來《本草綱目》遂將阿魏調整到木部。

　　外來物又會附加若干傳説以增加神秘感,有利於售賣中獲得善價。《本草綱目》集解項説:"出三佛齊及暹邏國者,樹不甚高,土人納竹筒於樹内,脂滿其中,冬月破筒取

之。云其脂最毒，人不敢近。每採時，以羊繫於樹下，自遠
射之。脂之毒著羊，羊斃，即爲阿魏。"按，李時珍此説出於
《諸蕃志》，其略云："阿魏，出大食木俱蘭國。其樹不甚高
大，脂多流溢。土人以繩束其梢，去其尾，納以竹筒，脂滿
其中，冬月破筒取脂，以皮袋收之。或曰其脂最毒，人不敢
近。每採魏時，繫羊於樹下，自遠射之，脂之毒著於羊，羊
斃，即以羊之腐爲阿魏。未知孰是，姑兩存之。"

舶來品流通成本高，遂多贗偽，《雷公炮炙論》所言的
三種鑒別方法未必真有實效，卻也在一個側面反映阿魏偽
品之氾濫。《本草綱目》引諺語"黃芩無假，阿魏無真"，
《增廣賢文》作"黃金無假，阿魏無真"。按，"阿魏無真"，
乃是禪門的"口頭禪"，經常拈爲話頭者，語録中甚爲常見。
與"阿魏無真"搭配者，有"黃金無假""水銀無假"，如《希
叟紹曇禪師語録》有云："丹霞阿魏無真，遇物便噬；靈照水
銀無假，入煆即流。"《宗鑒法林》卷五十七有偈子云："阿
魏無真，黃金無假。全身推出大街頭，一任時人酬聲價。"
所謂"黃芩無假"，可能是李時珍誤記或筆誤。

又可注意的是，陳承提到"今二浙人家亦種，枝葉香氣
皆同而差淡薄，但無汁膏爾"，這顯然是阿魏的偽品。按，
范成大《四時田園雜興》説："新緑園林曉氣凉，晨炊蚤出
看移秧。百花飄盡桑麻小，夾路風來阿魏香。"詩中提到沿
路飄來阿魏的特殊氣息，或許就是陳承所言兩浙人家種
植者。

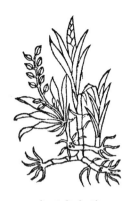
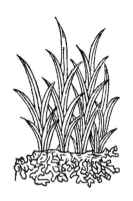

詹州高良薑　　　　　　雷州高良薑

高良薑　大溫。主暴冷,胃中冷逆,霍亂腹痛。

陶隱居云:出高良郡,人腹痛不止,但嚼食亦效。形氣與杜若相似,而葉如山薑。唐本注云:生嶺南者,形大虛軟,江左者細緊,味亦不甚辛,其實一也。今相與呼細者爲杜若,大者爲高良薑,此非也。今按,陳藏器本草云:高良薑,味辛,溫。下氣益聲,好顏色。煮作飲服之,止痢及霍亂。又按,別本注云:二月、三月採根,暴乾。味辛、苦,大熱,無毒。臣禹錫等謹按,藥性論云:高良薑,使。能治腹內久冷,胃氣逆嘔吐,治風破氣,腹冷氣痛,去風冷痺弱,療下氣冷逆衝心,腹痛吐瀉。日華子云:治轉筋瀉痢,反胃嘔食,解酒毒,消宿食。

圖經曰:高良薑,舊不載所出州土,陶隱居云出高良郡,今嶺南諸州及黔、蜀皆有之,內郡雖有而不堪入藥。春生,莖葉如薑苗而大,高一二尺許,花紅紫色如山薑。二月、三月採根,暴乾。古方亦單用,治忽心中惡,口吐清水者。取根如骰子塊,含之嚥津,逡巡即差。若臭,亦含嚥。更加草豆蔻同爲末,煎湯,常飲之,佳。

【聖惠方】:治霍亂、吐利、腹痛等疾:高良薑一兩剉,水三大盞,煎取二盞半,去滓,下粳米二合,煮粥食之。

外臺秘要:《備急》霍亂吐利方:火炙高良薑令焦香,每用五兩,打破,以酒一升,煮三四沸,頓服。亦治腹痛氣惡。

蘇恭云:凡患腳氣,每旦任意飽食,午後少食,日晚不食。如飢,可食豉粥。若暝不消,欲致霍亂者,即以高良薑一兩打碎,以水三升,煮取一升,頓服盡,即消。待極飢,乃食一椀薄粥。其藥唯極飲之良。若卒無高良薑,母薑一兩代之,以清酒一升,煮令極熟,去滓食之。雖不及高良薑,亦大效矣。

十全方:治心脾痛:以高良薑細剉,微炒杵末,米飲調下一錢匕,立止。

〔箋釋〕

高良薑因産地得名,原植物爲薑科高良薑 *Alpinia officinarum* 或和山薑 *Alpinia japonica*,也包括大高良薑 *Alpinia galanga* 在内,後者的果實即是紅豆蔻。

《本草綱目》發明項論高良薑云:"孫思邈《千金方》言:心脾冷痛,用高良薑,細剉,炒爲末,米飲服一錢,立止。太祖高皇帝御製周顚仙碑文,亦載其有驗云。又穢跡佛有治心口痛方,云:凡男女心口一點痛者,乃胃脘有滯或有蟲也。多因怒及受寒而起,遂致終身。俗言心氣痛者,非也。用高良薑以酒洗七次焙研,香附子以醋洗七次焙研,各記收之。病因寒得,用薑末二錢,附末一錢;因怒得,用附末二錢,薑末一錢;寒怒兼有,各一錢半,以米飲加入生薑汁一匙，鹽一撚，服之立止。"

朱元璋御製周顛仙碑文在廬山，《物理小識》載其方云："高皇帝廬山碑記周顛仙方：酒洗高良薑七次，焙末；醋洗香附子七次，焙末。寒起，倍薑；怒起，倍附。各加生薑汁一匙服之。凡心口痛，皆胃口痛也，氣正則自平。或加烏藥、沉香，即順氣湯。"按，高良薑藥性溫和，過量或不對症也不至於出現嚴重傷害，而所含揮發油具有健胃祛風作用，在增進食慾方面有立竿見影的效果，所以在一些"神仙方"或藥簽中經常出現。

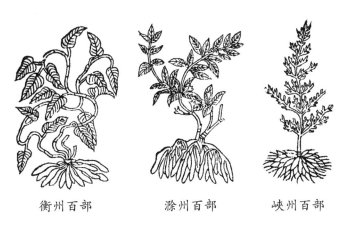

衡州百部　　　滁州百部　　　峽州百部

百部根　微溫。臣禹錫等謹按，蜀本云：微寒。**主欬嗽上氣。**

陶隱居云：山野處處有，根數十相連，似天門冬而苦強，亦有小毒。火炙酒漬飲之，療欬嗽。亦主去蝨，煮作湯，洗牛、犬，蝨即去。《博物志》云：九真有一種草似百部，但長大爾，懸火上令乾，夜取四五寸短切，含咽汁，勿令人知，主暴嗽甚良，名爲嗽藥。

疑此是百部,恐其土肥潤處,是以長大爾。<mark>今按,</mark>陳藏器本草云:百部根,火炙浸酒,空腹飲,去蟲蠶咬兼疥癬瘡。<mark>臣禹錫等謹按,藥性論</mark>云:百部,使,味甘,無毒。能治肺家熱,上氣欬逆,主潤益肺。<mark>日華子</mark>云:味苦,無毒。治疳蚘及傳尸,骨蒸勞,殺蚘蟲、寸白、蟯蟲,并治一切樹木蛀蟲,爇之亦可殺蠅蠓。又名婆婦草。一根三十來莖。

圖經曰:百部根,舊不著所出州土,今江、湖、淮、陝、齊、魯州郡皆有之。春生苗作藤蔓,葉大而尖長,頗似竹葉,面青色而光,根下作撮如芋子。一撮乃十五六枚,黃白色。二月、三月、八月採,暴乾用。古今方書治嗽多用。葛洪主卒嗽,以百部根、生薑二物,各絞汁合煎,服二合。張文仲單用百部根,酒漬再宿,大溫服一升,日再。《千金方》療三十年嗽,以百部根二十斤,擣絞取汁,煎之如飴,服方寸匕,日三,驗。

【唐本云:微寒,有小毒。

雷公云:凡使,採得後,用竹刀劈破,去心、皮、花作數十條,於簷下懸令風吹,待土乾後,却用酒浸一宿,漉出焙乾,細剉用。忽一窠自有八十三條者,號曰地仙苗,若脩事餌之,可千歲也。

外臺秘要:治誤吞錢:百部根四兩,酒一升,漬一宿,溫服一升,日再服。

續十全方:治暴嗽:百部藤根擣自然汁,和蜜等分,沸湯煎成膏嚥之。

抱朴子:百部根,理咳嗽及殺虱。

〔箋釋〕

陶弘景説：“山野處處有，根數十相連，似天門冬而苦强。”《抱朴子內篇・仙藥》云：“楚人呼天門冬爲百部，然自有百部草，其根俱有百許，相似如一也，而其苗小異也。真百部苗似拔揳，唯中以治欬及殺蟲耳。”按照葛洪的説法，這種與天門冬相混淆的真百部應該就是百部科百部屬 *Stemona* 植物。百部所含生物鹼滅蝨作用確切，酊劑效果尤其顯著。

不僅百部混天門冬，天門冬也混百部，《通志》云：“百部曰婆婦草，能去諸蟲，可以殺蠅蟓。其葉似薯蕷，根似天門冬，故天門冬亦有百部之名，二物足以相紊。”如《本草圖經》所繪的峽州百部，顯然就是百合科羊齒天門冬 *Asparagus filicinus*，而《滇南本草》所載百部似乎也爲羊齒天門冬。看來羊齒天門冬自宋代以來，一直誤作百部使用，爲西南地區百部的主要品種之一。

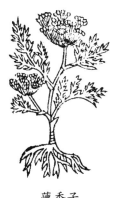

蘹香子

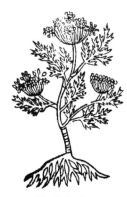

簡州蘹香子

蘹_{音懷}。香子　味辛,平,無毒。主諸瘻,霍亂及蛇傷。

證類本草箋釋

唐本注云:葉似老胡荽,極細,莖麄,高五六尺,叢生。今注:一名茴香子。亦主膀胱、腎間冷氣,及盲腸氣,調中止痛,嘔吐。唐本先附。臣禹錫等謹按,藥性論云:蘹香亦可單用,味苦、辛。和諸食中甚香,破一切臭氣。又卒惡心,腹中不安,取莖葉煮食之,即差。川中多食之。日華子云:得酒良,治乾濕腳氣并腎勞,癲疝氣,開胃下食,治膀胱痛,陰疼。入藥炒。

圖經曰:蘹香子亦名茴香。本經不載所出,今交、廣諸蕃及近郡皆有之。入藥多用蕃舶者,或云不及近處者有力。三月生葉似老胡荽,極疎細,作叢,至五月高三四尺,七月生花,頭如傘蓋,黃色。結實如麥而小,青色。北人呼爲土茴香。茴、蘹聲近,故云耳。八九月採實,陰乾。今近地人家園圃種之甚多。古方療惡毒癰腫,或連陰髀間疼痛急攣,牽入少腹不可忍,一宿則殺人者:用茴香苗葉,擣取汁一升,服之,日三四,用其滓以貼腫上。冬中根亦可用。此外國方,永嘉以來用之,起死神效。

【食療云:國人重之,云有助陽道,用之未得其方法也。生擣莖葉汁一合,投熱酒一合服之,治卒腎氣衝脇如刀刺痛,喘息不得。亦甚理小腸氣。

孫真人云:治瘴瘧,渾身熱連背項:蘹、茴香子擣取汁服。

經驗後方:治脾胃進食:茴香二兩,生薑四兩,同擣令勻,淨器內濕紙蓋一宿。次以銀、石器中,文武火炒令黃焦,爲末,酒丸如梧子大,每服十丸至十五丸,茶酒下。

食醫心鏡:茴香治霍亂,辟熱,除口氣臭,煮作羹及生食並得。

衍義曰：懷香子今人止呼爲茴香，治膀胱冷氣及瘡痛，亦調和胃氣。唐本注“似老胡荾”，此誤矣，胡荾葉如蛇牀，懷香徒有葉之名，但散如絲髮，特異諸草。枝上時有大青蟲，形如蠶，治小腸氣甚良。

〔箋釋〕

懷香亦作茴香，爲區別八角茴香，通常稱“小茴香”。《本草綱目》釋名項説：“俚俗多懷之衿衽咀嚼，恐懷香之名，或以此也。”按，“茴香”之名已見於《千金要方》，有云：“臭肉和水煮，下少許，即無臭氣，故曰茴香；醬臭，末中亦香。”懷香的原植物爲傘形科茴香 *Foeniculum vulgare*，非中國原產，至少漢末已經引入中原，嵇康《懷香賦·序》中就説到“睹懷香生蒙楚之間”，並表示“曾見斯草植於廣廈之庭，或被帝王之囿”，可見普遍種植。宋末詩人宋无《金陵懷古》有句“玉樹後庭花不見，北人租地種茴香”，則提示茴香栽種的地域差異。

《藥性論》説懷香“川中多食之”，其中“川中”一詞可堪注意。從語境看，此處的“川中”應該是指四川，《本草圖經》繪簡州懷香子，也證明本品在四川有產出。按，“四川”一詞出現較晚，咸平四年（1001），將川峽路分爲益州路、梓州路、利州路和夔州路，合稱爲“川峽四路”，或簡稱“四川路”，後設四川制置使、四川宣撫使等，於是四川成爲蜀地的正式名稱。以“川”稱蜀地，應該早於此。唐代就有將蜀地稱作“蜀川”的情況，《通典》多處用蜀川，如卷九云："益州，今蜀川之地。"但單獨用"川"仍爲少見，本書卷十四引《本草拾遺》栟櫚木皮條云："栟櫚一名椶櫚，即今川中椶櫚。"也是唐代使用"川"的例子，摘出以俟研究。

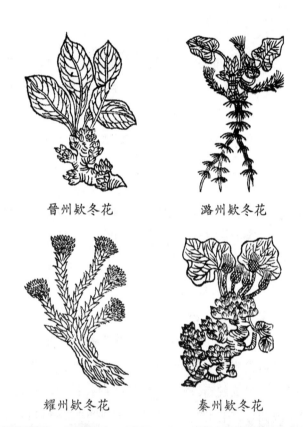

晉州欵冬花　　　　潞州欵冬花

耀州欵冬花　　　　秦州欵冬花

欵冬花　味辛、甘，温，無毒。主欬逆上氣，善喘，喉痺，諸驚癇，寒熱邪氣，消渴，喘息呼吸。一名橐吾，一名顆東，一名虎鬚，一名菟奚，一名氐冬。生常山山谷及上黨水傍。十一月採花，陰乾。杏人爲之使，得紫苑良，惡皂莢、消石、玄參，畏貝母、辛夷、麻黃、黃耆、黃芩、黃連、青葙。

陶隱居云：第一出河北，其形如宿蕿未舒者佳，其腹裏有絲；次出高麗百濟，其花乃似大菊花；次亦出蜀北部宕昌，而並不如。其冬月在冰下生，十二月、正月旦取之。唐本注云：今出雍州南山溪水及華州山谷澗間。葉似葵而大，叢生，花出根下。臣禹錫等謹按，爾雅云：菟奚，顆凍。釋曰：藥草也。郭云：款凍也，紫赤華，生水中。藥性論云：款冬花，君。主療肺氣心促急，熱乏勞欬，連連不絕，涕唾稠粘，治肺痿肺癰，吐膿。日華子云：潤心肺，益五藏，除煩，補勞劣，消痰止嗽，肺痿吐血，心虛驚悸，洗肝明目及中風等疾。十一、十二月雪中出花。

圖經曰：款冬花出常山山谷及上黨水傍，今關中亦有之。根紫色，莖青紫，葉似萆薢。十二月開黃花，青紫萼，去土一二寸，初出如菊花萼，通直而肥實無子。則陶隱居所謂“出高麗百濟”者，近此類也。又有紅花者，葉如荷而斗直，大者容一升，小者容數合，俗呼爲蜂斗葉，又名水斗葉。則唐注所謂“大如葵而叢生”者是也。十一月採花，陰乾。或云花生於冰下，正月旦採之。郭璞注《爾雅》顆凍云：“紫赤花，生水中。”冰、水字近，疑一有誤。而傅咸《款冬賦序》曰：“余曾逐禽，登于北山，于時仲冬之月也，冰凌盈谷，積雪被崖，顧見款冬煒然，始敷華豔。”當是生於冰下爲正也。本經主欬逆，古今方用之，爲治嗽之最。崔知悌療久嗽熏法：每旦取款冬花如雞子許，少蜜拌花使潤，內一升鐵鐺中，又用一瓦椀鑽一孔，孔內安一小竹筒，筆管亦得，其筒稍長，作椀鐺相合，及插筒處皆麪塞之，勿令漏氣。鐺下著炭，少時，款冬煙自從筒出，則口含筒吸取煙嚥之。如胸中少悶，須舉頭，即將指頭捻筒頭，勿使漏煙氣，吸煙使盡止。凡如是，五日一爲之。待至六日，則飽食羊肉餺飥一頓，永差。

【雷公云：凡採得，須去向裏裹花蘂殼，并向裏實如粟零殼者。并枝、葉用，以甘草水浸一宿，却取款冬花、葉相伴裹一夜，臨用時即乾曝去兩件拌者葉了用。

衍義曰：款冬花，百草中惟此不顧冰雪最先春也。世又謂之鑽凍，雖在冰雪之下，至時亦生芽。春時，人或採以代蔬，入藥須微見花者良。如已芬芳，則都無力也。今人又多使如筋頭者，恐未有花爾。有人病嗽多日，或教以然款冬花三兩枚，於無風處，以筆管吸其煙，滿口則嚥之，數日效。

〔箋釋〕

款冬的藥用歷史也久，漢代兩本蒙學書《凡將篇》和《急就篇》都提到款冬之名。《急就篇》“款東貝母薑狼牙”，顏師古注：“款東即款冬也，亦曰款凍，以其凌寒叩冰而生，故爲此名也。生水中，華紫赤色，一名兔奚，亦曰顆東。”款冬花以菊科植物款冬花 *Tussilago farfara* 爲正品，花期 1–2 月，先花後葉，凌寒耐冬，遂有諸名。故《本草綱目》釋名項說：“按《述征記》云，洛水至歲末凝厲時，款冬生於草冰之中，則顆凍之名以此而得。後人訛爲款冬，乃款凍爾。款者至也，至冬而花也。”《本草經》款冬一名橐吾，據《急就篇》，別有“半夏皂莢艾橐吾”，顏師古注：“橐吾似款冬而腹中有絲，生陸地，華黃色，一名獸須。”此爲菊科橐吾 *Ligularia sibirica*，葉形與款冬略相似。至於款冬何以亦名橐吾,則不得而知。

《爾雅·釋草》"菟奚,顆凍",郭璞注:"款凍也,紫赤華,生水中。"《本草圖經》引傅咸《款冬賦序》,疑"華生水中"乃是"華生冰中"之訛。按,《藝文類聚》卷八十一引郭璞《爾雅圖贊·款冬》云:"吹萬不同,陽煦陰蒸。款冬之生,擢穎堅冰。物體所安,焉知渙凝?"可見蘇頌的質疑爲正確。款冬雖耐寒,如《抱朴子外篇·廣譬》說:"凝冰慘栗,而不能凋款冬之華。"但所謂"其冬月在冰下生",也是誇張其詞。

紅藍花　味辛,溫,無毒。主產後血運口噤,腹內惡血不盡絞痛,胎死腹中,並酒煮服。亦主蠱毒下血。堪作燕脂。其苗生搗碎,傅遊腫。其子吞數顆,主天行瘡子不出。其燕脂,主小兒聤耳,滴耳中。生梁、漢及西域。一名黃藍。《博物志》云:黃藍,張騫所得,今倉、魏地亦種之。今附。

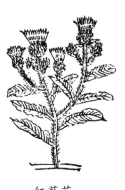

紅藍花

圖經曰:紅藍花即紅花也。生梁、漢及西域,今處處有之。人家場圃所種,冬而布子於熟地,至春生苗,夏乃有花,下作梂彙,多刺,花蘂出梂上。圃人承露採之,採已復出,至盡而罷。梂中結實,白顆如小豆大。其花暴乾,以染真紅及作燕脂,主產後血病爲勝,其實亦同。葉頗似藍,故有藍名,又名黃藍。《博物志》云"張騫所得"也。張仲景治六十二種風,兼腹内血氣刺痛:用紅花一大兩,分爲四分,以酒一大升,煎强半,頓服之。不止,再服。又一方:用紅藍子一升擣碎,以無灰酒一大升八合,拌了,暴令乾,重擣篩,蜜丸如桐子大,空腹酒下四十丸。《正元廣利方》治女子中風,血熱煩渴者:以紅藍子五大合,微熬擣碎,旦日取半大匙,以水一升,煎取七合,去滓,細細嚥之。又崔元亮《海上方》治喉痺,壅塞不通者:取紅藍花,擣絞取汁一小升服之,以差爲度。如冬月無濕花,可浸乾者濃絞取汁,如前服之,極驗。但咽喉塞服之皆差,亦療婦人産運絶者。

【唐本注云:治口噤不語,血結,産後諸疾。堪染紅。

外臺秘要:治一切腫方:以紅花熟爛擣取汁服之,不過再三服便差。服之多少,量腫大小而進之。

簡要濟衆:産後血量,心悶氣絶:紅花一兩,擣爲末,分作兩服,酒二中盞,煎取一盞併服。如口噤,斡開灌之。《子母秘録》同。

産寶:療産後中風,煩渴:紅花子五合,微熬研碎,以一匙水一升,煎取七合,徐徐呷之。

近効方:治血量絶不識人,煩悶者:紅花三兩,新者佳,無灰酒半升,童子小便半升,煮取一大盞,去滓,候冷,頓服之,新汲水煮之亦良。

〔箋釋〕

紅花是"紅藍花"的簡稱,原植物爲菊科紅花 *Carthamus*

tinctorius。一名黄藍，一名燕支。傳説是張騫通西域時帶回。《開寶本草》引《博物志》云："黄藍，張騫所得，今倉、魏地亦種之。"趙彦衛《雲麓漫鈔》引文略同。崔豹《古今注》卷下云："燕支葉似薊，花似蒲公，出西方，土人以染，名爲燕支。中國人謂之紅藍，以染粉爲婦人色，謂爲燕支粉。"紅藍作染料，如白居易《紅線毯》詩云："紅線毯，擇繭繰絲清水煮，揀絲練線紅藍染。染爲紅線紅于藍，織作披香殿上毯。"紅藍花自古便是重要的經濟作物，《齊民要術》卷五載有種紅藍花法，據本文，既採摘其花，分別提取紅、黄色素用於製作胭脂，又收取其子，榨油作車脂或燭。

　　紅花入藥，據《本草圖經》説始於張仲景："張仲景治六十二種風，兼腹内血氣刺痛：用紅花一大兩，分爲四分，以酒一大升，煎强半，頓服之。不止，再服。"而正式進入本草的年代則相對較晚，據《證類本草》引"唐本注"云："（紅藍花）治口噤不語，血結，産後諸疾。堪染紅。"但令人奇怪的是，《新修本草》並未記載紅藍花，又如何談得上"唐本注"呢？尚志鈞先生考證認爲，《證類本草》中如本條這樣的"唐本注"很可能是指五代孟蜀韓保昇的《蜀本草》，如所説不誤，則紅藍花當以《蜀本草》記載爲最早，而非一般文獻所説的《開寶本草》。

牡丹　味辛、**苦**，**寒**、**微寒**，**無毒**。**主寒熱**，**中風瘈**音契。**瘲**，音縱。**痙**、**驚癇邪氣**，**除癥堅**，**瘀血留舍腸胃**，**安**

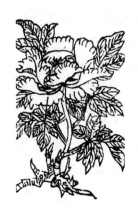

滁州牡丹

五藏,療癰瘡,除時氣,頭痛,客熱,五勞,勞氣,頭、腰痛,風噤。癲疾。一名鹿韭,一名鼠姑。生巴郡山谷及漢中。二月、八月採根,陰乾。畏菟絲子。

陶隱居云:今東間亦有。色赤者爲好,用之去心。按,鼠婦亦名鼠姑,而此又同,殆非其類,恐字誤。唐本注云:牡丹,生漢中。劍南所出者苗似羊桃,夏生白花,秋實圓綠,冬實赤色,凌冬不凋。根似芍藥,肉白皮丹。出江、劍南,土人謂之牡丹,亦名百兩金,京下謂之吳牡丹者,是真也。今俗用者異於此,別有臊氣也。臣禹錫等謹按,藥性論:牡丹,能治冷氣,散諸痛,治女子經脉不通,血瀝腰疼。蕭炳云:今出合州者佳。白者補,赤者利。出和州、宣州者並良。日華子云:除邪氣,悦色,通關腠血脉,排膿,通月經,消撲損瘀血,續筋骨,除風痺,落胎下胞,産後一切女人冷熱血氣。此便是牡丹花根。巴、蜀、渝、合州者上,海鹽者次。服忌蒜。

圖經曰:牡丹生巴郡山谷及漢中,今丹、延、青、越、滁、和州山中皆有之。花有黃、紫、紅、白數色,此當是山牡丹,其莖便枯燥,黑白色,二月於梗上生苗葉,三月開花。其花葉與人家所種者相似,但花止五六葉耳。五月結子黑色,如雞頭子大。根黃白色,可五七寸長,如筆管大。二月、八月採,銅刀劈去骨,陰乾用。此花一名木芍藥,近世人多貴重,圖人欲其花之詭異,皆秋冬移接,培以壤土,至春盛開,其狀百變。故其根性殊失本真,藥中不可用此品，絕無力也。牡丹主血，乃去瘀滯。《正元廣利方》療因傷損血瘀不散者：取牡丹皮八分，合虻蟲二十一枚，熬過，同擣篩，每旦温酒和散方寸匕服，血當化爲水下。

【雷公云：凡使，採得後日乾，用銅刀劈破去骨了，細剉，如大豆許，用清酒拌蒸，從巳至未，出，日乾用。

外臺秘要：治蠱毒方：取牡丹根擣爲末，服一錢匕，日三服，良。

肘後方：下部生瘡已決洞者：服牡丹方寸匕，日三服。

衍義曰：牡丹，用其根上皮。花亦有緋者，如西洛潛溪緋是也，今禁苑又有深碧色者。惟山中單葉花紅者爲佳，家椑子次之。若移枝接者不堪用，爲其花葉既多發，奪根之氣也。何以知之？今千葉牡丹初春留花稍多，來年花枝并葉便瘦，多是開不成。市人或以枝梗皮售於人，其乖殊甚。

〔箋釋〕

　　有意思的是，“牡丹”一詞最早見於醫方本草，而非經傳詞章。東漢初年的武威醫簡，處方中既有牡丹，又有芍藥，其應用基本與《本草經》記載吻合。《本草經》牡丹“除癥堅，瘀血留舍腸胃”，醫簡療瘀方，牡丹與乾當歸、芎藭、漏蘆、桂、蜀椒、虻合用；芍藥“主邪氣腹痛，除血痹”，醫簡治伏梁裹膿在胃腸之外，芍藥與大黄、黄芩、消石等合用。此不僅證明《本草經》的年代與武威醫簡接近，也可以確定，兩種文獻所涉及的牡丹與芍藥，名實基本一致。

　　醫書以外，《廣雅》首次同時出現牡丹與芍藥：“攣夷，芍藥也”；“白茉，牡丹也”。如卷八芍藥條評注所説，“攣夷,芍藥也",代表漢以前的芍藥,恐怕不是今天毛茛科芍藥 *Paeonia lactiflora* 或者牡丹 *Paeonia suffruticosa*,而是某種現在未知的香草。"白茉,牡丹也",與《吴普本草》《名醫別録》芍藥"一名白术"對應,或許是今天毛茛科芍藥屬植物的混稱。

《廣雅》"白茉,牡丹也",乃是以牡丹爲中心,將今天所稱之芍藥 *Paeonia lactiflora* 包括在内。《古今注》云:"芍藥有二種,有草芍藥、木芍藥。木者花大而色深,俗呼爲牡丹,非也。"則是以芍藥爲中心,將今天所稱之牡丹 *Paeonia suffruticosa* 包括在内。至於崔豹説木芍藥"俗呼爲牡丹,非也",所指的"牡丹"乃是培植出來的重瓣觀賞牡丹品種。

關於《本草經》之牡丹與芍藥,我意藥用的牡丹一直都是牡丹 *Paeonia suffruticosa* 的野生品種,而芍藥即是 *Paeonia lactiflora*,與漢以前文獻提到的"芍藥"無關。

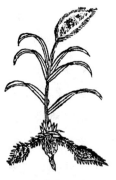

隨州京三稜

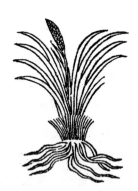

河中府京三稜

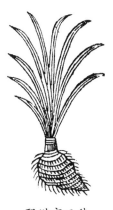
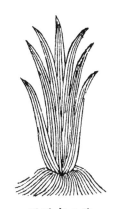
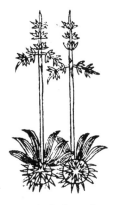

邢州京三稜　　　　淄州京三稜　　　　江陵府京三稜

　　京三稜　味苦,平,無毒。主老癖癥瘕結塊。俗傳昔人患癥癖死,遺言令開腹取之,得病塊乾硬如石,文理有五色,人謂異物,竊取削成刀柄。後因以刀刈三稜,柄消成水,乃知此可療癥癖也。黃色體重,狀若鯽魚而小。又有黑三稜,狀似烏梅而稍大,有鬚相連蔓延,體輕。爲療體並同。今附。

　　臣禹錫等謹按,日華子云:味甘、澁,凉。治婦人血脉不調,心腹痛,落胎,消惡血,補勞,通月經,治氣脹,消撲損瘀血,産後腹痛,血運并宿血不下。

　　圖經曰:京三稜,舊不著所出地土,今河陕、江淮、荆襄間皆有之。春生苗,高三四尺,似莐蒲,葉皆三稜。五六月開花,似莎草,黃紫色。霜降後採根,削去皮、鬚,黃色,微苦,以如小鯽魚狀,體重者佳。多生淺水傍,或陂澤中。其根初生成塊,如附子大,或有扁者。傍生一根,又成塊,亦出苗;其不出苗,只生細根者,謂之雞爪三稜;又不生細根者,謂之黑三稜,大小不常,其色黑，去皮即白。河中府又有石三稜，根黃白色，形如釵股，葉綠色，如蒲，苗高及尺，葉上亦有三稜。四月開花，白色，如紅蓼花。五月採根。亦消積氣。下品別有草三稜條，云生蜀地，即雞爪三稜也，其實一類，故附見於此。一說三稜生荊楚，字當作荊，以著其地；本經作京，非也。今世都不復有，三稜所用皆淮南紅蒲根也，泰州尤多，舉世皆用之，雖太醫不以爲謬。蓋流習既久，用根者不識其苗，採藥者莫究其用，因緣差失，不復更辨。今三稜，荊湘、江淮水澤之間皆有。葉如莎草，極長，莖三稜如削，大如人指，高五六尺，莖端開花，大體皆如莎草而大，生水際及淺水中。苗下即魁，其傍有根橫貫，一根則連數魁，魁上發苗。採時斷其苗及橫根，形扁長如鯽魚者，三稜也；根末將盡，一魁末發苗，小圓如烏梅者，黑三稜也；又根之端鉤屈如爪者，爲雞爪三稜。皆皮黑肌白而至輕。三者本一物，但力有剛柔，各適其用，因其形爲名，如烏頭、烏喙、雲母、雲華之類，本非兩物也，今人乃妄以鳧茨、香附子爲之。又本草謂京三稜形如鯽魚，黑三稜如烏梅而輕，今紅蒲根至堅重，刻削而成，莫知形體，又葉扁莖圓，不復有三稜處，不知何緣名三稜也。今三稜皆獨傍引二根，無直下根，其形大體多亦如鯽魚。

【陳藏器云：本經無傳，三稜惣有三四種，但取根似烏梅，有鬚相連蔓如綖，作漆色，蜀人織爲器，一名莛者是也。

外臺秘要：治癥瘕及主鼓脹滿：以三稜草切一石，水五石，煮一石，去滓更煎，取三斗汁，銅器中重釜煎如稠糖，出內密器中，旦服一匕，酒一盞服之，日二。每服恒令酒氣相續。　又

方：下乳汁：取京三稜三簡，以水二椀，煎取一椀，洗妳，取汁爲

度,極妙。

子母秘録:治小兒氣癖:取三稜汁作羹粥,以米麵爲之,與姟母食。每日取一棗大,與小兒喫亦得。作粥與癇熱食之。治小兒十歲已下及新生百日,無問癇熱、無辜、疳癖等,皆理之,秘妙不可具言,大効。

〔箋釋〕

三稜因莖葉有三稜得名,這樣的物種實在太多,《本草拾遺》坦承此類"總有三四種",名目則有荆三稜、京三稜、黑三稜、雞爪三稜、石三稜、草三稜等,從《本草圖經》所繪五幅圖例來看,莎草科、黑三稜科、香蒲科的多種植物,很難説孰爲正品,難怪蘇頌感歎説:"蓋流習既久,用根者不識其苗,採藥者莫究其用,因緣差失,不復更辨。"

正文提到:"俗傳昔人患癥癖死,遺言令開腹取之,得病塊乾硬如石,文理有五色,人謂異物,竊取削成刀柄。後因以刀刈三稜,柄消成水,乃知此可療癥癖也。"這屬於藥效傳説故事中的一個特殊類型,安排場景將藥物療效直觀化。與此類似者,《太平御覽》卷七百四十一引《廣五行記》曰:"永徽中,絳州有一僧病噎,都不下食。如此數年,臨終命其子弟云:'吾氣絕之後,便可開吾胸喉,視有何物,欲知其根本。'言終而卒。子弟依其言,開視胸中,得一物,形似魚而有兩頭,遍體悉是肉鱗,弟子致鉢中,跳躍不止。戲以諸味致鉢中,雖不見食,須臾,悉化成水。又以諸毒藥内之,皆隨銷化。時夏中藍熟,寺衆於水次作澱。有一僧住,因以少澱致鉢中,此蟲怖懼,繞鉢馳走,須臾,化成水。

世傳以澱水療噎。"《本草綱目》將此載入藍靛條。

此外，本書卷八貝母條《日華子本草》所述人面瘡治療故事，廣義而言也屬於此類型。故事說："江左嘗有商人，左膊上有瘡，如人面，亦無它苦。商人戲滴酒口中，其面亦赤色。以物食之，亦能食，食多則覺膊內肉脹起。或不食之，則一臂痹。有善醫者，教其歷試諸藥，金石草木之類，悉試之，無苦，至貝母，其瘡乃聚眉閉口。商人喜曰：此藥可治也。因以小葦筒毀其口灌之，數日成痂，遂愈，然不知何疾也。謹按，本經主金瘡，此豈金瘡之類歟？"應聲蟲故事則與人面瘡同類。《酉陽雜俎》續集卷四云："相傳云，張上客藝過十全，有果毅，因重病虛悸，每語腹中輒響，詣上客請治，曰：'此病古方所無。'良久，思曰：'吾得之矣。'乃取本草，令讀之，凡歷藥名，六七不應，因據藥療之，立愈。據劉餗傳記，有患應病者，問醫官蘇澄。澄言：'無此方。吾所撰本草，網羅天下藥，可謂周。'令試讀之，其人發聲輒應，至某藥，再三無聲，過至他藥，復應如初。澄因爲藥方，以此藥爲主。其病遂差。"在宋代《遁齋閑覽》中，故事中的藥物被固定爲雷丸，李時珍將其轉載入雷丸條，其略云："楊勔中年得異疾，每發語，腹中有小聲應之，久漸聲大。有道士見之，曰：此應聲蟲也。但讀本草，取不應者治之。讀至雷丸，不應。遂頓服數粒而愈。"

薑黄 味辛、苦，大寒，無毒。主心腹結積，痓忤，下氣破血，除風熱，消癰腫，功力烈於鬱金。

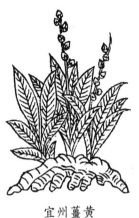

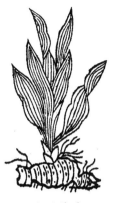

宜州薑黃　　　　　　澧州薑黃

唐本注云：葉、根都似鬱金。花，春生於根，與苗並出，夏花爛無子。根有黃、青、白三色。其作之方法，與鬱金同爾。西戎人謂之蒁藥。其味辛，少苦，多與鬱金同，惟花生異爾。唐本先附。

臣禹錫等謹按，**陳藏器**云：薑黃真者，是經種三年已上老薑，能生花。花在根際，一如襄荷。根節緊硬，氣味辛辣。種薑處有之，終是難得。性熱不冷，本經云寒，誤也。破血下氣。西蕃亦有來者，與鬱金、蒁藥相似。如蘇所附，即是蒁藥而非薑黃，蘇不能分別二物也。又云：蒁，味苦，溫。主惡氣疰忤，心痛，血氣結積。蘇云薑黃是蒁，又云鬱金是胡蒁。夫如此，則三物無別，遞相連名，惣稱爲蒁，功狀則合不殊。今蒁味苦，色青；薑黃味辛，溫，無毒，色黃，主破血下氣，溫，不寒；鬱金味苦，寒，色赤，主馬熱病。三物不同，所用各別。**日華子**云：薑黃，熱，無毒。治癥瘕血塊癰腫，通月經，治撲損瘀血，消腫毒，止暴風痛冷氣，下食。海南生者，即名蓬莪蒁；江南生者，即爲薑黃。

　　圖經曰：薑黃，舊不載所出州郡，今江、廣、蜀川多有之。

葉青緑,長一二尺許,闊三四寸,有斜文,如紅蕉葉而小。花紅白色,至中秋漸凋。春末方生,其花先生,次方生葉,不結實。根盤屈,黄色,類生薑而圓,有節。或云真者是經種三年以上老薑,能生花,花在根際,一如蘘荷。根節堅硬,氣味辛辣,種薑處有之。八月採根,片切暴乾。蜀人以治氣脹,及産後敗血攻心,甚驗。蠻人生噉,云可以祛邪辟惡。謹按,鬱金、薑黄、蒁藥三物相近,蘇恭不細辨,所説乃如一物。陳藏器《解紛》云:蒁味苦,色青;薑黄味辛,温,色黄;鬱金味苦,寒,色赤,主馬熱病。三物不同,所用全别。又劉淵林注《吳都賦》"薑彙非一"云:"薑彙大如螺,氣猛近於臭,南土人擣之以爲虀。茭,一名廉薑。生沙石中,薑類也。其味大辛而香,削皮,以黑梅并鹽汁漬之,乃成也。始安有之。"據此,廉薑亦是其類,而自是一物耳。都下近年多種薑,往往有薑黄生賣,乃是老薑。市人買,生噉之,云治氣爲最,醫家治氣藥大方中,亦時用之。

【千金翼:瘡癬初生,或始痛癢:以薑黄傅之,妙。

經驗後方:治心痛:薑黄一兩、桂穰三兩爲末,醋湯下一錢匕。

〔箋釋〕

薑黄爲薑科薑黄屬植物 *Curcuma longa*,食用薑爲薑科薑屬植物 *Zingiber officinale*,二者不同,《本草拾遺》説薑黄是"經種三年以上老薑",當是誤信傳言。

《本草圖經》引《吳都賦》"薑彙非一"句劉逵注云云,今《文選》李善注本引作"大如累","其累大辛而香",與《本草圖經》作"大如螺","其味大辛而香"不同。李善注:

"彙,類也。《易》曰：拔茅連茹,以其彙,征吉。所謂薑彙非一也。"此言薑的種類衆多,非止一種。按,廉薑詳本書卷十一,原植物爲薑科華山薑 *Alpinia chinensis*。

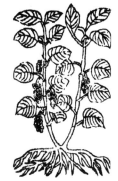

端州蓽撥

蓽撥　味辛,大溫,無毒。主溫中下氣,補腰腳,殺腥氣,消食,除胃冷,陰疝痃癖。其根名蓽撥没,主五勞七傷,陰汗核腫。生波斯國。此藥叢生,莖、葉似蒟醬,子緊細,味辛烈於蒟醬。今附。

臣禹錫等謹按,日華子云：治霍亂冷氣,心痛血氣。陳藏器云：蓽勃没,味辛,溫,無毒。主冷氣嘔逆,心腹脹滿,食不消,寒疝核腫,婦人内冷無子,治腰腎冷,除血氣。生波斯國,似柴胡黑硬,蓽撥根也。

圖經曰：蓽撥出波斯國,今嶺南有之,多生竹林内。正月發苗作叢,高三四尺,其莖如筋,葉青圓,闊二三寸,如桑,面光而厚。三月開花,白色在表。七月結子,如小指大,長二寸已來,青黑色,類椹子。九月收採,灰殺暴乾。南人愛其辛香,或取葉生茹之。黃牛乳煎其子,治氣痢神良。謹按,《唐太宗實錄》云：貞觀中,上以氣痢久未痊,服它名醫藥不應,因詔訪求其方。有衛士進乳煎蓽撥法,御用有効。劉禹錫亦記其事云。後累試年長而虛冷者必效。

【海藥云：謹按,徐表《南州記》：本出南海,長一指、赤褐色爲上。復有蓽撥,短小,黑,味不堪。舶上者味辛,溫。又主老

991

冷心痛,水瀉虚痢,嘔逆醋心,産後洩痢,與阿魏和合良。亦滋食味。得訶子、人參、桂心、乾薑,治藏府虚冷,腸鳴洩痢,神效。

陳藏器云:蒟醬注,蘇云:"蓽撥叢生,子細味辛,烈於蒟醬。"按蓽撥温中下氣,補腰脚,煞腥氣,消食,除胃冷,陰疝痃癖。根名蓽撥没,主五勞七傷,陰汗核腫。已出《拾遺》。生波斯國,胡人將來此,調食用之。

唐本注:今人以調食味。

雷公云:凡使,先去挺,用頭醋浸一宿,焙乾,以刀刮去皮粟子令净方用,免傷人肺,令人上氣。

聖惠方:治冷痰飲惡心:用蓽撥一兩,搗爲末,於食前清粥飲,調半錢服。

經驗後方:治偏頭疼絶妙:蓽撥爲末,令患者口中含温水,左邊疼,令左鼻吸一字,右邊疼,令右鼻吸一字,効。

衍義曰:蓽撥走腸胃中冷氣、嘔吐、心腹滿痛。多服,走泄真氣,令人腸虚下重。

〔箋釋〕

蓽撥與蒟醬皆是胡椒科胡椒屬 *Piper* 的植物,早期不甚分别,《南方草木狀》云:"蒟醬,蓽芨也。生於蕃國者,大而紫,謂之蓽芨。生於番禺者,小而青,謂之蒟焉。可以調食,故謂之醬焉。交趾、九真人家多種,蔓生。"根據《本草圖經》對蓽撥的描述,結合所繪圖例,其原植物當爲蓽撥 *Piper longum*。此種爲草質藤本,用其果穗。又,《酉陽雜俎》云:"蓽撥,出摩伽陀國,呼爲蓽撥梨,拂林國呼爲阿梨

訶咃。苗長三四尺，莖細如箸。葉似戢葉，子似桑椹。八
月采。"所描述者應該就是蓽撥 *Piper longum*。

蒟_{音矩}。醬 味辛，溫，無毒。
主下氣溫中，破痰積。生巴蜀。

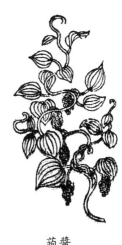

蒟醬

唐本注云：《蜀都賦》所謂"流味於番
禺"者。蔓生，葉似王瓜而厚大，味辛香，
實似桑椹，皮黑肉白。西戎亦時將來，細
而辛烈。或謂二種。交州、愛州人云：蒟
醬，人家多種，蔓生，子長大，謂苗爲浮留
藤。取葉合檳榔食之，辛而香也。又有蓽
撥，叢生，子細味辛，烈於蒟醬。此當信
也。今注：渝、瀘等州出焉。唐本先附。

圖經曰：蒟_{音矩}。醬生巴蜀，今夔川、嶺南皆有之。昔漢武
使唐蒙曉諭南越，南越食蒙以蒟醬，蒙問所從來，答曰：西北牂
柯，江廣數里，出番禺城下。武帝感之，於是開牂柯、越嶲也。劉
淵林注《蜀都賦》云："蒟醬，緣木而生。其子如桑椹，熟時正青，
長二三寸。以蜜藏而食之，辛香，溫調五藏。"今云蔓生，葉似王
瓜而厚大，實皮黑肉白，其苗爲浮留藤。取葉合檳榔食之，辛而
香也。兩說大同小異，然則淵林所云乃蜀種，如此今説是海南所
傳耳。今惟貴蓽撥而不尚蒟醬，故鮮有用者。

【海藥云：謹按，《廣州記》云：波斯國文，實狀若桑椹，紫
褐色者爲上，黑者是老，不堪。黔中亦有，形狀相似，滋味一般。
主咳逆上氣，心腹蟲痛，胃弱虛瀉，霍亂吐逆，解酒食味。近多黑

色,少見褐色者也。

雷公云：凡使,採得後,以刀刮上麁皮,便擣,用生薑自然汁拌之,蒸一日了,出,日乾。每修事,五兩,用生薑汁五兩,蒸乾爲度。

食療：溫。散結氣,治心腹中冷氣。亦名土蓽撥。嶺南蓽撥,尤治胃氣疾。巴蜀有之。

齊民要術：蒟子下氣消穀。

〔箋釋〕

　　蒟醬,顧名思義,應該是用名字叫"蒟"的植物製作而成的醬。蒟醬是一種外來食物,最早見於《史記·西南夷列傳》,其略云："建元六年,大行王恢擊東越,東越殺王郢以報。恢因兵威,使番陽令唐蒙風指曉南越。南越食蒙蜀枸醬,蒙問所從來,曰:道西北牂柯,牂柯江廣數里,出番禺城下。蒙歸至長安,問蜀賈人,賈人曰:獨蜀出枸醬,多持竊出市夜郎。"左思《蜀都賦》"邛杖傳節於大夏之邑,蒟醬流味於番禺之鄉"即用此典故。劉逵注蒟醬"緣木而生,其子如桑椹,熟時正青,長二三寸",似乎已經將蒟醬作爲植物名稱。顧微《廣州記》説:"扶留藤,緣樹生。其花實,即蒟也,可以爲醬。"唐代開始,遂正式以"蒟醬"作爲植物名使用。《新修本草》説"蒟醬,人家多種,蔓生"云云,後世襲誤不察,一直沿用下來。一般認爲,製作蒟醬的"蒟",主要是扶留藤,原植物爲胡椒科蔞葉 *Piper betle*,當然也可能包括同屬近緣植物,如蓽撥 *Piper longum* 等。

蘿摩子　味甘、辛,温,無毒。主虚勞。葉食之,功同於子。陸機云:一名芄蘭,幽州謂之雀瓢。

唐本注云:按雀瓢是女青別名。葉蓋相似,以葉似女青,故兼名雀瓢。今按,陳藏器本草云:蘿摩條中,白汁主蜘蛛、蠆咬,折取汁點瘡上。此汁爛絲,煮食補益。按,陶注枸杞條云:傅腫。東人呼爲白環,藤生籬落間,折有白汁,一名雀瓢。此注又云"雀瓢是女青",然女青終非白環,二物相似,不能分別。唐本先附。

臣禹錫等謹按,爾雅云:雚,芄蘭。釋曰:雚,一名芄蘭。郭璞云:雚芄蔓生,斷之有白汁,可噉。如此注,則似雚芄一名蘭,或傳寫誤,"芄"衍字。

【外臺秘要】:治白癜風:以蘿摩草白汁傅上,揩令破再傅,三度,差。

梅師方:治丹火毒,遍身赤腫不可忍:以蘿摩草擣絞取汁傅之,或擣傅上,隨手消。

〔箋釋〕

蘿藦即蘿藦科植物蘿藦 *Metaplexis japonica*,與本書卷八斫合子同是一物。《詩經·芄蘭》"芄蘭之支,童子佩觿",又"芄蘭之葉,童子佩韘",陸璣疏:"芄蘭一名蘿摩,幽州謂之雀瓢。"按,《詩經》用芄蘭起興,以芄蘭之實類比童子所佩之"觿"。據《説文》:"觿,形如錐,以象骨爲之,以解結也。"可見觿是一種錐形物,正好與蘿藦紡錘形果實先端漸尖的樣子類似,由此確定芄蘭就是蘿藦 *Metaplexis japonica* 之類無疑。

《嘉祐本草》引《爾雅》郭注"雚芄蔓生,斷之有白汁,可噉",然後説:"如此注,則似藿芄一名蘭,或傳寫誤,芄衍字。"因爲《爾雅》此句通常斷作"藿,芄蘭",而郭璞直接稱"藿芄",所以掌禹錫懷疑,要麽《爾雅》應該斷句成"藿芄,蘭",要麽就是郭注傳抄中衍"芄"字。

青黛　味鹹,寒,無毒。主解諸藥毒,小兒諸熱,驚癇發熱,天行頭痛寒熱,並水研服之。亦摩傅熱瘡惡腫,金瘡,下血,蛇、犬等毒。從波斯國來,及太原并廬陵、南康等。染澱,亦堪傅熱惡腫,蛇虺螫毒。染瓮上池沫紫碧色者,用之,同青黛功。今附。

臣禹錫等謹按,藥性論云:青黛,君,味甘,平。能解小兒疳熱消瘦,殺蟲。陳藏器云:青黛并鷄子白、大黃,傅瘡癰、蛇虺等。

圖經:文具藍實條下。

【梅師方:治傷寒,發豌豆瘡未成膿方:以波斯青黛大棗許,冷水研服。

宮氣方:疳痢羸瘦毛焦方歌曰:孩兒雜病變成疳,不問强羸女與男。恰似脊傍多變動,還如瘦疾困趷趷。又歌曰:煩熱毛焦鼻口乾,皮膚枯槁四肢攤。腹中時時更下痢,青黃赤白一般般。眼澀面黃鼻孔赤,穀道開張不欲看。忽然瀉下成疳淀,又却濃涕一團團。脣焦嘔逆不乳哺,壯熱增寒卧不安。腹中有病須醫藥,何須祈禱信神盤。此方便是青黛散,孩兒百病服來看。

初虞世：治諸蟲毒所傷：青黛、雄黃等分，同研爲末，新汲水調下二錢匕。

太平廣記：青黛，殺惡蟲物，化爲水。

衍義曰：青黛乃藍爲之。有一婦人患臍下腹上下連二陰，遍滿生濕瘡，狀如馬瓜瘡，他處並無。熱癢而痛，大小便澀，出黃汁，食亦減，身面微腫。醫作惡瘡治，用鰻鱺魚、松脂、黃丹之類。藥塗上，瘡愈熱，痛甚。治不對，故如此。問之，此人嗜酒貪啗，喜魚蟹發風等物。急令用温水洗，拭去膏藥。尋以馬齒莧四兩，爛研細，入青黛一兩，再研勻，塗瘡上，即時熱減，痛癢皆去。仍服八政散，日三服，分敗客熱。每塗藥，得一時久，藥已乾燥，又再塗新濕藥。凡如此二日，減三分之一，五日減三分之二，自此二十日愈。既愈而問曰：此瘡何緣至此？曰：中下焦蓄風熱毒氣，若不出，當作腸癰內痔，仍常須禁酒及發風物。然不能禁酒，後果然患內痔。

〔箋釋〕

青黛最初從外國舶來，據《北史》説漕國(今阿富汗)饒青黛，《開寶本草》云"從波斯國來"，故方書習稱"波斯青黛"。青黛是含靛藍植物的人工製成品，乃製靛時液面上的藍色泡沫狀物乾燥而成，中國早能製靛，方法詳見《齊民要術》中。大約在宋代已能自己製備青黛，不必仰賴進口，《開寶本草》提到太原、廬陵、南康皆出青黛；又言"染瓷上池沫紫碧色者，用之，同青黛功"，按此泡沫乾燥後即爲青黛，説見《天工開物》。

又，墨蓋子下引《太平廣記》"青黛，殺惡蟲物，化爲水", 未能在《太平廣記》《太平御覽》中檢得相關字句, 恐唐慎微誤記。

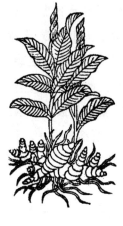

潮州鬱金

鬱金 味辛、苦, 寒, 無毒。主血積下氣, 生肌止血, 破惡血, 血淋尿血, 金瘡。

唐本注云: 此藥苗似薑黃, 花白質紅, 末秋出莖心, 無實, 根黃赤。取四畔子根, 去皮, 火乾之。生蜀地及西戎。馬藥用之, 破血而補, 胡人謂之馬蒁。嶺南者有實, 似小豆蔻, 不堪噉。唐本先附。臣禹錫等謹按, 藥性論云: 鬱金, 單用亦可。治女人宿血氣心痛, 冷氣結聚, 温醋摩服之。亦噉馬藥, 用治脹痛。

圖經曰: 鬱金, 本經不載所出州土, 蘇恭云"生蜀地及西戎, 胡人謂之馬蒁", 今廣南、江西州郡亦有之, 然不及蜀中者佳。四月初生, 苗似薑黃, 花白質紅, 末秋出莖心, 無實。根黃赤, 取四畔子根, 去皮, 火乾之。古方稀用, 今小兒方及馬醫多用之。謹按, 許慎《説文解字》云: "鬱, 芳草也。十葉爲貫, 百二十貫築以煮之爲鬱。鬱, 今鬱林郡也。" 木部中品有鬱金香, 云生大秦國。二月、三月有花, 狀如紅藍, 其花即香也。陳氏云 "爲百草之英", 既云百草之英, 乃是草類。又與此同名, 而在木部, 非也。今人不復用, 亦無辨之者, 故但附於此耳。

【經驗方: 治尿血不定: 以一兩搗爲末, 葱白一握相和, 以

證類本草箋釋

998

水一盞,煎至三合,去滓,溫服,日須三服。

經驗後方:治風痰:鬱金一分,藜蘆十分,各爲末,和令勻,每服一字,用溫漿水一盞,先以少漿水調下,餘者水漱口都服,便以食壓之。

孫用和:治陽毒入胃,下血頻,疼痛不可忍:鬱金五箇大者,牛黄一皂莢子,別細研,二味同爲散。每服,用醋漿水一盞,同煎三沸,溫服。

丹房鏡源云:灰可用結砂子。

説文曰:芳艸也。十葉爲貫,百廿貫築以煮之爲鬱。從臼、冂、缶、鬯,彡其飾也。一曰鬱鬯,百艸之華。遠方鬱人所貢芳艸,合釀之以降神。

周禮:鬱人,凡祭祀之祼,用鬱鬯。

衍義曰:鬱金不香,今人將染婦人衣最鮮明,然不奈日炙。染成衣,則微有鬱金之氣。

〔箋釋〕

　　鬱金,按照《説文》正寫當作"鬱金",通常寫作"鬱金"。《周禮》春官有鬱人,"鬱人掌祼器。凡祭祀賓客之祼事,和鬱鬯以實彝而陳之",注:"築鬱金,煮之以和鬯酒。"鄭玄云:"鬱,草名,十葉爲貫,百二十貫爲築,以煮之鑊中,停於祭前。鬱爲草,若蘭。"這種"鬱金"究係何物,歷代注疏異説紛呈,難有定論,《詩經》中的一些綫索或許能對鬱金品種推定提供幫助。《大雅·江漢》有"釐爾圭瓚,秬鬯一卣,告於文人"之句,"秬鬯",注家或釋爲黑黍

釀酒而摻以鬱金之草，此説亦有争議，而《大雅・旱麓》云
“瑟彼玉瓚，黄流在中”，此“黄流”爲鬱金所染，諸家無異
詞，這一染料恐來源於薑科薑黄屬 *Curcuma* 植物根及根莖
所含黄色素，故知早期鬱金必是此屬植物。

　　又據《説文》云：“一曰鬱㔟，百草之華，遠方鬱人所貢
芳草，合釀之以降神。鬱，今鬱林郡也。”即這種“鬱”似非
中土所有，而是遠方入貢，段玉裁《説文解字注》的解釋最
爲合理：“許意古書云鬱人所貢，即今鬱林郡地之人也。”復
考酈道元注《水經》鬱水條亦云：“鬱，芳草也，百草之華，
煮以合釀黑黍，以降神者也。或説今鬱金香是也。一曰鬱
人所貢，因氏郡矣。”即謂鬱金爲鬱林郡所出，其地在今廣
西玉林地區，所出品種當是主要分佈在兩廣的 *Curcuma* 屬
植物，這可能是最早的鬱金。

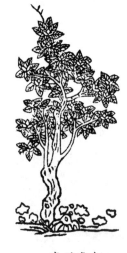

廣州盧會

盧會　味苦，寒，無毒。主熱風
煩悶，胸膈間熱氣，明目鎮心，小兒
癲癇驚風，療五疳，殺三蟲及痔病瘡
瘻，解巴豆毒。一名訥會，一名奴
會，俗呼爲象膽，蓋以其味苦如膽故
也。生波斯國，似黑錫。今附。

臣禹錫等謹按，藥性論云：盧會亦可
單用，殺小兒疳蚘，主吹鼻，殺腦疳，除鼻
癢。南海藥譜云：樹脂也，本草不細委之，
謂是象膽，殊非也。兼治小兒諸熱。

　　圖經曰：盧會出波斯國，今惟廣州有來者。其木生山野中，滴脂淚而成。採之不拘時月。俗呼爲象膽，以其味苦而云耳。盧會治濕癢，搔之有黃汁者，劉禹錫著其方云：余少年曾患癬，初在頸項間，後延上左耳，遂成濕瘡。用班猫、狗膽、桃根等諸藥，徒令蜇蠚，其瘡轉盛。偶於楚州，賣藥人教用盧會一兩研，炙甘草半兩，末，相和令勻，先以温漿水洗癬，乃用舊乾帛子拭乾，便以二味合和傅之，立乾便差，神奇。又治䘌齒，崔元亮《海上方》云：取盧會四分，杵末，先以鹽揩齒令先净，然後傅少末於上，妙也。

　　【雷公云：凡使，勿用雜膽，其象膽乾了，上有青竹文班并光膩，微微甘，勿便[①]和衆藥擣，此藥先擣成粉，待衆藥末出，然後入藥中。此物是胡人殺得白象取膽，乾入漢中是也。

〔箋釋〕

　　　　盧會是音譯，故又名訥會，又名奴會，黃庭堅《藥名詩奉送楊十三子問省親清江》有句"寂寥吾意立奴會，可忍冬花不盡觴"，奴會即此。

　　　　盧會今寫作"蘆薈"，其原植物爲百合科蘆薈 *Aloe vera*，多年生常緑草本。蘆薈非中國原産，宋代加工製成品從廣州口岸進口，故《本草圖經》所繪廣州盧會乃是示意圖，作木本植物狀。受此圖誤導，《本草綱目》將盧會由草部移到木部，集解項李時珍説："盧會原在草部。《藥譜》及《圖經》所狀，皆言是木脂。而《一統志》云：爪哇、三佛齊諸國

――――――――――――

　　① 便：疑當作"使"。

所出者,乃草屬,狀如鶯尾,採之,以玉器擣成膏。與前説不同,何哉?豈亦木質草形乎?"

　　本條墨蓋子下引"雷公"云云,所談論的是真實的象膽,而非俗稱象膽的蘆薈。金代李冶《敬齋古今黈》卷七專門提出批評:"《政和本草》蘆薈條下,本經云俗呼爲象膽,以其味苦如膽故也。雷公云:凡使,勿用雜膽,其象膽乾了,上有青竹文班。此物是胡人殺得白象取膽,乾入漢中是也。而《藥譜》云:蘆薈,樹脂也。本草不細委之,謂之象膽,殊非也。《藥譜》破本草不細委,謂蘆薈爲象膽爲非,此説不明。本草正言俗以蘆薈味苦如膽,故呼象膽。則本草非指此物是象膽,特名象膽耳。其言蘆薈本胡人殺象取膽爲之,凡使,勿用雜膽者,乃雷公之謬也。而《藥譜》不專指雷公之謬,而但言本草之非,無別白甚矣。"引文中所稱《藥譜》不詳是何書,參考《歷代中藥文獻精華》,或即《也是園藏書目》所著録者。按,李冶的批評也不全對,此係唐慎微剪裁資料不仔細,誤將《雷公炮炙論》象膽的内容拼裝在蘆薈條,不應該歸咎於原書。

1002

馬先蒿 味苦,平,無毒。**主寒熱鬼疰,中風濕痹,女子帶下病,無子。一名馬屎蒿。** 生南陽川澤。

　　陶隱居云:方云一名爛石草,主惡瘡,方藥亦不復用。唐本注云:此葉大如茺蔚,花紅白色,實八月、九月熟,俗謂之虎麻是也。一名馬新蒿。所在有之。茺蔚苗短小,子夏中熟,而初生二種極相似也。**今按,**别本注云:近道處處有。三月、八月採莖、葉,陰乾。臣禹錫等謹按,爾雅云:蔚,牡菣。釋曰:蔚,即蒿之雄無子者。又曰:蔚,一名牡菣。《詩・蓼莪》云:匪莪伊蔚。陸機云:牡蒿也。三月始生。七月華,華似胡麻華而紫赤。八月爲角,角似小豆角,銳而長。一名馬新蒿是也。

圖經:文具第十一卷中白蒿條下。

【聖惠方:治大風癩疾,骨肉疽敗,百節疼酸,眉鬚墮落,身躰習習癢痛:以馬先蒿細剉,炒爲末,每空心及晚食前,温酒調下二錢匕。

外臺秘要:治癩:馬先蒿一名馬矢蒿,擣末,服方寸匕,日三服,如更赤起,一年都差。

〔箋釋〕

　　馬先蒿名實争論極大,因爲《本草經》一名"馬屎蒿",《本草綱目》釋名項李時珍認爲:"蒿氣如馬矢,故名。馬先,乃馬矢字訛也。"循此特徵,馬先蒿的原植物被確定爲玄參科返顧馬先蒿 *Pedicularis resupinata*,因爲全株有特殊氣味,所以别名馬尿蒿、馬尿泡、馬尿燒、馬屎蒿等。《詩經・蓼莪》"匪莪伊蔚",陸璣疏:"牡蒿也。三月始生。七月華,華似胡麻華而紫赤。八月爲角,角似小豆角,銳而長。一名馬新蒿是也。"《植物名實圖考》據此認爲:"馬新蒿即角蒿。《唐本草》角蒿係重出,李時珍但以陸釋牡蒿爲非,而不知所述形狀即是角蒿,則亦未細審。今以馬先蒿爲正,而附角蒿諸説於後。"根據吳其濬所繪圖例,這種馬先蒿爲紫葳科植物角蒿 *Incarvillea sinensis*。而《廣雅・釋草》又説:"因塵,馬先也。"似乎是指菊科植物茵陳 *Artemis-*

ia capillaries。這種爭論很難取得一致意見，"馬先蒿"或許與"車前草"一樣，最初只是路邊常見的某些蒿類植物不特定稱呼，漢代以來注釋家根據各自採風所得，對物種加以界定；因時代、地域、認知水準不同，詮解也千差萬別。

延胡索 味辛，温，無毒。主破血，產後諸病因血所爲者，婦人月經不調，腹中結塊，崩中淋露，產後血運，暴血衝上，因損下血，或酒摩及煮服。生奚國。根如半夏，色黄。今附。

臣禹錫等謹按，日華子云：除風治氣，暖腰膝，破癥癖，撲損瘀血，落胎，及暴腰痛。

【海藥云：生奚國，從安東道來。味苦、甘，無毒。主腎氣，破產後惡露及兒枕。與三稜、鱉甲、大黄爲散，能散氣通經絡，蛀蚛成末者，使之惟良。偏主產後病也。

聖惠方：治產後穢污不盡腹滿方：延胡索末，和酒服一錢，立止。　又方：治墮落車馬，筋骨疼痛不止：用延胡索一兩，擣羅爲散，不計時候，以豆淋酒調下二錢匕。

勝金方：治膜外氣及氣塊方：延胡索不限多少，爲末，豬胰一具切作塊子，炙熟，蘸藥末食之。

1004

產書：治產後心悶，手腳煩熱，氣力欲絶，血暈連心頭硬，及寒熱不禁：延胡索熬擣爲末，酒服一錢匕。

拾遺序云：延胡索，止心痛，酒服。

〔箋釋〕

　　延胡索應該是依音得名，雖然文獻所見"延胡索"的名字早於"玄胡索"，但從避諱的角度考慮，初名玄胡索，改名延胡索的可能性較大。《本草綱目》釋名項引王好古云："本名玄胡索，避宋真宗諱，改玄爲延也。"此說不爲無因，只是"玄"避的是宋朝始祖趙玄朗的諱，此規定開始於宋真宗朝，非避宋真宗諱也。至於《醫學入門》釋爲"玄胡索生胡國，玄言其色，索言其苗交紐也"，望文生義，不足爲訓。

肉豆蔻　味辛，溫，無毒。主鬼氣，溫中，治積冷，心腹脹痛，霍亂中惡，冷疰，嘔沫冷氣，消食止洩，小兒乳霍。其形圓小，皮紫緊薄，中肉辛辣。生胡國，胡名迦拘勒。今附。

廣州肉荳蔻

臣禹錫等謹按，藥性論云：肉荳蔻，君，味苦、辛，能主小兒吐逆，不下乳，腹痛，治宿食不消，痰飲。日華子云：調中下氣，止瀉痢，開胃消食。皮外絡下氣，解酒毒，治霍亂，味珍，力更殊。

　　圖經曰：肉豆蔻出胡國，今惟嶺南人家種之。春生苗，花實似豆蔻而圓小，皮紫緊薄，中肉辛辣，六月、七月採。《續傳信方》治脾泄氣痢等，以豆蔻二顆，米醋調麵裹之，置灰中煨令黃焦，和麪碾末。更以炒了欓子末一兩相和，又焦炒陳廩米，爲末，每用二錢匕煎作飲，調前二物三錢匕，旦暮各一，便差。

　　【陳藏器云：大舶來即有，中國無。

1005

海藥云：謹按，《廣志》云：生秦國及崑崙，味辛，温，無毒。主心腹蟲痛，脾胃虚冷，氣併冷熱，虚洩赤白痢等。凡痢，以白粥飲服佳。霍亂、氣併，以生薑湯服良。

雷公云：凡使，須以糯米作粉，使熱湯搜裹豆蔻，於煻灰中炮，待米團子燋黄熟，然後出，去米，其中有子取用。勿令犯銅。

聖惠方：治冷痢腹痛不能食：肉豆蔻一兩，去皮，以醋麪裹煨令麵熟爲度，擣爲散，非時粥飲下一錢匕。

衍義曰：肉荳蔻，對草荳蔻言之。去殼，只用肉，肉油色者佳。枯白、味薄、瘦虚者下等。亦善下氣，多服則泄氣，得中則和平其氣。

〔箋釋〕

如《本草拾遺》所説，"大舶來即有，中國無"。宋代趙汝适《諸蕃志》記肉豆蔻云："肉豆蔻，出黄麻駐、牛崙等深番。樹如中國之柏，高至十丈，枝榦條枚蕃衍，敷廣蔽四五十人。春季花開，採而曬乾，今豆蔻花是也。其實如榧子，去其殼，取其肉，以灰藏之，可以耐久。按本草，其性温。"此即今用之肉豆蔻科植物肉豆蔻 *Myristica fragrans*。至於《本草圖經》説："今惟嶺南人家種之。春生苗，花實似豆蔻而圓小，皮紫緊薄，中肉辛辣，六月、七月採。"從"花實似豆蔻"，並觀察所繪廣州肉豆蔻圖例，與所繪廣州白豆蔻共用了薑科山薑屬 *Alpinia* 的枝葉作爲背景，添飾果實，所描繪的應該也是一種薑科植物。故不能根據《本草圖經》的記載，遂認爲宋代廣東有肉豆蔻栽種。

補骨脂　味辛,大温,無毒。主五勞七傷,風虛冷,骨髓傷敗,腎冷精流,及婦人血氣墮胎。一名破故紙。生廣南諸州及波斯國。樹高三四尺,葉小似薄荷。其舶上來者最佳。今附。

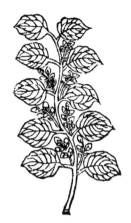

梧州補骨脂

臣禹錫等謹按,藥性論云:婆固脂,一名破故紙。味苦、辛。能主男子腰疼,膝冷囊濕,逐諸冷痺頑,止小便利,腹中冷。

日華子云:興陽事,治冷勞,明耳目。南蕃者色赤,廣南者色綠。入藥微炒用。又名胡韭子。

圖經曰:補骨脂生廣南諸州及波斯國,今嶺外山坂間多有之,不及蕃舶者佳。莖高三四尺,葉似薄荷,花微紫色,實如麻子,圓扁而黑,九月採。或云胡韭子也。胡人呼若婆固脂,故別名破故紙。今人多以胡桃合服,此法出於唐鄭相國,自叙云:予爲南海節度,年七十有五,越地卑濕,傷於内外,衆疾俱作,陽氣衰絶,服乳石補益之藥,百端不應。元和七年,有訶陵國舶主李摩訶,知予病狀,遂傳此方并藥。予初疑而未服,摩訶稽顙固請,遂服之。經七八日而覺應驗。自爾常服,其功神驗。十年二月,罷郡歸京,録方傳之。破故紙十兩,净擇去皮洗過,擣篩令細,用胡桃瓤二十兩,湯浸去皮,細研如泥,即入前末,更以好蜜和,攪令勻,如飴糖,盛於瓷器中。旦日以煖酒二合調藥一匙服之,便以飯壓。如不飲人,以煖熟水調亦可。服彌久,則延年益氣,悦心明目,補添筋骨。但禁食芸臺、羊血,餘無忌。此物本自外蕃隨海舶而來,非中華所有。蕃人呼爲補骨鴟,語訛爲破故紙也。《續傳信方》載其事,其義頗詳,故并録之。

【海藥云】:惡甘草。

雷公云:凡使,性本大燥,毒。用酒浸一宿後漉出,却用東流水浸三日夜,却蒸,從巳至申,出,日乾用。

經驗後方:治腰疼神妙:用破故紙爲末,温酒下三錢匕。

又方:治男子、女人五勞七傷,下元久冷,烏髭鬢,一切風病,四肢疼痛,駐顏壯氣:補骨脂一斤,酒浸一宿,放乾,却用烏油麻一升和炒,令麻子聲絶,即播去,只取補骨脂爲末,醋煮麵糊丸如梧子大,早辰温酒、鹽湯下二十丸。

[箋釋]

補骨脂別名"破故紙""婆固脂",皆是譯音,最後以"補骨脂"爲正名,則兼顧中醫對此藥的認識,於是可以"因聲循義",故《本草綱目》釋名項説:"補骨脂言其功也。"《苕溪漁隱叢話後集》引《藝苑雌黄》説:"予謂世俗訛謬極多,《古樂府》有《相府蓮》者,其後訛而爲《想夫憐》;藥名有補骨脂者,其後訛而爲破故紙。"關於補骨脂的議論,其實未明先後關係。

《開寶本草》謂補骨脂"生廣南諸州及波斯國",認爲"其舶上來者最佳"。《本草圖經》也説:"補骨脂生廣南諸州及波斯國,今嶺外山坂間多有之,不及蕃舶者佳。"據《宋史》卷九十,廣州貢品即有補骨脂,也是進口者。

補骨脂是豆科植物補骨脂 *Psoralea corylifolia* 的種子,傳入時間約在唐代中後期。據《全唐詩》卷八百八十有

《和劑方補骨脂丸方詩》，作者不詳，詩前有小序云："宣宗朝太尉張壽知廣州，得補骨脂丸方於南蕃人，服之驗，爲詩紀之。補骨脂，《神農本草》不載，生廣南諸州及海外諸國，衰年陽氣衰絶，力能補之。"此言唐宣宗時期，即公元847年至859年之間。詩云："三年時節向邊隅，人信方知藥力殊。奪得春光來在手，青娥休笑白髭鬚。"而《本草圖經》言，補骨脂方爲元和七年（812）由訶陵國舶主李摩訶傳與"鄭相國"。據鄭金生老師考證，這位"鄭相國"應該是鄭絪（752-829）。《舊唐書·憲宗紀》"（元和五年）以太子賓客鄭絪檢校禮部尚書、廣州刺史、嶺南節度使"，元和九年回朝任工部尚書，元和七年確在嶺南節度使任上。只是自叙説"予爲南海節度，年七十有五"，與事實不符，或有訛誤。

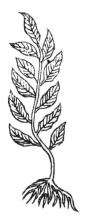

蒙州零陵香

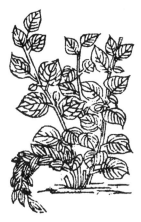

濠州零陵香

零陵香　味甘，平，無毒。主惡氣疰心腹痛滿，下氣，令體香。和諸香作湯丸用之。得酒良。生零陵山谷。葉如羅勒。《南越志》名燕草，又名薰草，即香草也。《山海經》云"薰草，麻葉方莖，氣如蘼蕪，可以止癘"，即零陵香也。今附。

臣禹錫等謹按，陳藏器云：薰草，明目止淚，療洩精，去邪惡氣，傷寒頭疼。一名蕙草。生下濕地。三月採，陰乾。脫節者良。按，薰草即蕙根也，葉如麻，兩兩相對，此即是零陵香也。日華子云：治血氣腹脹，酒煎服莖、葉。

圖經曰：零陵香生零陵山谷，今湖嶺諸州皆有之，多生下濕地。葉如麻，兩兩相對，莖方，氣如蘼蕪，常以七月中旬開花，至香，古所謂薰草是也。或云蕙草，亦此也。又云：其莖葉謂之蕙，其根謂之薰。三月採，脫節者良。今嶺南收之，皆作窯竈，以火炭焙乾，令黃色，乃佳。江淮間亦有土生者，作香亦可用，但不及湖嶺者芬薰耳。古方但用薰草，而不用零陵香。今合香家及面膏、澡豆諸法皆用之，都下市肆貨之甚多。

【唐本注：生水山間，可和諸香，煮汁飲之亦宜。合衣中香。

海藥云：謹按，《山海經》：生廣南山谷。陳氏云"地名零陵，故以地爲名"。味辛，溫，無毒。主風邪衝心，牙車腫痛，虛勞疳䘌。凡是齒痛，煎含良。得升麻、細辛善。不宜多服，令人氣喘。

衍義曰：零陵香至枯乾猶香，入藥絕可用。婦人浸油飾髮，香無以加，此即蕙草是也。

〔箋釋〕

　　零陵香是本土原産的香料作物，用來熏衣，如薛濤詩“低頭久立向薔薇，愛似零陵香惹衣”。原植物爲唇形科羅勒 *Ocimum basilicum* 或同屬近緣物種。零陵香亦稱作“蕙”，《南方草木狀》説：“蕙草一名薰草，葉如麻，兩兩相對，氣如蘼蕪，可以止癘，出南海。”《夢溪筆談》亦云：“蕙，今零陵香是也。”《離騷》説“余既滋蘭之九畹兮，又樹蕙之百畝”，所言“蕙”，也是指零陵香。大約從宋代開始，“蕙”成爲蘭科蕙草的專名，所謂“春蘭秋蕙”，作爲零陵香義項的“蕙”漸漸被淡忘。

　　《山海經·西山經》云：“（浮山）有草焉，名曰薰草，麻葉而方莖，赤華而黑實，臭如蘼蕪，佩之可以已癘。”薰草之得名，李時珍解釋説：“古者燒香草以降神，故曰薰，曰蕙。薰者熏也，蕙者和也。《漢書》云薰以香自燒，是矣。或云，古人祓除，以此草薰之，故謂之薰。亦通。”

　　至於本書墨蓋子下引《海藥本草》説“《山海經》：生廣南山谷”，檢《山海經》無此語。按，“廣南山谷”指今廣東、廣西、雲南部分區域，《廣州記》《南州志》《廣志》中多記廣南山谷産出物種，《山海經》則沒有出現過“廣南山谷”一詞，故疑《海藥本草》此處之“山海經”爲上述某書之衍誤。

縮沙蜜　味辛，温，無毒。主虛勞冷瀉，宿食不消，赤白洩痢，腹中虛痛，下氣。生南地。苗似廉薑，形如白豆蔻，其皮緊厚而皺，黃赤色。八月採。今附。

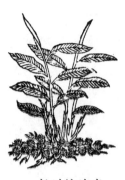

新州縮沙蜜

臣禹錫等謹按，藥性論云：縮沙蜜，君，出波斯國。味苦、辛。能主冷氣腹痛，止休息氣痢，勞損，消化水穀，温煖脾胃，治冷滑下痢不禁，虛羸。方曰：熬末，以羊子肝薄切，用末逐片糝，瓦上焙乾，爲末，入乾薑末，飯爲丸，日二服五十丸。又方：炮附子末、乾薑、厚朴、陳橘皮等分爲丸，日二服四十丸。陳藏器云：縮沙蜜，味酸。主上氣欬嗽，奔豚鬼疰，驚癇邪氣。似白豆蔻子。嵩陽子曰：止痢，味辛香。日華子云：治一切氣，霍亂轉筋，心腹痛，能起酒香味。

圖經曰：縮沙蜜生南地，今惟嶺南山澤間有之。苗莖似高良薑，高三四尺，葉青，長八九寸，闊半寸已來，三月、四月開花在根下，五、六月成實，五七十枚作一穗，狀似益智，皮緊厚而皺如栗文，外有刺，黃赤色。皮間細子一團，八漏，可四十餘粒，如黍米大，微黑色。七月、八月採。

【海藥云：今按陳氏，生西海及西戎諸國。味辛，平、鹹。得訶子、鱉甲、豆蔻、白蕪荑等良。多從安東道來。

孫尚藥：治婦人姙娠偶因所觸或墜高傷打，致胎動不安，腹中痛不可忍者：縮沙不計多少，熨斗內盛，慢火炒，令熱透，去皮用人，搗羅爲末，每服二錢，用熱酒調下。須臾覺腹中胎動處極熱，即胎已安。神効。

1012

〔箋釋〕

砂仁原名縮砂蜜，或異寫作縮砂蔤、縮砂密、縮沙蜜等，關於藥名，《本草綱目》解釋説："名義未詳，藕下白蒻多蔤，取其密藏之意。此物實在根下，仁藏殻内，亦或此意歟？"屈大均《廣東新語》云："曰縮砂者，言其殻。曰蔤者，言其仁。曰縮砂蔤者，言其鮮者。曰砂仁者，言其乾者也。"《本草原始》亦云："此物實在根下，皮緊厚皺縮，仁類沙粒，密藏殻内，故名縮砂密也，俗呼砂仁。"按，諸家注説皆是望文生義者，"縮砂蜜"是外來語，據唐僧怛多櫱多波羅瞿那彌舍沙所編《唐梵兩語雙對集》，縮砂蜜，梵言"素乞史謎囉"，《梵語雜名》記載略同，大谷文書編號 1074 方書殘片、3976 號方書殘片皆提到"縮所蜜"，亦是此詞的音譯。

本條《嘉祐本草》引陳藏器後，有"嵩陽子曰：止痢，味辛香"一句，其"嵩陽子"三字，晦明軒本爲陰刻白字標目，而劉甲本則是正常字體。究竟是《嘉祐本草》在引用《本草拾遺》之後又引用"嵩陽子"，還是《本草拾遺》直接引"嵩陽子"，遂成兩歧。通檢《證類本草》全書，除縮沙蜜條外，酸棗、梅實、罌子粟條也是在引用陳藏器後緊接"嵩陽子曰"；晦明軒本、劉甲本此三處的"嵩陽子曰"皆正常字體，屬於《本草拾遺》引嵩陽子。尤其注意卷二十六米穀部中品罌子粟條，《嘉祐本草》引《本草拾遺》云："臣禹錫等謹按，陳藏器云：罌子粟，嵩陽子曰其花四葉，有淺紅暈子也。"由此看來，所謂"嵩陽子"云云，確實應該是《本草拾遺》所引用。但威靈仙條《本草圖經》謂"唐正元中，嵩陽子、周君巢作《威靈仙傳》"云云，如果嵩陽子同是一人的話,他應該是活動在德宗貞元(785-805)年間的人物,與《嘉祐本草》補注所引書傳説《本草拾遺》"唐開元中,京兆府三原縣尉陳藏器撰"相牴牾,即年代較早的陳藏器不可能引用嵩陽子的文字。信息矛盾如此,故本書兩處存在異文的"嵩陽子曰",皆保持底本原狀。

　　推測可能存在這種情況,《本草拾遺》乃開元年間陳藏器原著,貞元年間嵩陽子整理編定,並加上以"嵩陽子曰"引起的按語。這就像孟詵著《食療本草》,又經過張鼎補訂一樣。只是掌禹錫使用《本草拾遺》時已經不太了解這一成書經過,於是將包括"嵩陽子曰"在內的全部文字都當作《本草拾遺》原文加以引用。所幸蘇頌在《本草圖經》威靈仙條無意提到嵩陽子的活動年代,於是我們得以了解部分真相。至於晦明軒本縮沙蜜條"嵩陽子曰"的陰文標目,完全是誤刻,並無深意。

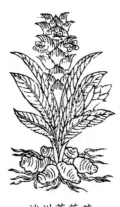

端州蓬莪茂

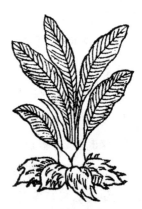

溫州蓬莪茂

蓬莪茂　味苦、辛，溫，無毒。主心腹痛，中惡疰忤鬼氣，霍亂冷氣，吐酸水，解毒，食飲不消，酒研服之。又療婦人血氣，丈夫奔㹠。生西戎及廣南諸州。子似乾椹，葉似蘘荷，茂在根下，並生，一好一惡，惡者有毒。西戎人取之，先放羊食，羊不食者棄之。今附。

臣禹錫等謹按，陳藏器云：一名蓬莪，黑色；二名蒁，黃色；三名波殺，味甘，有大毒。藥性論云：蓬莪茂亦可單用，能治女子血氣心痛，破痃癖冷氣，以酒、醋摩服，効。日華子云：得酒、醋良。治一切氣，開胃消食，通月經，消瘀血，止撲損痛下血，及內損惡血等。此即是南中薑黃根也。

圖經曰：蓬莪茂生西戎及廣南諸州，今江浙或有之。三月生苗，在田野中。其莖如錢大，高二三尺，葉青白色，長一二尺，大五寸已來，頗類蘘荷。五月有花作穗，黃色，頭微紫。根如生薑，而茂在根下，似雞鴨卵，大小不常。九月採，削去麁皮，蒸熟暴乾用。此物極堅硬難擣，治用時，熱灰火中煨，令透熟，乘熱入臼中，擣之即碎如粉。古方不見用者，今醫家治積聚諸氣，爲最要之藥。與京三稜同用之，良。婦人藥中亦多使。

【雷公云：凡使，於砂盆中用醋磨令盡，然後於火畔吸令乾，重篩過用。

十全博救方：治小兒氣候止疼：蓬莪茂炮，候熱擣爲末，用一大錢，熱酒調下。

孫用和：正元散治氣不接，續氣短，兼治滑泄及小便數，王丞相服之有驗：蓬莪茂一兩，金鈴子去核一兩，右件爲末，更入鵬砂一錢，煉過研細，都和勻，每服二錢，鹽湯或溫酒調下，空心服。

　　儘管《本草拾遺》首次正式記載蓬莪茂，但此前蘇敬在鬱金、薑黃條已經兩次提到此物，即上文所説的"馬蒁"與"蒁藥"。"蒁"或者"蓬莪茂"名稱來歷不詳，《本草拾遺》又説"一名蓬莪，黑色；二名蒁，黃色；三名波殺"。包括"波殺"在内，這幾種名字恐怕都是一種中亞語言的音譯，且存疑待考。

　　先看蘇敬的觀點，"鬱金，胡人謂之馬蒁"，"薑黃，西戎人謂之蒁藥"，即蘇敬認爲鬱金、薑黃西域人視爲一物，換一種説法，甚至可以説蘇敬認爲"蒁"是鬱金、薑黃的統稱，這就可以解釋何以《新修本草》沒有爲蓬莪茂單列一條。無獨有偶，唐代翻譯的佛經中，也有以薑黃、鬱金爲一物的説法，稍不同者薑黃往往被稱爲"黃薑"，如義浄譯《根本説一切有部毗奈耶藥事》提到："云何根藥，謂香附子、菖蒲、黃薑、生薑、白附子。"寶思惟譯《觀世音菩薩如意摩尼陀羅尼經》有鬱金根，小字注釋"一名黃薑"。據陳明先生在《殊方異藥：出土文書與西域醫學》中解釋，黃薑即薑黃，菩提流志譯《不空羂索神變真言經》三昧眼藥即作"橿黃"，梵語 haridra，漢譯訶栗陀羅。

　　陳藏器反對蘇敬以"蒁"總括鬱金、薑黃的觀點，根本原因是陳誤以薑科植物薑 *Zingiber officinale* 的根莖作爲薑黃，這樣蘇敬原作爲薑黃入藥的 *Curcuma wenyujin* 等植物就無法安排，於是陳藏器將這些植物統統視爲"蒁"，由此可以理解《本草拾遺》在薑黃條下的論述："（薑黃）破血下氣，西番亦有來者，與鬱金、蒁藥相似，如蘇所附，即是蒁藥而非薑黃，蘇不能分別二物也。”又云：“蒁，味苦，溫，主惡氣疰忤，心痛，血氣結積。蘇云薑黃是蒁，又云鬱金是胡蒁，夫如此，則三物無別，總稱爲蒁，功狀則合不殊。”

　　《千金方》《外臺秘要》都遵從蘇敬的看法，沒有使用蓬莪術，宋代的蘇頌也注意到這一現象，他說“（此物）古代醫方不見用者”。中晚唐醫家開始接受陳藏器的意見，將蓬莪術單獨作爲一個藥物，如《雷公炮炙論》《藥性論》開始討論蓬莪術的問題。五代《日華子本草》的記載則涉及莪術的名實，蓬莪茂條云：“此即是南中薑黃根也。”薑黃條云：“海南生者即名蓬莪蒁，江南生者即爲薑黃。”按如所說，當時的莪術大約是兩廣所出的廣西莪術 *Curcuma kwangsiensis*，而江南（比如浙江溫州）所出的溫鬱金 *Curcuma wenyujin*，依然和唐代一樣，作薑黃用。宋代則完全認可蓬莪術的藥用地位，根據《本草圖經》所繪溫州、端州蓬莪術圖例，這大約是以溫鬱金 *Curcuma wenyujin* 和廣西莪術 *Curcuma kwangsiensis* 作爲莪術的主流品種。

積雪草　味苦，寒，無毒。主大熱，惡瘡癰疽，浸淫赤熛，皮膚赤，身熱。生荊州川谷。

陶隱居云：方藥亦不用，想此草當寒冷爾。唐本注云：此草葉圓如錢大，莖細

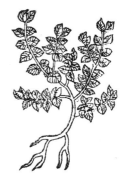

積雪草

勁，蔓延生溪澗側，擣傅熱腫丹毒，不入藥用。荊楚人以葉如錢，謂爲地錢草，《徐儀藥圖》名連錢草，生處亦稀。今按，陳藏器本草云：積雪草，主暴熱，小兒丹毒，寒熱，腹內熱結，擣絞汁服之。又按，別本注云：今處處有，並入藥用。生陰濕地，八月、九月採苗葉，陰乾。臣禹錫等謹按，藥性論云：連錢草亦可單用。能治瘰癧鼠漏，寒熱時節來往。日華子云：味苦、辛。以鹽挼貼，消腫毒并風癮疥癬。

圖經曰：積雪草生荊州川谷，今處處有之。葉圓如錢大，莖細而勁，蔓延生溪澗之側，荊楚人以葉如錢，謂爲地錢草，《徐儀藥圖》名連錢草。八月、九月採苗葉，陰乾用。段成式《酉陽雜俎》云：地錢葉圓，莖細有蔓，一曰積雪草，一曰連錢草。謹按，《天寶單行方》云：連錢草，味甘、平，無毒。元生咸陽下濕地，亦生臨淄郡、濟陽郡池澤中，甚香。俗間或云圓葉似薄荷，江東吳越丹陽郡極多，彼人常充生菜食之。河北柳城郡盡呼爲海蘇，好近水生，經冬不死，咸、洛二京亦有。或名胡薄荷，所在有之。單服，療女子小腹痛。又云：女子忽得小腹中痛，月經初來，便覺腰中切痛連脊間，如刀錐所刺，忍不可堪者。衆醫不別，謂是鬼疰，妄服諸藥，終無所益，其疾轉增。審察前狀相當，即用此藥。其藥，夏五月正放花時，即採取暴乾，擣篩爲散。女子有患前件病者，取二方寸匕，和好醋二小合，攪令勻，平旦空腹頓服之。每日一服，以知爲度。如女子先冷者，即取前件藥五兩，加桃人二百枚，去尖、皮，熬擣爲散，以蜜爲丸如梧子大，每日空腹以飲及酒下三十丸，日再服，以疾愈爲度。忌麻子、蕎麥。

【陳藏器云：東人呼爲連錢，生陰處，蔓延地，葉如錢。

衍義曰：積雪草今南方多有，生陰隰地，不必荆楚。形如水荇而小，面亦光潔，微尖爲異。今人謂之連錢草，蓋取象也。葉葉各生，擣爛，貼一切熱毒癰疽等。秋後收之，蔭乾爲末，水調傅。

〔箋釋〕

積雪草載《本草經》，是名實糾紛較大的品種，陶弘景已不能識，只是顧名思義地加注釋説："方藥亦不用，想此草當寒冷爾。"唐代則以一種圓形葉子的蔓生草本爲積雪草，《新修本草》之積雪草，《本草拾遺》之連錢，與《西陽雜俎》所言地錢，應該同是一物，原植物或許是後來《植物名實圖考》所繪之傘形科積雪草 *Centella asiatica*。至於《本草圖經》所繪，葉對生，披針形，也不似唇形科活血丹 *Glechoma longituba*，後者有較長的葉柄，葉形爲心形或腎形。

另據《四庫全書》存目，有明代董炳所撰《避水集驗要方》，《四庫全書總目提要》專門拈出積雪草爲例説："其所用之藥有積雪草者，本草所未詳，特爲具其圖形，述其功效。然藥類至多，惟在善用，正無取乎搜羅新異，自誇秘授也。"《本草綱目》積雪草條附方項治男女血病引董炳《集驗方》之九仙驅紅散云："治嘔吐諸血及便血、婦人崩中神效。用積雪草五錢，當歸酒洗、卮子仁酒炒、蒲黄炒、黄連炒、條黄芩酒炒、生地黄酒洗、陳槐花炒各一錢，上部加藕節一錢五分，下部加地榆一錢五分，水二鍾，煎一鍾服，神效。此方得之甚秘，此草與本草主治不同，不可曉也。"遺憾未能檢得原書，故不知所圖如何。

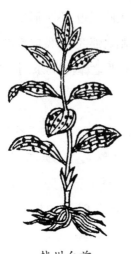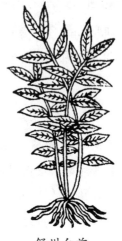

越州白前　　　　舒州白前

白前　味甘，微温，臣禹錫等謹按，蜀本云：微寒。無
毒。主胸脅逆氣，欬嗽上氣。

陶隱居云：此藥出近道。似細辛而大，色白，易折。主氣嗽
方多用之。唐本注云：此藥葉似柳，或似芫花，苗高尺許，生洲渚
沙磧之上。根白，長於細辛，味甘，俗以酒漬服，主上氣。不生近
道。俗名石藍，又名嗽藥。今用蔓生者，味苦，非真也。今按，別
本注云：二月、八月採根，暴乾。根似牛膝、白薇。臣禹錫等謹
按，藥性論云：白前，臣，味辛。兼主一切氣。日華子云：治賁㹠
腎氣，肺氣煩悶及上氣。

圖經曰：白前，舊不載所出州土，陶隱居云出近道，今蜀中
及淮、浙州郡皆有之。苗似細辛而大，色白，易折。亦有葉似柳，
或似芫花苗者，並高尺許，生洲渚沙磧之上，根白，長於細辛，亦
似牛膝、白薇輩。今用蔓生者，味苦，非真也。二月、八月採根，

暴乾。深師療久欬逆上氣，體腫，短氣脹滿，晝夜倚壁不得卧，常作水雞聲者，白前湯主之。白前二兩，紫菀、半夏洗各三兩，大戟七合切，四物以水一斗，漬一宿，明旦煮取三升，分三服，禁食羊肉、餳，大佳。

【唐本云】：微寒。主上氣衝喉中，呼吸欲絕。

雷公云：凡使，先用生甘草水浸一伏時後漉出，去頭鬚了，焙乾，任入藥中用。

梅師方：治久患呷呷欬嗽，喉中作聲，不得眠：取白前擣爲末，温酒調二錢匕服。

衍義曰：白前保定肺氣，治嗽多用。白而長於細辛，但麤而脆，不似細辛之柔。以温藥相佐使，則尤佳。餘如經。

〔箋釋〕

白前主流品種一直是蘿藦科植物柳葉白前 *Cynanchum stauntonii*，也使用同屬芫花葉白前 *Cynanchum glaucescens*。有意思的是，陶弘景説白前“出近道”，而《新修本草》謂“不生近道”，與陶針鋒相對。其實，兩位作者對“近道”一詞的理解不完全一致。陶弘景所説的“近道”，乃是以自己所處位置爲中心，附近不遠的意思，這也是此詞彙的通常義。如《搜神記》卷一：“公曰：今既得鱸，恨無蜀中生薑耳。放曰：亦可得也。公恐其近道買，因曰：吾昔使人至蜀買錦，可敕人告吾使，使增市二端。”陶弘景自己使用的例證見《本草經集注·序録》：“江東已來，小小雜藥，多出近道，氣力性理，不及本邦。”不知何故，蘇敬將“近道”理解爲“人居環境之附近”，所以遇到生山野的藥物陶弘景言"出近道"的時候,就會提出異議。除本條外,如敗醬條,陶弘景説"出近道",蘇敬也説:"此藥不出近道,多生崗嶺間。"《新修本草》將"近道"用來表示"人居環境之附近"的意思,還見於爵床條"生平澤熟田近道傍"。《本草圖經》用法與陶弘景一致,不繁舉。

藥名詩爲文人筆墨遊戲,所嵌合藥名以前後字不沾、設句自然爲佳。王安石《和微之藥名勸酒》結句,"寄言歌管衆少年,趁取烏頭未白前",烏頭爲雙關,離合管衆(貫衆)與白前,最稱佳作。

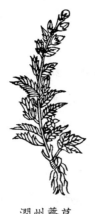 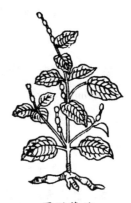

潤州薺苨　　　　　　　蜀州薺苨

1022

薺苨　味甘,寒。主解百藥毒。

陶隱居云:根、莖都似人參,而葉小異,根味甜。絶能殺毒,以其與毒藥共處,而毒皆自然歇,不正入方家用也。今按,別本注云:根似桔梗,以無心爲異,無毒。二月、八月採根,暴乾。臣禹錫等謹按,爾雅云:苨,菧苨。釋曰:苨,一名菧苨。郭云:薺苨也。日華子云：薺苨，殺蟲毒，治蛇蟲咬，熱狂溫疾，署毒箭。

圖經曰：薺苨，舊不載所出州土，今川蜀、江浙皆有之。春生苗，莖都似人參，而葉小異，根似桔梗根，但無心爲異。潤州尤多，人家收以爲果菜，或作脯噉，味甚甘美。二月、八月採根，暴乾。古方解五石毒，多生服薺苨汁，良。又《小品方》療蠱，取薺苨根擣末，以飲服方寸匕，立差。

【食療云：丹石發動，取根食之，尤良。

千金翼：封丁腫：取生薺苨根汁一合，去滓傅，不過三。

食醫心鏡：薺苨，主利肺氣，和中，明目，止痛。蒸切作羹粥食之，虀菹亦得。

金匱玉函方：鈎吻葉與芹葉相似，誤食之殺人：薺苨八兩，水六升，煮取三升，爲兩服，解之。

朝野僉載：野猪中毒藥箭，多食此物出。

別說云：今多以蒸，壓褊亂人參，但味淡爾。

衍義曰：薺苨，今陝州採爲脯，別有法，甚甘美，兼可寄遠。古人以謂薺苨似人參者是此。解藥毒甚驗。

〔箋釋〕

薺苨爲桔梗科薺苨 *Adenophora trachelioides* 及同屬近緣植物，是人參的著名僞品之一，《藥名譜》乃稱其爲"賊參"。陶弘景説"根、莖都似人參，而葉小異"，按，薺苨的地上部分(莖)顯然有別於人參，所以《新修本草》在人參條批評説："陶説人參苗乃是薺苨、桔梗，不悟高麗贊也。"

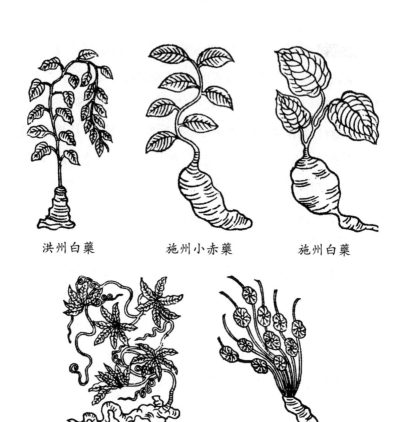

洪州白藥　　　　施州小赤藥　　　　施州白藥

興元府白藥　　　　　臨江軍白藥

白藥　味辛,溫,無毒。主金瘡生肌。出原州。

唐本注云:三月苗生,葉似苦苣,四月抽赤莖,花白,根皮黃,
八月葉落,九月枝折,採根,日乾。今按,別本注云:解野葛、生
金、巴豆藥毒,刀斧折傷,能止血、痛,乾末傅之。唐本先附。臣禹
錫等謹按,藥性論云:白藥亦可單用,味苦。能治喉中熱塞,噎痹
不通,胸中隘塞,咽中常痛,腫脹。日華子云:白藥,冷。消痰止
嗽,治渴並吐血,喉閉,消腫毒。又云:蕎草,涼,無毒。治惡瘡疥

癬風瘙。根名白藥。

圖經曰：白藥出原州，今夔、施、江西、嶺南亦有之。三月
生苗，似苦苣葉，四月而赤，莖長似葫蘆蔓，六月開白花，八月結
子，亦名蓯蔓。九月採根，以水洗，切碎，暴乾，名白藥子。江西
出者，葉似烏臼，子如綠豆，至八月，其子變成赤色。施州人取
根，并野豬尾二味，洗淨去麄皮，焙乾，等分，停擣篩，酒調服錢
匕。療心氣痛，解熱毒，甚效。又諸瘡癤腫不散者，取生根爛擣
傅貼，乾則易之。無生者，用末水調塗之亦可。崔元亮《海上
方》治一切天行，取白藥研如麪，漿水一大盞，空腹頓服之，便仰
臥一食頃，候心頭悶亂，或惡心，腹內如車鳴疠刺痛，良久，當
吐利數行，勿怪。欲服藥時，先令煮漿水粥，於井中懸著待冷。
若吐利過度，即喫冷粥一椀止之，不喫即困人。

【經驗後方：治妊娠傷寒，護胎：以白藥子不拘多少爲末，
用雞子清調，攤於紙花上，可椀來大，貼在臍下胎存生處，乾即以
温水潤之。

衍義曰：白藥，今爲治馬肺熱藥，有效。

〔箋釋〕

　　　與薺苨一樣，白藥也是所謂"非特異性解毒劑"。按，
"白藥"似乎並不是因爲色白得名，本書卷六引《本草拾
遺》還有會州白藥、陳家白藥、甘家白藥，這些名色各別的
白藥也都是解毒劑，而《新修本草》本條之白藥，更像是上
述白藥之總和。晚近"雲南白藥"之得名，似乎也受這類白
藥之影響。又可注意的是，陳家白藥條提到"與婆羅門白
藥及赤藥功用並相似"，婆羅門白藥無考，這種白藥觀念是

否與印度醫學有關，似可進一步考察。

張舜民有《愈泉》詩云："有泉出城闉，尾大如車輻。飲之能愈疾，此語聞郴俗。直疑白藥根，浸漬幽岩腹。靈跡浪遐方，神功施比屋。"詩中提到這種能愈疾病的白藥，應該就是借用本草之説。

循解毒劑的思路，《本草經》藥物桔梗，《名醫別録》添別名薺苨，又名白藥。這種別名薺苨的桔梗，大約就是《名醫別録》分化出來"主解百藥毒"的薺苨，白藥的別名其實應該屬於這種以解毒見長的薺苨，換言之，桔梗(薺苨)之所以別名白藥，就是形容其解毒作用。

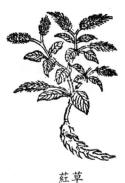

荭草

荭音紅。草　味鹹，微寒，無毒。主消渴，去熱，明目，益氣。一名鴻䔉。音纈。如馬蓼而大，生水傍。五月採實。

陶隱居云：此類甚多，今生下濕地，極似馬蓼，甚長大。《詩》稱"隰有游龍"，注云：荭草。郭景純云：即蘢古①也。今按，別本注云：此即水紅也。以爲湯，浸療脚氣。臣禹錫等謹按，爾雅云：紅，蘢古，其大者蘬。疏引陸機云：一名馬蓼，葉大而赤白色，生水澤中，高丈餘。郭云：俗呼紅草爲蘢鼓，語轉耳。

① 蘢古：底本作"籠古"，據《爾雅注疏》改。下同。

圖經曰：葒草即水紅也。舊不著所出州郡，云生水傍，今所在下濕地皆有之。似蓼而葉大，赤白色，高丈餘。《爾雅》云："紅，蘢古，其大者蘬。"丘追切。《鄭詩》云"隰有游龍"是也。陸機云"一名馬蓼"，本經云"似馬蓼而大"，若然，馬蓼自是一種也。五月採實。今亦稀用，但取根、莖作湯，將脚氣耳。

【陳藏器云：作湯浸水氣，惡瘡腫，佳。

唐本注云：有毛，花紅白，除惡瘡腫、脚氣，煮濃汁漬之，多差。

衍義：文具水蓼條下。

〔箋釋〕

《爾雅·釋草》"紅，蘢古，其大者蘬"，郭璞注："俗呼紅草爲蘢鼓，語轉耳。"這是沼澤常見的蓼科植物紅蓼 *Polygonum orientale* 一類，爲常見物種，《詩經》"隰有游龍"即此。司馬光有詠水紅詩云："夢想水鄉遊，階庭植蘢古。宛如江外行，高帆落寒浦。煙枝靜疏秀，風穗閑低舉。於今看未好，漠漠宜秋雨。"

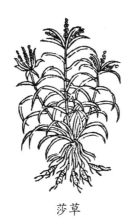

莎草

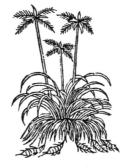

澧州莎草

莎草根　味甘，微寒，無毒。主除胸中熱，充皮毛。久服利人，益氣，長鬚眉。一名薅，音號。一名侯莎。其實名緹。生田野。二月、八月採。

陶隱居云：方藥亦不復用。《離騷》云"青莎雜樹，繁草靃靡"，音美。古人爲詩多用之，而無識者，乃有鼠蓑，療體異此。唐本注云：此草根名香附子，一名雀頭香。大下氣，除胸腹中熱，所在有之。莖、葉都似三稜，根若附子，周帀多毛。交州者最勝，大者如棗，近道者如杏人許。荆襄人謂之莎草根，合和香用之。

圖經曰：莎草根又名香附子。舊不著所出州土，但云生田野，今處處有之。或云交州者勝，大如棗，近道者如杏人許。苗、莖、葉都似三稜，根若附子，周帀多毛。今近道生者，苗葉如薤而瘦，根如箸頭大。二月、八月採。謹按，《天寶單方圖》載水香稜，功狀與此頗相類，但味差不同。其方云：水香稜，味辛，微寒，無毒，性澁。元生博平郡池澤中，苗名香稜，根名莎結，亦名草附子。河南及淮南下濕地即有，名水莎，隴西謂之地藾根，蜀郡名續根草，亦名水巴戟。今涪都最饒，名三稜草。用莖作鞋履，所在皆有。單服療肺風。又云：其藥療丈夫心肺中虛風及客熱，膀胱間連脅下時有氣妨，皮膚瘙癢癮癞，飲食不多，日漸瘦損，常有憂愁，心忪少氣等。並春收苗及花，陰乾。入冬採根，切，貯於風涼處。有患前病者，取苗二十餘斤，剉，以水二石五斗，煮取一石五斗，於浴斛中浸身，令汗出五六度。浸兼浴，其肺中風，皮膚癢即止。每載四時常用，則癮癞風永差。其心中客熱，膀胱間連脅下氣妨，常日憂愁不樂，兼心忪者，取根二大斤，切，熬令香，以生

證類本草箋釋

絹袋盛貯,於三大斗無灰清酒中浸之。春三月浸一日即堪服,冬十月後即七日,近暖處乃佳。每空腹服一盞,日夜三四服之,常令酒氣相續,以知爲度。若不飲酒,即取根十兩,加桂心五兩,蕪荑三兩,和擣爲散,以蜜和爲丸,擣一千杵,丸如梧子大。每空腹,以酒及薑蜜湯飲汁等下二十丸,日再服,漸加至三十丸,以差爲度。

【雷公云:凡採得後,陰乾,於石臼中擣,勿令犯鐵,用之切忌爾。

衍義曰:莎草,其根上如棗核者,又謂之香附子,亦入印香中,亦能走氣,今人多用。雖生於莎草根,然根上或有或無。有薄皺皮,紫黑色,非多毛也。刮去皮則色白。若便以根爲之,則誤矣。其味苦。

〔箋釋〕

《爾雅·釋草》"薃,侯莎。其實媞",郭璞注:"《夏小正》曰:薃也者,莎薞。媞者,其實。"郝懿行《爾雅義疏》引《説文》"莎,鎬侯也",證明《爾雅》此句應斷句爲"薃侯,莎";段玉裁《説文解字注》莎字下,也注意到"許讀《爾雅》鎬侯爲句"。其説或許有理,但從《名醫別録》所記莎草別名來看,魏晉人讀《爾雅》確實作"薃,侯莎"。

莎草根乃是莎草科植物莎草 *Cyperus rotundus* 根狀莖膨大呈紡錘狀的部分,唐代開始稱爲"香附子",後來簡稱作"香附"。《本草綱目》釋名項説:"其根相附連續而生,可以合香,故謂之香附子。上古謂之雀頭香。按《江表傳》云魏文帝遣使于吴求雀頭香即此。"以香附子作香,見《清異錄》："香附子，湖湘人謂之回頭青，言就地劃去，轉首已青。用之之法，砂盆中熟擦去毛，作細末，水攬，浸澄一日夜去水，膏熬稠捏餅，微火焙乾，復浸。如此五七遍入藥，宛然有沉水香味，單服尤清。"但客觀言之，香附並沒有很濃郁的香氣。《三國志·吳書·吳主傳》裴松之注引《江表傳》云："魏文帝遣使求雀頭香。"《資治通鑑》卷六十九亦記此事，胡三省注："本草以香附子爲雀頭香，此物處處有之，非珍也，恐別是一物。"結合陶弘景說"無識者"，《名醫別錄》之莎草根，恐怕真不是今天南方地區非常常見的"香附子"。

蓽澄茄 味辛，溫，無毒。主下氣消食，皮膚風，心腹間氣脹，令人能食，療鬼氣。能染髮及香身。生佛誓國。似梧桐子及蔓荊子，微大，亦名毗陵茄子。今附。

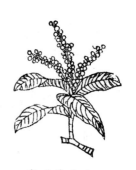

廣州蓽澄茄

臣禹錫等謹按，日華子云：治一切氣并霍亂瀉，肚腹痛，腎氣，膀胱冷。

圖經曰：蓽澄茄生佛誓國，今廣州亦有之。春夏生葉，青滑可愛，結實似梧桐子及蔓荊子，微大，八月、九月採之。今醫方脾胃藥中多用。又治傷寒欬噦，日夜不定者，其方以蓽澄茄三分，高良薑三分，二物擣羅爲散，每服二錢，水六分煎十餘沸，入少許醋，攬勻和滓，如茶熱呷。

【海藥云：謹按，《廣志》云：生諸海。嫩胡椒也。青時就樹採摘造之，有柄麄而蒂圓是也。其味辛、苦，微溫，無毒。主心腹卒痛,霍亂吐瀉,痰癖冷氣。古方偏用染髮,不用治病也。

雷公云：凡使,採得後去柄及皺皮了,用酒浸蒸,從巳至酉,出,細杵,任用也。

胡黃連　味苦,平,無毒。主久痢成疳,傷寒欬嗽,温瘧骨熱,理腰腎,去陰汗,小兒驚癇,寒熱不下食,霍亂下痢。生胡國,似乾楊柳,心黑外黃。一名割孤露澤。今附。

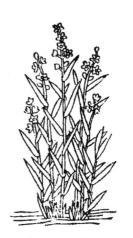

廣州胡黃連

圖經曰：胡黃連生胡國,今南海及秦隴間亦有之。初生似蘆,乾似楊柳枯枝,心黑外黃,不拘時月收採。今小兒藥中多用之。又治傷寒勞復,身熱,大小便赤如血色者：胡黃連一兩,山梔子二兩去皮,入蜜半兩,拌和,炒令微焦,二味擣羅爲末,用猪腸汁和丸如梧桐子大,每服用生薑二片,烏梅一箇,童子小便三合,浸半日,去滓,食後煖小便令温,下十丸,臨臥再服,甚効。

【唐本云：大寒。主骨蒸勞熱,補肝膽,明目,治冷熱洩痢,益顏色,厚腸胃,治婦人胎蒸虛驚,治三消五痔,大人五心煩熱。出波斯國,生海畔陸地。八月上旬採。惡菊花、玄參、白蘚皮,解巴豆毒。服之忌猪肉,令人漏精。以人乳浸,點目甚良。苗若夏枯草,根頭似鳥觜,折之肉似鸜鵒眼者良。

孫尚藥：治小兒盜汗,潮熱往來：南蕃胡黃連、柴胡等分,羅極細,煉蜜和丸如鷄頭大,每服二丸至三丸,銀器中用酒少許化開,更入水五分,重湯煮三二十沸,放温,食後和滓服。

别説云:謹按,胡黄連,折之塵出如煙者爲真。

舩底苔　冷,無毒。治鼻洪吐血,淋疾,以炙甘草并豉汁,濃煎湯,旋呷。又主五淋,取一團鴨子大,煮服之。又水中細苔,主天行病,心悶,擣絞汁服。新補。見孟詵、陳藏器、日華子。

【陳藏器云:主五淋,取一鴨卵大塊,水煮服之。

聖惠方:治乳石發動,小便淋澁不通,心神悶亂:用舩底青苔如半雞子大,以水一大盞,煎至五分,去滓,温服,日三四服。

子母秘録:小兒赤遊,行於體上下,至心即死:水中苔擣末,傅上,良。

紅豆蔻　味辛,温,無毒。主腸虚水瀉,心腹攪痛,霍亂,嘔吐酸水,解酒毒。不宜多服,令人舌麄,不思飲食。云是高良薑子,其苗如蘆,葉似薑,花作穗,嫩葉卷而生,微帶紅色。生南海諸谷。今附。

1032

臣禹錫等謹按,**藥性論**云:紅豆蔻亦可單用,味苦、辛。能治冷氣腹痛,消瘴霧氣毒,去宿食,温腹腸,吐瀉痢疾。

【海藥云:擇嫩者加入鹽,纍纍作朵不散落,須以朱槿染,令色深,善醒於醉,解酒毒。此外無諸要使也。

　　紅豆蔻被認爲是高良薑的種子，據《本草綱目》集解項
李時珍説："按范成大《桂海志》云：紅豆蔻花叢生，葉瘦如
碧蘆，春末始發。初開花抽一幹，有大籜包之。籜拆花見。
一穗數十蕊，淡紅鮮妍，如桃杏花色。蕊重則下垂如葡萄，
又如火齊瓔珞及剪綵鸞枝之狀。每蕊有心兩瓣，人比之連
理也。其子亦似草豆蔻。"從描述來看，這種紅豆蔻似爲薑
科豔山薑 *Alpinia zerumbet*，而非通常認爲紅豆蔻的來源植
物大高良薑 *Alpinia galanga*。《海藥本草》的作者李珣到過
廣東，有《南鄉子》數首，其中提到紅豆蔻云："紅豆蔻，紫
玫瑰，謝娘家傍越王臺。一曲鄉歌齊撫掌，堪遊賞，酒酌螺
盃流水上。"又一首説："歸路近，扣舷歌，採真珠處水風多。
曲岸小橋山月過，煙深鎖，豆蔻花垂千萬朵。"大高良薑 *Al-
pinia galanga* 圓錐花序頂生，直立，花綠白色；而豔山薑 *Al-
pinia zerumbet* 圓錐花序呈總狀，頂生，下垂，花粉白色至粉紅
色。李珣説"豆蔻花垂千萬朵"，所指的可能還是豔山薑。

蒔蘿　味辛，溫，無毒。主小兒氣脹，霍亂嘔逆，腹
冷食不下，兩肋痞滿。生佛誓國，如馬芹子，辛香。亦名
慈謀勒。今附。

　　臣禹錫等謹按，日華子云：健脾，開胃氣，溫腸，殺魚肉毒，補
水藏及壯筋骨，治腎氣。

　　圖經曰：蒔蘿出佛誓國，今嶺南及近道皆有之。三月、四月
生苗，花、實大類蛇床而香辛。六月、七月採實。今人多以和五

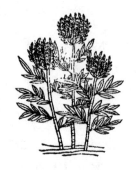

味,不聞入藥用。

【海藥云:謹按,《廣州記》云:生波斯國。馬芹子即黑色而重,蒔蘿子即褐色而輕。主膈氣,消食温胃,善滋食味,多食無損,即不可與阿魏同合,奪其味爾。

廣州蒔蘿

艾蒳香　味甘,温,無毒。去惡氣,殺蟲,主腹冷洩痢。《廣志》①曰:出西國,似細艾。又有松樹皮綠衣,亦名艾納。可以和合諸香,燒之能聚其煙,青白不散,而與此不同也。今附。

臣禹錫等謹按,古樂府詩云"行胡從何方? 列國持何來? 氍毹毾㲪五木香,迷迭②艾蒳與都梁"是也。

【陳藏器云:主癬,辟蛀。

海藥云:謹按,《廣志》云:生剽國。温,平。主傷寒,五洩,主心腹注氣,下寸白,止腸鳴。燒之,辟温疫。合螫窠,浴脚氣,甚良。

〔箋釋〕

"行胡從何方? 列國持何來? 氍毹毾㲪五木香,迷迭艾蒳與都梁"爲掌禹錫引《古樂府》詩句,亦見《法苑珠林》卷四十九、《太平御覽》卷九百八十二。"氍毹"與"毾㲪"

---

① 廣志:底本作"廣誌",據上下文改。下同。
② 迷:底本作"造",據《古樂府》改。

皆是毛織物。

艾蒳香爲菊科植物艾納香 *Blumea balsamifera*，其莖葉蒸餾提取獲得結晶體即爲"艾片"。此應該是艾蒳香的正規來源，而《廣志》說"又有松樹皮綠衣，亦名艾納"，則可能是訛傳而出現的別品。本書卷十二松脂條《新修本草》說："樹皮綠衣名艾蒳，合和諸香，燒之，其煙團聚，青白可愛也。"與《廣志》相合。宋人合香所用的"艾蒳"，多數是此，而非真正的菊科艾納香。如《香譜》球子香法，用艾蒳一兩，注釋說："松樹上青衣是也。"蘇軾《再和楊公濟梅花十絕》云："天教桃李作輿臺，故遣寒梅第一開。憑仗幽人收艾蒳，國香和雨入青苔。"張汯《錄苔梅》云："老身全身著艾蒳，不耐久蟄潛拿空。爪頭撥動陽春信，香在霜痕雪點中。"都是指梅樹上的綠苔。

甘松香 味甘，溫，無毒。主惡氣，卒心腹痛滿，兼用合諸香，叢生，葉細。《廣志》云：甘松香出姑臧。今附。

[臣禹錫等謹按]，日華子云：治心腹脹，下氣。作浴湯，令人身香。

圖經曰：甘松香出姑臧，今黔、蜀州郡及遼州亦有之。叢生山野，葉細如茅草，根極繁密。八月採。作湯浴，令人體香。

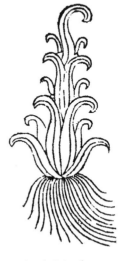

文州甘松香

【陳藏器】云：叢生，葉細，出涼州。

海藥云：謹按，《廣志》云：生源州，苗細引蔓而生。又陳氏云：主黑皮點贈，風疳齒䘌，野雞痔。得白芷，附子良。合諸香及裛衣妙也。

〔箋釋〕

甘松是敗醬科植物甘松 *Nardostachys chinensis*、匙葉甘松 *Nardostachys jatamansi* 之類，主要用作香料。《本草綱目》發明項李時珍説："甘松芳香能開脾鬱，少加入脾胃藥中，甚醒脾氣。杜寶《拾遺錄》云：壽禪師妙醫術，作五香飲，更加別藥，止渴兼補最妙。一沈香飲，二丁香飲，三檀香飲，四澤蘭飲，五甘松飲也。"

垣衣　味酸，無毒。主黃疸心煩，欬逆血氣，暴熱在腸胃，金瘡内塞。久服補中益氣，長肌好顔色。一名昔邪，一名烏韭，一名垣嬴，一名天韭，一名鼠韭。生古垣牆陰或屋上。三月三日採，陰乾。

陶隱居云：方藥不甚用，俗中少見有者，《離騷》亦有昔邪，或云即是天蒜爾。唐本注云：此即古牆北陰青苔衣也。其生石上者名昔邪，一名烏韭。江南少牆，陶故云少見。本經載之，屋上者名屋遊，在下品，形並相似，爲療略同。《別錄》云：主暴風口噤，金瘡，酒漬服之，效。臣禹錫等謹按，日華子云：垣衣，冷。又云：地衣，冷，微毒。治卒心痛，中惡。以人垢膩爲丸，服七粒。此是陰濕地被日曬起苔蘚是也，并生油調，傅馬反花瘡良。

圖經：文具海藻條下。

〔箋釋〕

  《本草綱目》集解項李時珍説："此乃磚牆城垣上苔衣
也。生屋瓦上者，即爲屋遊。"此即真蘚科植物銀葉真蘚
Bryum argenteum 之類。有意思的是，《新修本草》在解釋了
垣衣的植物學屬性以後説到："江南少牆，陶故云少見。"諮
詢古建築學家的意見，生長垣衣的"牆"應該是夯土牆，江南
土壤韌性較差，隔牆多以木板爲之，不似關中、中原皆用黄
土，易於版築。所謂"江南少牆"，應該是少見夯土牆的
意思。

陟釐音離。 味甘，大温，無毒。主心腹大寒，温中
消穀，强胃氣，止洩痢。生江南池澤。

  陶隱居云：此即南人用作紙者，方家惟合斷下藥用之。唐本
注云：此物乃水中苔，今取以爲紙，名苔紙，青黄色，體澁。《小
品方》云：水中麁苔也。范東陽方云：水中石上生，如毛，緑色
者。《藥對》云：河中側梨。側梨、陟釐，聲相近也。王子年《拾
遺》云：張華撰《博物志》，上，晉武帝嫌繁，命削之，賜華側理紙
萬張。子年云：陟釐紙也，此紙以水苔爲之，溪人語訛，謂之側理
也。今按，別本注云：此即石髮也。色類似苔，而麁澁爲異。且
水苔性冷，陟釐甘温，明其陟釐與苔全異，池澤中石上名陟釐，浮
水中者名苔爾。

  圖經：文具海藻條下。

衍義曰：陟釐，令人事治_{音池}。爲苔脯，堪啗，京城市中甚多。然治渴疾，仍須禁食鹽。餘方家亦罕用。

〔箋釋〕

陟釐爲雙星藻科水綿屬 *Spirogyra* 多種藻類，可作造紙原料，故陶弘景言"此即南人用作紙者"。《新修本草》引張華撰《博物志》故事出自王嘉《拾遺記》，《太平御覽》卷一千引文較詳："晉武帝欲觀書，司空張華撰《博物志》，進武帝，帝嫌煩，令削之，賜側理紙萬張。王子年云：側理，陟釐也。此紙以水苔爲之，溪人語訛，謂之側理，今名苔紙。取水中苔造，紙青黃色，體澀，其苔水中石上生，如毛，綠色。"陟釐紙隱隱有海苔紋，故元代顧瑛詩云"方若陟釐紙，粉縹帶苔青"。

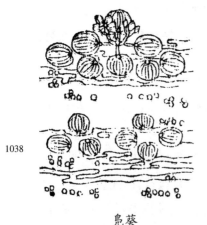

鳧葵

鳧葵 味甘，冷，無毒。主消渴，去熱淋，利小便。生水中，即荇_{音杏}菜也。一名接余。

〖唐本注〗云：南人名豬蓴，堪食。有名未用條中載也。〖今按〗，別本注云：即荇菜也，生水中。菜似蓴，莖澀，根極長。江南人多食，云是豬蓴，全爲誤也。豬蓴與絲蓴並一種，以春夏細長肥滑爲絲蓴，至冬短爲豬蓴，亦呼爲龜

蓴,此與鳧葵殊不相似也。南人擣汁服之,療寒熱也。_{唐本先附。}

臣禹錫等謹按,日華子云:豬蓴,解蠱毒,毒藥。絲蓴已見蓴條解之。今據,唐本注云"有名未用條中載也",而尋有名未用條中,即無鳧葵、豬蓴,蓋經開寶詳定已刪去也。

圖經曰:鳧葵即莕菜也。舊不著所出州土,云生水中,今處處池澤皆有之。葉似蓴,莖澁,根甚長,花黃色,水中極繁盛。謹按,《爾雅》莕謂之接余,其葉謂之苻,郭璞以爲"叢生水中,葉圓,在莖端,長短隨水深淺,江東人食之",《詩·周南》所謂"參差荇菜"是也。陸機云:"白莖,葉紫赤色,正圓,徑寸餘,浮在水上,根在水底,大如釵股,上青下白,鬻其白莖,以苦酒浸,脆美,可以按酒。"今人不食,醫方亦鮮用。

〔箋釋〕

鳧葵即莕菜,亦作荇菜,《詩經》"參差荇菜,左右流之"者,原植物爲龍膽科莕菜 *Nymphoides peltatum*,《救荒本草》稱作荇絲菜。《新修本草》注釋提到蓴菜,乃是睡蓮科植物蓴菜 *Brasenia schreberi*,別名露葵,《詩經》"薄采其茆"者即是此物。

《新修本草》謂鳧葵即是豬蓴,《開寶本草》不以爲然,但據《顏氏家訓·書證》云:"《詩》云'參差荇菜',《爾雅》云'荇,接余也'。字或爲'莕',先儒解釋皆云:水草,圓葉細莖,隨水淺深。今是水悉有之,黃花似蓴,江南俗亦呼爲豬蓴,或呼爲荇菜。劉芳具有注釋,而河北俗人多不識之,博士皆以參差者是莧菜,呼人莧爲人荇,亦可笑之甚。"是知"豬蓴"之說確實有本。

女菀　味辛，温，無毒。主風寒洗洗，霍亂洩痢，腸鳴上下無常處，驚癇，寒熱百疾，療肺傷欬逆出汗，久寒在膀胱支滿，飲酒夜食發病。一名白菀，一名織女菀，一名茆。音柳。生漢中川谷或山陽。正月、二月採，陰乾。畏鹵鹹。

陶隱居云：比來醫方都無復用之。市人亦少有，便是欲絕。別復有白菀似紫菀，非此之別名也。唐本注云：白菀即女菀，更無別者，有名未用中浪出一條。無紫菀時亦用之，功効相似也。臣禹錫等今據，有名未用中無白菀者，蓋唐修本草時刪去爾。

衍義曰：女菀一名白菀，或者謂爲二物，非也。唐刪去白菀之條，甚合宜。陶能言，不能指說性狀。餘從經中所說甚明，今直取經。

〔箋釋〕

女菀載《本草經》，《名醫別録》記別名白菀。紫菀條陶弘景注："有白者名白菀，不復用。"紫菀花紫色，此白花爲白菀的意思。但女菀條陶弘景説："比來醫方都無復用之。市人亦少有，便是欲絕。別復有白菀似紫菀，非此之別名也。"意思是説，似紫菀的白菀，與本條女菀一名白菀，屬於同名異物。《新修本草》不同意陶弘景的看法，紫菀條説："白菀即女菀也。療體與紫菀同。無紫菀時亦用白菀。"女菀條説："白菀即女菀，更無別者，有名未用中浪出一條。無紫菀時亦用之，功効相似也。"後世一般都按照《新修本草》的意見，將紫菀、女菀（白菀）視爲近似之物。

《本草綱目》循《本草經》以"女菀"立條,圖例則用"女菀即白菀"爲標題。集解項李時珍説:"白菀,即紫菀之色白者也。雷斆言,紫菀白如練色者,名羊鬚草,恐即此物也。"這種女菀一般認爲是菊科女菀屬植物女菀 Turczaninowia fastigiata。

王孫　味苦,平,無毒。主五藏邪氣,寒濕痺,四肢疼酸,膝冷痛,療百病,益氣。吳名白功草,楚名王孫,齊名長孫,一名黃孫,一名黃昏,一名海孫,一名蔓延。生海西川谷及汝南城郭垣下。

陶隱居[1]云:今方家皆呼名黃昏,又云牡蒙,市人亦少識者。唐本注云:《小品》述本草牡蒙一名王孫,《藥對》有牡蒙無王孫,此則一物明矣。又主金瘡,破血,生肌肉,止痛,赤白痢,補虛益氣,除腳腫,發陰陽也。臣禹錫等謹按,蜀本注云:葉似及己而大,根長尺餘,皮、肉亦紫色。

土馬駿　治骨熱敗煩,熱毒壅,衄鼻。所在背陰古牆垣上有之,歲多雨則茂盛。世人或便以爲垣衣,非也。垣衣生垣牆之側,此物生垣牆之上,比垣衣更長,大抵苔之類也。以其所附不同,故立名與主療亦異。在屋則謂之屋遊、瓦苔;在牆垣則謂之垣衣、土馬駿;在地則謂之地衣;在井則謂之井苔;在水中石上則謂之陟釐。土馬

1041

---

① 此與下"唐本注",底本作黑字,據體例改。

駿，近世常用，而諸書未著，故附新定條焉。新定。

蜀羊泉 味苦，微寒，無毒。主頭禿惡瘡，熱氣，疥瘙痂癬蟲，療齲①齒，女子陰中內傷，皮間實積。一名羊泉，一名羊飴。生蜀郡川谷。

陶隱居云：方藥亦不復用，彼土人時有採識者。唐本注云：此草俗名漆姑。葉似菊，花紫色，子類枸杞子，根如遠志，無心有糝。苗主小兒驚，兼療漆瘡，生毛髮，所在平澤皆有之。今按，別本注云：今處處有，生陰濕地。三月、四月採苗、葉，陰乾之。

〔箋釋〕

蜀羊泉一名羊泉，生蜀郡山谷，則是生蜀地的羊泉之意。《玉篇》：“菨，菨菜，藥名。”所指代的應該就是蜀羊泉。《本草圖經》外類老鴉眼睛草條云：“葉如茄子菜，故名天茄子。或云即漆姑草也。漆姑即蜀羊泉，已見本經，人亦不能決識之。”《救荒本草》青杞條云：“青杞，本草名蜀羊泉，一名羡泉，一名羊飴，俗名漆姑。生蜀郡山谷，及所在平澤皆有之，今祥符縣西田野中亦有。苗高二尺餘，葉似菊葉稍長，花開紫色，子類枸杞子，生青熟紅，根如遠志，無心有糝。味苦，性微寒，無毒。”根據所繪青杞圖例，此種蜀羊泉大致爲茄科植物裂葉龍葵 *Solanum septemlobum*，今天一般以此爲蜀羊泉的正品來源。至於老鴉眼睛草則可能是同屬植物龍葵 *Solanum nigrum*。

---

① 療齲：底本爲黑底白字，據劉甲本改。

菟葵　味甘，寒，無毒。主下諸石五淋，止虎、蛇毒。

<u>唐本注</u>云：苗如石龍芮，葉光澤，花白似梅，莖紫色，煮汁極滑，堪噉。《爾雅・釋草》一名莃，所在平澤皆有，田間人多識之。<u>今按，</u>別本注云：蛇、虎毒，諸瘡，擣汁飲之，及塗瘡，能解毒止痛。六月、七月採莖、葉，暴乾。唐本先附。<u>臣禹錫等謹按，爾雅</u>云：莃，菟葵。注：頗似葵而小，葉狀如藜，有毛，汋噉之滑。疏：汋，煮也。

　　圖經：文具第三十卷冬葵條下。

　　衍義曰：菟葵綠葉如黃蜀葵，花似拗霜，甚雅，形如至小者初開單葉蜀葵。有檀心，色如牡丹姚黃藥，則蜀葵也。唐劉夢得還京云"唯菟葵、燕麥，動搖春風"者是也。

〔箋釋〕

　　《爾雅・釋草》"莃，菟葵"，郭璞注："頗似葵而小，葉狀如藜，有毛，汋噉之滑。"《太平御覽》卷九百九十四引《廣志》云："菟葵，燴之可食。"通常根據《植物名實圖考》說"菟葵即野葵，比家葵瘦小耳"，確定其原植物爲錦葵科野葵 *Malva verticillata*，或中華野葵 *Malva verticillata* var. *chinensis*。

　　《本草衍義》說："唐劉夢得還京云'唯菟葵、燕麥，動搖春風'者是也。"出自劉禹錫《再游玄都觀詩序》，洪邁《容齋三筆》卷三云："（兔葵燕麥，動搖春風）今人多引用之。予讀《北史・邢邵傳》載邵一書云：國子雖有學官之名，而無教授之實，何異兔絲燕麥，南箕北斗哉？然則此語由來久矣。"按，《太平御覽》卷九百九十四燕麥條引《古

歌》:“田中菟絲,何常可絡? 道邊燕麥,何常可穫?”《詩
經·大東》云:“維南有箕,不可以簸揚;維北有斗,不可以
挹酒漿。”都是形容有名無實。唐代這句成語之“菟絲”訛
成“菟葵”,劉禹錫襲誤,後世亦未辨正,故特爲拈出。

蓱草　味甘,寒,無毒。主暴熱喘息,小兒丹腫。一名蓱榮。生水傍。

唐本注云:葉圓似澤瀉而小,花青白,亦堪噉。所在有之。
今按,別本注云:江南人用蒸魚,食之甚美。五月、六月採莖、葉,
暴乾。唐本先附。

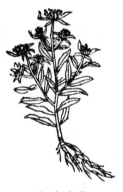

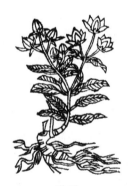

滁州鱧腸　　　　　鱧腸

鱧腸　味甘、酸,平,無毒。主血痢。針灸瘡發,洪血不可止者,傅之立已。汁塗髮眉,生速而繁。生下濕地。

唐本注云:苗似旋復,一名蓮子草,所在坑渠間有之。今按,
別本注云:二月、八月採,陰乾。唐本先附。臣禹錫等謹按,蕭炳

云:作膏點鼻中,添腦。日華子云:排膿止血,通小腸,長鬚髮,傅一切瘡并㿗㿔。

　　圖經曰:鱧腸即蓮子草也。舊不載所出州郡,但云生下濕地,今處處有之,南方尤多。此有二種:一種葉似柳而光澤,莖似馬齒莧,高一二尺許,花細而白,其實若小蓮房,蘇恭云"苗似旋復"者是也;一種苗梗枯瘦,頗似蓮花而黃色,實亦作房而圓,南人謂之蓮翹者。二種摘其苗皆有汁出,須臾而黑,故多作烏髭髮藥用之。俗謂之旱蓮子。三月、八月採,陰乾。亦謂之金陵草,見孫思邈《千金月令》云:益髭髮,變白爲黑,金陵草煎方:金陵草一秤,六月以後收採,揀擇無泥土者,不用洗,須青嫩不雜黃葉乃堪,爛擣研,新布絞取汁,又以紗絹濾,令滓盡,內通油器鉢盛之,日中煎五日。又取生薑一斤絞汁,白蜜一斤,合和,日煎,中以柳木篦攪,勿停手,令勻調。又置日中煎之,令如稀餳,爲藥成矣。每旦日及午後各服一匙,以溫酒一盞化下。如欲作丸,日中再煎,令可丸,大如梧子,依前法酒服三十丸。及時多合製爲佳。其效甚速。

〔箋釋〕

　　《本草圖經》說鱧腸有兩種,一種"葉似柳而光澤,莖似馬齒莧",又言"苗似旋復",此即所繪滁州鱧腸,原植物當爲菊科鱧腸 *Eclipta prostrata*;另一種"苗梗枯瘦,頗似蓮花而黃色,實亦作房而圓,南人謂之蓮翹",即所繪鱧腸圖,原植物似爲金絲桃科長柱金絲桃(湖南連翹)*Hypericum ascyron* 之類。《爾雅·釋草》"連,異翹",鄭樵注:"亦名旱蓮,狀似當歸,而非鱧腸也。"揆其意思,乃是將長柱金絲桃

Hypericum ascyron 視爲旱蓮，與《爾雅》對應，而以菊科 *Eclipta prostrata* 爲鱧腸。

爵牀　味鹹，寒，無毒。主腰脊痛，不得著牀，俛仰艱難，除熱，可作浴湯。生漢中川谷及田野。

唐本注云：此草似香葇，葉長而大，或如荏且細。生平澤熟田近道傍，甚療血脹下氣。又主杖瘡，汁塗立差。俗名赤眼老母草。今按，別本注云：今人名爲香蘇。

井中苔及萍　大寒。主漆瘡，熱瘡，水腫。井中藍，殺野葛、巴豆諸毒。

陶隱居云：廢井中多生苔、萍，及塼土間生雜草、萊藍，既解毒，在井中者彌佳，不應復別是一種名井中藍。井底泥至冷，亦療湯火灼瘡。井華水，又服鍊法用之。臣禹錫等謹按，蜀本云：井中苔及萍，味苦。日華子云：無毒。

圖經：文具海藻條下。

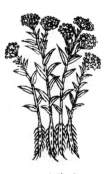
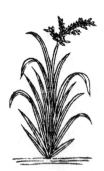
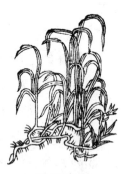

丹州茅香　　岢嵐軍茅香　　淄州茅香

茅香花　味苦，温，無毒。主中惡，温胃止嘔吐，療心腹冷痛。苗、葉可煮作浴湯，辟邪氣，令人身香。生劍南道諸州。其莖葉黑褐色，花白，即非白茅香也。今附。

臣禹錫等謹按，陳藏器云：茅香，味甘，平。生安南，如茅根。日華子云：白茅香花塞鼻洪，傅久不合灸瘡，署刀箭瘡，止血并痛。煎湯止吐血，鼻衄。

圖經曰：茅香花生劍南道諸州，今陝西、河東、京東州郡亦有之。三月生苗，似大麥，五月開白花，亦有黃花者，或有結實者，亦有無實者，並正月、二月採根，五月採花，八月採苗。其莖葉黑褐色而花白者，名白①茅香也。

【陳藏器：白茅香，味甘，平，無毒。主惡氣，令人身香美。煮服之，主腹內冷痛。生安南，如茅根，作浴用之。

海藥云：謹按，《廣志》云：生廣南山谷。味甘，平，無毒。主小兒遍身瘡疱，以桃葉同煮浴之，合諸名香甚奇妙，尤勝舶上來者。

肘後方：治熱淋：取白茅根四斤剉之，以水一斗五升，煮取五升，令冷，仍煖飲之，日三服。　又方：諸竹木刺在肉中不出：取白茅根燒末，脂膏和塗之。亦治因風致腫。

衍義曰：茅香花白，根如茅，但明潔而長，皆可作浴湯，同藁本尤佳。仍入印香中，合香附子用。

---

① 白：劉甲本作"曰"。

《開寶本草》云："其莖葉黑褐色,花白,即非白茅香也。"《本草圖經》云："其莖葉黑褐色而花白者,名白茅香也。"兩說相反。按,白茅香載《本草拾遺》,與此茅香花不同,故《開寶本草》説"非白茅香也"。《本草綱目》集解項李時珍進一步解釋説:"茅香凡有二:此是一種香茅也;其白茅香,別是南番一種香草,唐慎微本草不知此義,乃以白茅花及白茅香諸注引入茅香之下。今並提歸各條。"按照《本草圖經》的描述,這種茅香花爲禾本科植物茅香 *Hierochloe odorata*;陳藏器説的生安南的白茅香爲同科植物香茅 *Mosla chinensis*,有檸檬香氣,故又稱檸檬草。

馬蘭 味辛,平,無毒。主破宿血,養新血,合金瘡,斷血痢,蠱毒,解酒疸,止鼻衂,吐血及諸菌毒。生擣傅蛇咬。生澤傍,如澤蘭,氣臭,《楚詞》以惡草喻惡人。北人見其花呼爲紫菊,以其花似菊而紫也。又山蘭,生山側,似劉寄奴,葉無椏,不對生,花心微黃赤,亦大破血,下俚人多用之。新補。見陳藏器及日華子。

圖經:文具澤蘭條下。

〔箋釋〕

《本草圖經》在澤蘭條提到馬蘭:"又有一種馬蘭,生水澤傍,頗似澤蘭,而氣臭,味辛,亦主破血,補金創,斷下血。陳藏器以爲《楚詞》所喻惡草即是也。北人呼爲紫菊,以其花似菊也。”《本草綱目》集解項李時珍説:“馬蘭,湖澤卑濕處甚多,二月生苗,赤莖白根,長葉有刻齒,狀似澤蘭,但不香爾。南人多採,汋曬乾,爲蔬及饅餡。入夏高二三尺,開紫花,花罷有細子。《楚辭》無馬蘭之名,陳氏指爲惡草,何據?”按,東方朔《七諫》云:“蓬艾親入御於床第兮,馬蘭踸踔而日加。棄捐藥芷與杜衡兮,余奈世之不知芳何。”注:“馬蘭,惡草也。”其原植物當爲菊科馬蘭 Kalimeris indica。

使君子　味甘,温,無毒。主小兒五疳,小便白濁,殺蟲,療瀉痢。生交、廣等州。形如梔子,稜瓣深而兩頭尖,亦似訶梨勒而輕。俗傳始因潘州郭使君療小兒,多是獨用此物,後來醫家因號爲使君子也。今附。

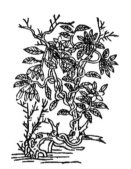

眉州使君子

圖經曰:使君子生交、廣等州,今嶺南州郡皆有之,生山野中及水岸。其葉青,如兩指頭,長二寸。其莖作藤,如手指。三月生花,淡紅色,久乃深紅,有五瓣。七八月結子如拇指,長一寸許,大類梔子而有五稜,其殼青黑色,内有人,白色。七月採實。

1049

衍義曰:使君子紫黑色,四稜高,瓣深。今經中謂之稜瓣深,似令人難解。秋末冬初,人將入鼎、澧。其人味如椰子肉。經不言用人,爲復用皮。今按,文“味甘”即是用肉,然難得仁,蓋絶小。今醫家或兼用殼。

使君子原産印度,中國古籍以《南方草木狀》記載最
早。《南方草木狀》名留求子,有云:"留求子,形如梔子,
稜瓣深而兩頭尖,似訶梨勒而輕。及半黄已熟,中有肉,白
色,甘,如棗核大。治嬰孺之疾。南海、交趾俱有之。"至宋
代《開寶本草》始作爲藥物正式收載。《本草圖經》謂使君
子花淡紅至深紅,其説不確,《嶺外代答》糾正説:"史君子
花蔓生,作架植之。夏開,一簇一二十葩,輕盈似海棠,白
與深紅相雜齊開,此爲最異。本草謂開時白,久則紅,蓋未
詳也。"其爲使君子科使君子 *Quisqualis indica* 應該没有問
題。《南方草木狀》提到使君子"治嬰孺之疾",《開寶本
草》明確記載使君子具有殺蟲功效,並解釋其得名的緣由:
"俗傳始因潘州郭使君療小兒,多是獨用此物,後來醫家因
號爲使君子也。"據侯寧極《藥名譜》,使君子又寫作史君
子,如王安石《和微之藥名勸酒》有句"史君子細看流光,
莫惜覓醉衣淋浪"。使君子 *Quisqualis indica* 含有使君子
酸 quisqualic acid,對蚘蟲有確切的抑殺作用,此尤其證明
歷代使君子藥用品種没有混亂。

稍可注意者,《本草衍義》説"其人味如椰子肉","經
不言用人",又説"然難得仁,蓋絶小",三處的"人"與
"仁",都指種仁,並没有多大差别。檢元代覆宋宣和本
《本草衍義》,三處都作"仁"。按,《説文解字注》人字條,
段玉裁説:"果人之字,自宋元以前本草方書、詩歌紀載無
不作人字。自明成化重刊本草,乃盡改爲仁字。於理不

通，學者所當知也。"此則可見宋代已經開始用"仁"表示
"果仁"，段玉裁的説法不準確。晦明軒刻本併入《本草衍
義》時，乃是將底本"仁"改回"人"字，此句"然難得仁"爲
漏改。

乾苔　味鹹，寒。一云温。主痔，殺蟲及霍亂嘔吐不
止，煮汁服之。又心腹煩悶者，冷水研如泥，飲之即止。
又發諸瘡疥，下一切丹石，殺諸藥毒。不可多食，令人痿
黄少血色。殺木蠹蟲，内木孔中。但是海族之流，皆下
丹石。新補。見孟詵、陳藏器、日華子。

百脉根　味甘、苦，微寒，無毒。主下氣，止渴去熱，
除虚勞，補不足。酒浸，若水煮，丸散兼用之。出蕭州、
巴西。

唐本注云：葉似苜蓿，花黄，根如遠志。二月、八月採根，日
乾。唐本先附。

白豆蔻　味辛，大温，無毒。主
積冷氣，止吐逆反胃，消穀下氣。出
伽古羅國，呼爲多骨。形如芭蕉，葉
似杜若，長八九尺，冬夏不凋，花淺
黄色，子作朶如葡萄。其子初出微
青，熟則變白，七月採。今附。

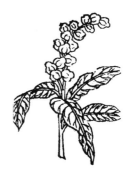

廣州白豆蔻

圖經曰：白荳蔻出伽古羅國，今廣州、宜州亦有之，不及蕃舶者佳。苗類芭蕉，葉似杜若，長八九尺而光滑，冬夏不凋，花淺黃色，子作朵如葡萄，生青熟白，七月採。張文仲治胃氣冷，喫食即欲得吐：以白豆蔻子三枚，搗篩更研細，好酒一盞，微溫調之，併飲三兩盞，佳。又有治嘔吐白术等六物湯，亦用白豆蔻，大抵主胃冷，即宜服也。

〔箋釋〕

白豆蔻於唐代舶來，《酉陽雜俎》卷十八云：“白豆蔻出伽古羅國，呼爲多骨。形如芭焦，葉似杜若，長八九尺，冬夏不凋。花淺黃色，子作朵如蒲萄。其子初出微青，熟則變白，七月採。”《開寶本草》描述白豆蔻植物性狀即剪裁於此。後來《諸蕃志》云：“白豆蔻出真臘、闍婆等番，惟真臘最多。樹如絲瓜，實如葡萄，蔓衍山谷。春花夏實，聽民從便採取。”這種描述與薑科山薑屬 *Alpinia* 或豆蔻屬 *Amomum* 差別甚大，很可能是耳食之言，非真實情況。

地笋　溫，無毒。利九竅，通血脉，排膿治血，止鼻洪吐血，產後心腹痛，一切血病。肥白人、產婦可作蔬菜食，甚佳。即澤蘭根也。新補。出陳藏器及日華子。

海帶　催生，治婦人及療風。亦可作下水藥。出東海水中石上，比海藻更麁，柔韌而長，今登州人乾之以苴束器物。新定。

陀得花　味甘,温,無毒。主一切風血,浸酒服。生西國,胡人將來,胡人採此花以釀酒,呼爲三勒漿。今附。

[箋釋]

　　據《唐國史補》卷下云:"三勒漿,其法出波斯。三勒者,謂庵摩勒、毗黎勒、訶黎勒。"《四時纂要》載有三勒漿釀製法,其略云:"造三勒漿,訶梨勒、毗梨勒、庵摩勒,已上並和核用,各三大兩,擣如麻豆大,不用細。以白蜜一斗、新汲水二斗調熟,投乾净五斗甕中,即下三勒末,攪和匀。數重紙密封。三四日開,更攪。以乾净帛拭去汗。候發定,即止,但密封。此月一日合,滿三十日即成,味至甘美,飲之醉人,消食下氣。須是八月合即成,非此月不佳矣。"此言三勒漿由三種名字帶"勒"的藥物製成,與《開寶本草》説以陀得花釀酒不同。三勒漿亦見於唐詩,白居易《寄獻北都留守裴令公并序》"爲穆先陳醴,招劉共藉糟"句,自注云:"居易每十齋日在會,常蒙以三勒湯代酒也。"此未言作法。鄭畋《禁直和人飲酒》一首云:"卉醴陀花物外香,清濃標格勝椒漿。我來尚有鈞天會,猶得金尊半日嘗。"詩言"陀花",當即此"陀得花",首句"卉醴陀花物外香"則與《開寶本草》合。陳明老師對此有專題研究,認爲《開寶本草》的記載,乃是緣於"在釀造三勒漿的時候加入了陀得花,作爲三果的輔助成分",其説可參[見陳明:《法出波斯:三勒漿源流考》,《歷史研究》,2012(1)4頁]。

蒴藋　凉,無毒。治惡瘡,疥癬,風瘙。根名白藥。

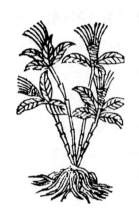

新分條。見日華子。

　　圖經曰：翦草生潤州。味苦、平，有毒。主諸瘡疥痂瘻蝕，及牛馬諸瘡。二月、三月採，暴乾用。

　　【陳藏器：翦草，味甚苦，平，無毒。主蟲瘡疥癬，浸酒服之。生山澤間，葉如茗而細，江東用之。

　　治勞瘵方云：婺、台州皆有，惟婺州者可用。狀如茜草，又如細辛。每用一斤，净洗爲末，入生蜜二斤，和爲膏，以器皿盛之，不得犯鐵器。九蒸九曝，日一蒸曝。病人五更起，面東坐，不得語，令匙抄藥，如粥服之，每服四兩，服已良久，用稀粟米飲壓之。藥冷服，粥飲亦不可太熱，或吐或下皆不妨。如久病肺損咯血，只一服愈。尋常欬嗽，血妄行，每服一匙可也。有一貴人，其國封病瘵，其尊人嘗以此方界之，九日而藥成。前一夕，病者夢人戒令翌日勿亂服藥。次日將服之，爲屋上土墜器中，不可服。再合既成，又將服之，爲籍覆器，又不得食。又再合未就，而夫人卒矣。此藥之異如此，若小小血妄行，一啜而愈矣。

潤州翦草

　〔**箋釋**〕

　　翦草是《嘉祐本草》從白藥條中分出者，故云“新分條”，其原植物似爲金粟蘭科銀綫草 *Chloranthus japonicus*，這也是當時各地多種“白藥”之一。

　　本條墨蓋子下所附“治勞瘵方”亦見《普濟本事方》卷五，稱“神傳剪草膏”，其略云：“剪草一斤，婺、台州皆有，惟婺州者可用。狀如茜草，又如細辛。每用一斤，净洗爲末，入生蜜一斤，和爲膏，以器盛之，不得犯鐵。九蒸九曝，日一蒸曝。病人五更起，面東坐，不得語，令匙抄藥，和粥服之，每服四匙，良久，用稀粟米飲壓之。藥冷服，粥飲亦不可太熱，或吐或下皆不妨。如久病肺損咯血，只一服愈。尋常欬嗽，血妄行，每服一匙可也。"《普濟方》引此，較《普濟本事方》多出以下字句："有一貴人，其國封病瘵，其尊人嘗以此方示之，九日而藥成。前一夕，病者夢人戒令翌日勿令服藥。次日將服之，爲屋土墜器中，不可服。再合既成，又將服，爲猫覆器，又不可食。又再作未就，而是人卒矣。此藥之異如此，若小小血妄行，一啜而愈。或云是陸農師夫人。鄉人艾孚先嘗親説此事，渠後作《大觀本草》亦取入集中。但人未識，不甚信耳。"由此知此段是艾晟增補，"孚先"當是艾晟的字。《證類本草》墨蓋子以下，以病名引起的條目，恐怕都是艾晟增補者。

一十種陳藏器餘

迷迭香　味辛，温，無毒。主惡氣，令人衣香，燒之去鬼。《魏略》云：出大秦國。《廣志》云：出西海。

1055

【海藥云：味平，不治疾，燒之祛鬼氣。合羌活爲丸散，夜燒之，辟蚊蚋。此外別無用矣。

〔箋釋〕

迷迭香爲唇形科植物迷迭香 *Rosmarinus officinalis*，原産地中海沿岸，漢末傳入中國，《太平御覽》卷九百八十二引魏文帝《迷迭賦》云："余種迷迭於中庭，嘉其揚條吐香馥，有令芳，乃爲之賦曰：坐中堂以游觀，覽芳草之樹庭。舞妙麗於纖枝，揚修榦而結莖。薄西夷之穢俗，超萬里而來征。豈衆卉之足方，信希世而特生。"《藝文類聚》卷八十一載曹植《迷迭香賦》云："播西都之麗草兮，應青春而發暉。流翠葉於纖柯兮，結微根於丹墀。信繁華之速實兮，弗見凋於嚴霜。芳莫秋之幽蘭兮，麗崑崙之芝英。既經時而收采兮，遂幽殺以增芳。去枝葉而特御兮，入綃縠之霧裳。附玉體以行止兮，順微風而舒光。"

故魚網　主鯁，以網覆鯁者頸，差。如煮汁飲之，骨當下矣。

故緤腳布　無毒。主天行勞復，馬駿風黑汗，洗汁飲，帶垢者佳。

〔箋釋〕

《本草綱目》云："即裹腳布也。李斯《（諫逐客）書》云天下之士，裹足不入秦，是矣。古名行縢。"按，行縢即今言綁腿布，非女子纏足布。又，"馬駿風"意思不詳，劉甲本寫作"馬鬃風"，似乎是馬病之一種，但缺乏文獻支持，故保留底本原貌。

江中採出蘆　蘆令夫婦和同,用之有法。此江中出波蘆也。

虱建草　味苦,無毒。去蟣虱,挼取汁沐頭,盡死。人有悞吞虱成病者,搗絞汁,服一小合。亦主諸蟲瘡。生山足濕地,莖葉似山丹,微赤,高一二尺。又有水竹葉,如竹葉而短小,生水中,亦云去虱,人取水竹葉生食。

含生草　主婦人難産,口中含之,立産。亦咽其汁。葉如卷栢而大。生靺鞨國。其葉,煮之不熱,無毒。

兔肝草　味甘,平,無毒。主金瘡,止血生肉,解丹石發熱。初生細軟,似兔肝。一名雞肝,與繁蔞同名。

石芒　味甘,平,無毒。主人畜爲虎狼等傷,恐毒入肉者。取莖雜葛根,濃煑服之,亦取汁。生高山,如芒,節短。江西人呼爲折草。六月、七月生穗如荻也。

蠶茵草　味辛,平,無毒。主蚕及諸蟲。如蠶類咬人,恐毒入腹,煮汁服之,生搗傅瘡。生濕地,如蓼大,莖赤花白,東土亦有之。

問荆　味苦,平,無毒。主結氣瘤痛上氣,氣急,煮服之。生伊、洛間洲渚。苗似木賊,節節相接,亦名接續草。

重修政和經史證類備用本草卷第十

草部下品之上總六十二種

三十種神農本經白字。

四種名醫别録墨字。

三種海藥餘

二十五種陳藏器餘

凡墨蓋子已下並唐慎微續證類

附子	烏頭射罔、烏喙（附[1]）。	天雄
側子	半夏	虎掌
由跋	鳶尾	大黄
葶藶	桔梗	莨音浪。菪音蕩。子
草蒿音義作藁，青蒿子（續注）。		旋覆花
藜蘆	鉤吻	射音夜。干
蛇全合是含字。	常山	蜀漆
甘遂	白斂赤斂（附）。	青葙子
雚音桓。菌音郡。	白及	大戟

① 附：底本作“咐”，據文意改。

澤漆　　　茵芋　　　　　赭音者。魁

貫衆花(附)。　蕣音饒。花　　牙子

及己　　　羊躑躅

　　　三種海藥餘

瓶香　　釵子股　　宜南草

　　　二十五種陳藏器餘

藕車香　　朝生暮落花　衝洞根　　井口邊草

狁耳草　　燈花末　　千金鑼草　斷罐草

狼杷草　　百草灰　　産死婦人塚上草　孝子衫襟灰

靈床下鞋履　蚕母草　故蓑衣結　　故炊箒

天羅勒　　毛蓼　　蛇芮草　　萬一藤

螺蠯草　　繼母草　　甲煎　　　金瘡小草

鬼釵草

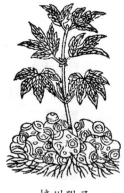

梓州附子

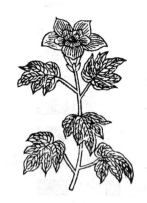

梓州附子花

附子　味辛、甘，溫、大熱，有大毒。主風寒欬逆，邪氣，溫中，金瘡，破癥堅積聚血瘕，寒濕踒躄卧切。躄，拘攣膝痛，脚疼冷弱，不能行步，腰脊風寒，心腹冷痛，霍亂轉筋，下痢赤白，堅肌骨，強陰。又墮胎，爲百藥長。生犍爲山谷及廣漢。冬月採爲附子，春採爲烏頭。地膽爲之使，惡蜈蚣，畏防風、黑豆、甘草、黃耆、人參、烏韭。

陶隱居云：附子，以八月上旬採，八角者良。凡用三建，皆熱灰微炮令拆，勿過焦。惟薑附湯生用之。俗方每用附子，皆須甘草、人參、生薑相配者，正制其毒故也。今按，陳藏器本草云：附子醋浸，削如小指，内耳中，去聾。去皮，炮令拆，以蜜塗上炙之，令蜜入内，含之，勿咽其汁，主喉痹。

圖經：文具側子條下。

【陳藏器云：附子無八角，陶强名之。古方多用八角附子，市人所貨，亦八角爲名。

雷公云：凡使，先須細認，勿誤用。有烏頭、烏喙、天雄、側子、木鼈子。烏頭少有莖苗，長身烏黑，少有傍尖。烏喙皮上蒼，有大豆許者，孕八九箇，周圍底陷，黑如烏鐵，宜於文武火中炮，令皴坼，即劈破用。天雄身全矮，無尖，周匝四面有附，孕十一箇，皮蒼色即是天雄。宜炮皴坼後，去皮尖底用，不然，陰制用並得。側子只是附子傍有小顆附子，如棗核者是，宜生用，治風癮神妙。木鼈子只是諸喙、附、雄、烏、側中毗槐者，號曰木鼈子，不入藥中用，若服，令人喪目。若附子底平有九角，如鐵色，一箇箇①

---

①　箇箇：劉甲本只有一“箇”字。

重一兩，即是氣全堪用。夫修事十兩，於文武火中炮，令皴坼者去之，用刀刮上孕子，并去底尖，微細劈破，於屋下午地上掘一坎，可深一尺，安於中一宿，至明取出，焙乾用。夫欲炮者，灰火，勿用雜木火，只用柳木最妙。若陰制使，即生去尖皮底了，薄切，用東流水并黑豆浸五日夜，然後漉出，于日中曬令乾用。凡使，須陰制去皮尖了，每十兩，用生烏豆五兩，東流水六升。

聖惠方：治丁瘡腫甚者：用附子末，醋和塗之，乾即再塗。《千金翼方》同。

外臺秘要：療偏風半身不遂，冷癖痃：附子一兩生用，無灰酒一升，右㕮咀內於酒中，經一七日，隔日飲之，服一小合，差。

千金翼：治大風，冷痰癖，脹滿，諸痺等病：用大附子一枚重半兩者，二枚亦得，炮之，酒漬，春冬五日，夏秋三日，服一合，以差爲度。日再服，無所不治。　　**又方**：治口噤卒不開：搗附子末內管中，開口吹喉中，差。

百一方：治卒忤，停尸不能言，口噤不開：生附子末置管中，吹內舌下，即差。

經驗方：嘔逆翻胃：用大附子一箇，生薑一斤，細剉，煮研如麪糊，米飲下之。

經驗後方：治大人久患口瘡：生附子爲末，醋、麪調，男左女右貼脚心，日再換。　　**又方**：治熱病，吐下水及下利，身冷脉微，發躁不止：附子一枚去皮臍，分作八片，入鹽一錢，水一升，煎半升，溫服，立效。

斗門方：治翻胃：用附子一箇最大者，坐於塼上，四面着火漸逼碎，入生薑自然汁中，又依前火逼乾，復淬之，約生薑汁可盡半椀許，搗羅爲末。用粟米飲下一錢，不過三服，差。　　**又方：**治元藏傷冷及開胃：附子炮過，去皮尖，搗羅爲末，以水兩盞，入藥二錢，鹽、葱、棗、薑同煎，取一盞，空心服。大去積冷，暖下元，肥腸益氣，酒食無礙。

簡要濟衆：治脚氣連腿腫滿，久不差方：黑附子一兩，去皮臍，生用搗爲散，生薑汁調如膏，塗傅腫上。藥乾，再調塗之，腫消爲度。

孫用和：治大瀉霍亂不止：附子一枚重七錢，炮去皮臍，爲末，每服四錢，水兩盞，鹽半錢，煎取一盞，温服，立止。

張文仲：療眼暴赤腫，磣痛不得開，又淚出不止：削附子赤皮，末如蠶屎，着眥中，以定爲度。

崔氏方：療耳聾風，牙關急不得開方：取八角附子一枚，酢漬之三宿令潤，微削一頭内耳中，灸上十四壯，令氣通耳中，即差。

孫兆口訣云：治陰盛隔陽傷寒，其人必躁熱，而不欲飲水者是也，宜服霹靂散：附子一枚，燒爲灰存性，爲末，蜜水調下爲一服而愈。此逼散寒氣，然後熱氣上行而汗出，乃愈。　　**又方：**治頭痛：附子炮，石膏煅，等分爲末，入腦、麝少許，茶、酒下半錢。

修真秘旨：治頭風至驗：以附子一箇，生去皮臍，用菉豆一合，同入銚子内，煮豆熟爲度。去附子服豆，即立差。每箇附子，可煮五服，後爲末服之。

〔箋釋〕

先秦文獻中"堇"可能是某類有毒植物的總名，多數注家釋爲烏頭類植物,《國語·晉語》"驪姬受福,乃寘鴆於酒,寘堇於肉",賈逵注:"堇,烏頭也。"《爾雅》"芨,堇草",郭璞注:"即烏頭也,江東呼爲堇。"《莊子·徐無鬼》"藥也,其實堇也",成玄英疏:"堇,烏頭也,治風痹。"但據《五十二病方》堇、毒堇、烏喙並見,故後世注經者懷疑堇非烏頭,看來是正確的。儘管如此,《五十二病方》、西漢《萬物》簡以及《急就篇》中提到的"烏喙",則毫無疑問爲毛茛科烏頭屬 *Aconitum* 植物。

烏頭類藥物開始分化,大約開始於西漢,《淮南子·繆稱訓》云:"天雄、烏喙,藥之凶毒也,良醫以活人。"至東漢初,武威醫簡同時出現附子、烏喙、天雄之名,《本草經》亦以附子、烏頭、天雄爲三物,其中提到"烏頭一名烏喙"。其後《名醫別錄》在烏頭條附錄射罔、烏喙,又新增側子條。這些烏頭類藥物之間的關係,歷代說法不一。

《本草經》三物分生三處,經云"附子生犍爲山谷","烏頭生朗陵川谷","天雄生少室山谷",對此陶弘景頗不理解,他說:"凡此三建,俗中乃是同根,而本經分生三處,當各有所宜故也,今則無別矣。"其實,產地的不同正暗示了品種的差別。魏晉以後,漸漸將三者視同一物,代表性說法即謝靈運《山居賦》所云"三建異形而同出";但各類藥物之間的關係,各家看法又有不同。《廣雅》云:"奚毒,附子也。一歲爲莭子,二歲爲烏喙,三歲爲附子,四歲爲烏頭,五歲爲天雄。"此主張用生長年限來區別。《博物志》云:"物有同類而異用者,烏頭、天雄、附子一物,春夏秋冬採之各異。"此則認爲是採收時間的不同所造成,與《名醫別錄》説"冬採爲附子,春採爲烏頭"相合。《吳普本草》説烏頭:"正月始生,葉厚,莖方中空,葉四面相當,與蒿相似。"而説烏喙"形如烏頭,有兩歧相合,如烏頭之喙,名曰烏喙也";側子"是附子角之大者";附子"皮黑肌白"。

南宋趙與時《賓退録》卷三中所載楊天惠《彰明縣附子記》被認爲是研究烏頭、附子名實的重要文獻,其説的確較上述諸家爲詳:"其莖類野艾而澤,其葉類地麻而厚,其花紫,葉黄,蕤長包而圓蓋。"又云:"蓋附子之品有七,實本同而末異,其種之化者爲烏頭,附烏頭而旁生者爲附子,又左右附而偶生者爲鬲子,又附而長者爲天雄,又附而尖者爲天佳,又附而上出者爲側子,又附而散者爲漏藍。皆脉絡連貫,如子附母,而附子以貴,故獨專附名,自餘不得與焉。凡種一而子六七以上,則其實皆小;種一而子二三,則其實稍大;種一而子特生,則其實特大。附子之形,以蹲坐正節角少爲上,有節多鼠乳者次之,形不正而傷缺風皺者爲下。附子之色,以花白爲上,鐵色次之,青緑爲下。天雄、烏頭、天佳,以豐實過握爲勝,而漏藍、側子,園人以乞役夫,不足數也。"此所描述的植物形態,以及主産地四川歷代相沿的栽種優勢,並結合《本草圖經》龍州烏頭圖例,可以確定,宋代以來附子的正宗來源就是毛茛科川烏頭 *Aconitum carmichaeli*。

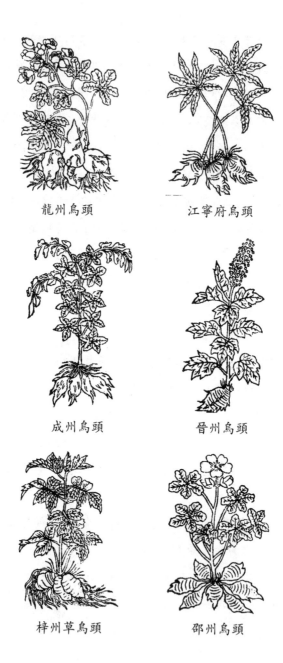

龍州烏頭　　　　　　江寧府烏頭

成州烏頭　　　　　　晉州烏頭

梓州草烏頭　　　　　邵州烏頭

烏頭　味辛、甘，<mark>溫</mark>、大熱，有大毒。<mark>主中風惡風，洗洗出汗，除寒濕痺，欬逆上氣，破積聚寒熱，消胸上痰冷，</mark>食不下；心腹冷疾，臍間痛；肩胛痛，不可俛仰；目中痛，不可久視。又墮胎。<mark>其汁煎之名射罔，殺禽獸。</mark>

　　射罔　味苦，有大毒。療尸疰癥堅，及頭中風痺痛。<mark>一名奚毒，一名即子，一名烏喙。</mark><mark>臣禹錫等謹按，中蠱通用藥</mark>云：射罔，溫，大熱。

　　烏喙音諱。　味辛，微溫，有大毒。主風濕，丈夫腎濕陰囊癢，寒熱歷節，掣引腰痛，不能行步，癰腫膿結。又墮胎。生朗陵山谷。正月、二月採，陰乾。長三寸已上爲天雄。莽草爲之使，反半夏、栝樓、貝母、白斂、白及，惡藜蘆。

　　<mark>陶隱居</mark>云：今採用四月，烏頭與附子同根，春時莖初生，有腦形似烏鳥之頭，故謂之烏頭。有兩歧共蒂狀如牛角，名烏喙，喙即烏之口也。亦以八月採，搗笮莖取汁，日煎，爲射罔。獵人以傅箭，射禽獸，中人亦死，宜速解之。<mark>唐本注</mark>云：烏喙，即烏頭異名也。此物同苗，或有三歧者，然兩歧者少。縱天雄、附子有兩歧者，仍依本名。如烏頭兩歧，即名烏喙，天雄、附子若有兩歧者，復云何名之？<mark>臣禹錫等謹按，吳氏</mark>云：烏頭一名莨，一名千秋，一名毒公，一名果負，一名耿子。神農、雷公、桐君、黃帝：甘，有毒。正月始生，葉厚，莖方中空，葉四四相當，與蒿相似。<mark>又云：</mark>烏喙，神農、雷公、桐君、黃帝：有毒。十月採。形如烏頭，有兩歧，相合如烏之喙，名曰烏喙也。所畏、惡、使，盡與烏頭同。

爾雅云：芨，堇草。注：即烏頭也，江東呼爲堇。音靳。崔寔四民月令云：三月可採烏頭。藥性論云：烏頭，使，遠志爲之使，忌豉汁，味苦、辛，大熱，有大毒。能治惡風憎寒，濕痺逆氣，冷痰包心，腸腹疞痛，痃癖氣塊，益陽事，中風洗洗惡寒，除寒熱，主胸中痰滿，冷氣，不下食，治欬逆上氣，治齒痛，破積聚寒，主強志。又云：烏喙，使，忌豉汁，味苦、辛，大熱。能治男子腎氣衰弱，陰汗，主療風温濕邪病，治寒熱癰腫歲月不消者。陳藏器云：射罔本功外，主瘻瘡，瘡根結核，瘰癧，毒腫及蛇咬。先取藥塗肉四畔，漸漸近瘡，習習逐病至骨。瘡有熟膿及黃水出，塗之；若無膿水，有生血，及新傷肉破，即不可塗，立殺人。亦如殺走獸，傅箭鏃射之，十步倒也。日華子云：土附子，味瘥、辛，熱，有毒。生去皮，搗濾汁澄清，旋添，曬乾取膏，名爲射罔。獵人將作毒箭使用，或中者，以甘草、藍青、小豆葉、浮萍、冷水、薺苨，皆可禦也。

圖經：文具側子條下。

【聖惠方：治風，腰脚冷痺疼痛：用川烏頭三分去皮臍，生搗羅，釅醋調塗，於故帛上傅之，須臾痛止。　**又方**：治久疥癬方：用川烏頭七枚，生用搗碎，以水三大盞，煎至一大盞，去滓，温洗之。

外臺秘要：治頭風頭痛：臘月烏頭一升，炒令黃，末之，絹袋盛，酒三升浸，温服。

千金方：治耳鳴如流水聲，耳癢及風聲，不治久成聾：全烏頭一味，掘得承濕削如棗核大，塞耳。旦易夜易，不過三日愈。
又方：治沙虱毒，以射罔傅之，佳。

經驗方：治一切冷氣，去風痰，定遍身疼痛，益元氣，強精力,固精益髓,令人少病:川烏頭一斤,用五升許大瓷鉢子盛,以童子小便浸,逐日添注,任令溢出,浸二七日,其烏頭通軟,揀去爛壞者不用,餘以竹刀切破,每箇作四片,却用新汲井水淘七遍後浸之,每日換。七日,通前浸二十一日,取出焙乾。其藥潔白,搗羅爲末,酒煮麴糊丸菉豆大,每服十丸,空心鹽湯、酒下,少粥飰壓之。如冷氣稍盛,加丸數服之。

經驗後方:治痢獨聖丸:川烏頭一箇好者,柴灰火燒,煙欲盡取出,地上盞子合,良久,細研,用酒、蠟丸如大麻子,每服三丸。赤痢,用黃連、甘草、黑豆煎湯放冷吞下;如白,用甘草、黑豆煎湯放冷吞下;如瀉及肚疼,水吞下。每於空心服之,忌熱物。

梅師方:治蛇虺螫人,以射罔塗螫處,頻易。 **又方**:治婦人血風虛冷,月候不勻,或即腳手心煩熱,或頭面浮腫頑麻:川烏頭一斤,清油四兩,鹽四兩,一處鐺內熬令裂,如桑椹色爲度,去皮臍。五靈脂四兩,合一處爲末,入臼中搗令勻後,蒸餅丸如梧桐子大,空心溫酒、鹽湯下二十丸,亦治丈夫風疾。 **又方**:補益元藏,進飲食,壯筋骨,二虎丸:烏頭、附子各四兩,釅醋浸三宿,取出切作片子,穿一小坑,以炭火燒令通赤,用好醋三升,同藥傾入熱坑子內,盆合之,經一宿取出,去砂土,用好青鹽四兩研,與前藥同炒,令赤黃色,杵爲末,醋、麴糊丸如梧子大,空心冷酒下十五丸,鹽湯亦得,婦人亦宜。 **又方**:療癱緩風,手足軃曳,口眼喎斜,語言蹇澁,履步不正,神驗,烏龍丹:川烏頭去皮臍了,五靈脂各五兩,右爲末,入龍腦、麝香研令細勻,滴水丸如彈子大,每服一丸,先以生薑汁研化,次煖酒調服之,一日兩服,空心、晚食前服。治一人只三十丸,服得五七丸,便覺擡得手,移得步，十丸可以自梳頭。

勝金方：治蠍蜇：烏頭末少許，頭醋調傅之。

靈苑方：治馬汗入瘡，腫痛漸甚，宜急療之，遲則毒深難理：以生烏頭末傅瘡口，良久有黄水出，立愈。

初虞世：治陷甲，割甲成瘡，連年不差：川烏頭尖、黄蘗等分爲末，洗了貼藥。

修真秘訣：治瀉痢，三神丸：草烏頭三兩，一兩生，一兩熟炒，一兩燒存性，研爲末，以醋、麪糊丸如菉豆大，每服五丸，空心服。瀉用井花水；赤痢，甘草湯下；白痢，乾薑湯下；赤白痢，生薑甘草湯下。

孫兆口訣：治陰毒傷寒，手足逆冷，脉息沉細，頭疼腰重，兼治陰毒欬逆等疾：川烏頭、乾薑等分，右爲麄散，炒令轉色，放冷再擣爲細散，每一錢，水一盞，鹽一撮，煎取半盞，温服。

古今録驗：治癰攻腫，若有瘜肉突出者：烏頭五枚，以苦酒三升，漬三日，洗之，日夜三四度。

楊氏産乳：療耳鳴無晝夜：烏頭燒作灰，昌蒲等分爲末，綿裹塞耳中，日再用，効也。

唐李寶臣：爲妓人置堇于液，寶臣飲之即喑，三日死。

唐武后：置堇於食，賀蘭氏食之，暴死。

衍義曰：烏頭、烏喙①、天雄、附子、側子，凡五等，皆一物也，止以大小、長短、似像而名之。後世補虚寒則須用附子，仍取其端平而圓，大及半兩以上者，其力全不僭。風家即多用天雄，

① 喙：底本作“啄”，據上下文改。

亦取其大者，以其尖角多熱性，不肯就下，故取敷散也。此用烏頭、附子之大略如此。餘三等，則量其材而用之。其炮製之法，經方已著。

〔箋釋〕

儘管歷代本草家對附子、天雄與烏頭的關係糾結不清，但所言烏頭基本都是毛茛科烏頭屬 Aconitum 植物。《本草圖經》繪有多幅烏頭圖例，暗示品種來源多樣。宋代以來川烏頭 Aconitum carmichaeli 的子根成爲附子的主要來源，其主根也就是烏頭的主流品種，後來稱爲"川烏頭"，其他烏頭品種則被歸爲"草烏頭"。

烏頭自古是毒藥，《太平御覽》卷九百九十引《春秋後語》云："蘇秦如齊，見王，拜而慶，仰而弔。齊王曰：是何慶弔相隨而速速也？蘇秦曰：臣聞飢人之所以不食烏喙者，以爲雖偷充腹，而與死人同患也。今燕雖弱小，秦王之女婿，大王利其十城，而長與强秦爲仇，今使弱燕爲雁行，而强秦繼推其後，是食烏喙之類也。"注云："烏喙，毒藥，與烏頭、附子同本也。"

白居易《禽蟲十二章》其中一首說："豆苗鹿嚼解烏毒，艾葉雀銜奪燕巢。鳥獸不曾看本草，誰知藥性是誰教？"原注："嘗獵者說云，鹿若中箭，發，即嚼豆葉食之，多消解。箭毒多用烏頭，故云烏毒。又燕惡艾，雀欲奪其巢，先銜一艾致其巢，輒避去，因而有之。"

燕子是否畏艾不得而知，烏頭含烏頭鹼 aconitine，心臟毒性和中樞毒性皆可致人死命，絕非豆葉所能解救，幸無將傳說當成真實。

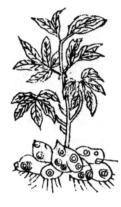

天雄

天雄　味辛、甘，温、大温，有大毒。主大風，寒濕痹，歷節痛，拘攣緩急，破積聚邪氣，金瘡，强筋骨，輕身健行，療頭面風去來疼痛，心腹結積，關節重，不能行步，除骨間痛，長陰氣，强志，令人武勇力作不倦。又墮胎。一名白幕。生少室山谷。二月採根，陰乾。遠志爲之使，惡腐婢。

陶隱居云：今採用八月中旬。天雄似附子，細而長便是，長者乃至三四寸許。此與烏頭、附子三種，本並出建平，故謂之三建。今宜都佷山最好，謂爲西建，錢塘間者謂爲東建，氣力劣弱不相似，故曰西冰猶勝東白也。其用灰殺之，時有冰强巨兩切。者，不佳。唐本注云：天雄、附子、烏頭等，並以蜀道綿州、龍州出者佳，餘處縱有造得者，力弱，都不相似。江南來者，全不堪用。陶以三物俱出建平，故名之，非也。按，《國語》“真菫于肉”，注云：“烏頭也。”《爾雅》云“芨，菫音靳。草”，郭注云：“烏頭苗也。”此物本出蜀漢，其本名菫，今訛爲建，遂以建平釋之。又石龍芮葉似菫，故名水菫，今復爲水芨，亦作建音，此豈復生建平耶？檢字書又無芨字，甄立言《本草音義》亦論之。天雄、附子、側子並同用。八月採造，其烏頭四月上旬，今云二月採，恐非時也。臣禹錫等謹按，淮南子云：天雄、雄雞志氣益。注云：取天雄三枚，内雄雞腸中，搗生食之，令人勇。**藥性論**云：天雄，君，忌豉汁，大熱，有大毒。乾薑制，用之能治風痰，冷痺，軟脚，毒風，能止氣喘促急，殺禽蟲毒。**日華子**云：治一切風，一切氣，助陽道，暖水藏，補腰膝，益精，明目，通九竅，利皮膚，調血脉，四肢不遂，破痃癖癥結，排膿止痛，續骨消瘀血，補冷氣虚損，霍亂轉筋，背脊傴僂，消風痰，下胸膈水，發汗，止陰汗，炮含治喉痺。凡丸散，炮去皮臍用，飲藥即和皮生使，甚佳。可以便驗。又云：天雄，大長少角，刺而虚，烏喙似天雄，而附子大短有角，平穩而實，烏頭次於附子，側子小於烏頭，連聚生者名爲虎掌，並是天雄一裔，子母之類，力氣乃有殊等，即宿根與嫩者耳。已上並忌豉汁。

圖經：文具側子條下。

【陳藏器】：天雄身全短，無尖，周匝四面有附子，孕十一箇，皮蒼色即是。天雄宜炮皴坼後，去皮尖底用之，不然，陰制用並得。

別説云：謹按，此數條説前項悉備，但天雄者始種烏頭，而不生諸附子、側子之類，經年獨生，長大者是也。蜀人種之忌生此，以爲不利，如養蚕而爲白殭之類也。

〔箋釋〕

附子、烏頭至今藥用，天雄卻早已銷聲匿迹。天雄雖然被認爲是烏頭根的一部分，但通常的説法有些奇怪，陶弘景謂“天雄似附子，細而長便是，長者乃至三四寸許”，此説被多數文獻接受，不僅《彰明附子記》附和説“又附而長者爲天雄”，直到《中藥大辭典》天雄條也只是含混地説：

"爲附子或草烏頭之形長而細者。"而事實上,*Aconitum* 屬植物的子根幾乎没有呈條形者,陶弘景云云,其實是源於對《名醫别録》"烏喙長三寸已上爲天雄"一語的誤解。按,烏頭、烏喙一物二名,或説烏喙是烏頭之兩歧者亦無不妥,天雄的本義疑是指烏頭(喙)之長大者,陳承的論述最爲得體:"但天雄者,始種烏頭,而不生諸附子、側子之類,經年獨生,長大者是也。蜀人種之忌生此,以爲不利。"此即説未結附子之獨條烏頭爲天雄。李時珍的看法亦同,《本草綱目》集解項云:"天雄乃種附子而生出或變出,其形長而不生子,故曰天雄。其長而尖者,謂之天錐,象形也。"此外,《賓退録》對天雄的來歷别有看法,有云:"(《古涪志》)云:天雄與附子類同而種殊,附子種近漏籃,天雄種如香附子。凡種,必取土爲槽,作傾邪之勢,下廣而上狹,實種其間,其生也與附子絶不類,雖物性使然,亦人力有以使之。此又楊説所未及也。審如志言,則附子與天雄非一本矣,楊説失之。"按趙與時所説的這種天雄頗可能是鐵棒錘 *Aconitum szechenyianum* 之類,其根爲紡錘形,少有子根。

　　與阿魏一樣,宋代禪僧也拈天雄來作話頭,據《率庵梵琮禪師語録》,梵琮有一首偈子説:"天雄附子出綿州,價數高低一等酬。治病殺人隨所用,到頭難覓個蹤由。"遺憾的是詩句看不出天雄與附子的價格孰爲高低。又,《嘉祐本草》引《淮南子》"天雄、雄雞志氣益",注云:"取天雄三枚,內雄雞腸中,搗生食之,令人勇。"此亦見《太平御覽》卷九百八十九引《淮南子》。正與《名醫别録》説天雄"令人武勇力作不倦"相合,恐是根據"天雄"的名稱附會而來者。

側子　味辛,大熱,有大毒。主癰腫,風痺歷節,腰脚疼冷,寒熱,鼠瘻。又墮胎。

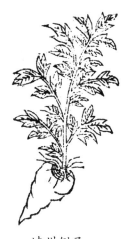

峽州側子

陶隱居云:此即附子邊角之大者脱取之,昔時不用,比來醫家以療脚氣多驗。凡此三建,俗中乃是同根,而本經分生三處,當各有所宜故也。方云"少室天雄,朗陵烏頭",皆稱本土,今則無別矣。少室山連嵩高,朗陵縣屬豫州汝南郡,今在北國。唐本注云:側子,只是烏頭下共附子、天雄同生。小者側子,與附子皆非正生,謂從烏頭傍出也。以小者爲側子,大者爲附子。今稱附子角爲側子,理必不然。若當陽已下,江左及山南嵩高、齊、魯間,附子時復有角,如大豆許。夔州已上劍南所出者,附子之角,曾微黍粟,持此爲用,誠亦難充。比來京下皆用細附子,有效,未嘗取角。若然,方須八角附子,應言八角側子,言取角用,不近人情也。臣禹錫等謹按,蜀本注云:昔多不用,今以療脚氣甚效。按,陶云"側子即附子邊角之大者削取之",蘇云"只是烏頭下共附子同生,小者爲側子,大者爲附子",殊無證據。但云附子角小如黍粟,難充於用,故有此説。今據附子邊,果有角大如棗核及檳榔已來者,形狀亦自是一顆,仍不小。是則烏頭傍出附子,附子傍出側子,明矣。似烏烏頭爲烏頭,兩歧者爲烏喙,細長乃至三四寸者爲天雄,根傍如芋散生者名附子,傍連生者名側子，五物同出而異名。苗高二尺許，葉似石龍芮及艾，其花紫赤，其實紫黑。今以龍州、綿州者爲佳。作之法：以生、熟湯浸半日，勿令滅氣出。以白灰裹之，數易使乾。又法：以米粥及糟麴等，並不及前法。吳氏云：側子一名茛。神農、岐伯：有大毒。八月採，陰乾。是附子角之大者，畏惡與附子同。藥性論云：側子，使。能治冷風濕痹，大風筋骨攣急。

圖經曰：烏頭、烏喙生朗陵山谷，天雄生少室山谷，附子、側子生犍爲山谷及廣漢，今並出蜀土。然四品都是一種所産，其種出於龍州。種之法：冬至前，先將肥腴陸田耕五七遍，以猪糞糞之，然後布種，逐月耕耔，至次年八月後方成。其苗高三四尺已來，莖作四稜，葉如艾，花紫碧色，作穗，實小，紫黑色，如桑椹。本只種附子一物，至成熟後有此四物，收時仍一處造釀方成。釀之法：先於六月内，踏造大、小麥麴，至收採前半月，預先用大麥㷿成粥，後將上件麴造醋，候熟淋去糟。其醋不用太酸，酸則以水解之。便將所收附子等去根須，於新潔甕内淹浸七日，每日攪一遍，日足撈出，以彌疎篩攤之，令生白衣。後向慢風日中曬之百十日，以透乾爲度。若猛日曬，則皺而皮不附肉。其長三二寸者，爲天雄，割削附子傍尖芽角爲側子，附子之絶小者亦名爲側子。元種者，母爲烏頭，其餘大、小者皆爲附子，以八角者爲上。如方藥要用，須炮令裂，去皮臍使之。綿州彰明縣多種之，惟赤水一鄉者最佳。然收採時月與本經所説不同，蓋今時所種如此。其内地所出者，與此殊别，今亦稀用。謹按，本經“冬採爲附子，春採爲烏頭”，而《廣雅》云“奚毒，附子也。一歲爲萴與側同。子，二歲爲烏喙，三歲爲附子，四歲爲烏頭，五歲爲天雄”。今一年

1076

證類本草箋釋

種之，便有此五物，豈今人種蒔之法，用力倍至，故爾繁盛也。雖然，藥力當緩於歲久者耳。崔氏治寒疝心腹脅引痛，諸藥不可近者，蜜煎烏頭主之：以烏頭五枚大者，去芒角及皮，四破，以白蜜一斤，煎令透潤，取出焙乾，搗篩，又以熟蜜丸，冷鹽湯吞二十丸如梧子，永除。又法：用煎烏頭蜜汁，以桂枝湯五合解之。飲三合，不知加五合。其知者如醉，以爲中病。《續傳信方》治陰毒傷寒，煩躁，迷悶不主悟人，急者用大附子一箇可半兩者，立劈作四片，生薑一大塊，立劈作三片，如中指長，糯米一撮，三味以水一升，煎取六合，去滓，如人體溫，頓服，厚衣覆之，或汗出，或不出，候心神定，即別服水解散。太白通關散之類，不得與冷水，如渴，更將滓煎與喫。今人多用有效，故詳著之。

【陳藏器云：側子，冷酒調服，治遍身風癬。

雷公云：側子，只是附子傍有小顆附子如棗核者是。宜生用，治風癬神妙也。木鼈子，只是諸喙附雄烏側中毗楪者，號曰木鼈子，不入藥用。若服之，令人喪目。

〔箋釋〕

　　側子雖然不見於《本草經》，但也淵源久遠。《説文》"萴，烏喙也"，《鹽鐵論·誅秦》云："雖以進壤廣地，如食萴之充腸也，欲其安存，何可得也。"這與前引蘇秦的話"臣聞飢人之所以不食烏喙者，以爲雖偷充腹，而與死人同患也"，都是"飲鴆止渴"的意思，萴與烏喙、烏頭自然是一類。

　　側子來源於烏頭，但究竟是烏頭根的哪一部分，則有兩種説法，陶弘景等説爲附子上的側根或加工附子時切削

的邊角,《新修本草》《彰明附子記》等説爲附子之小者或
子根位置形狀特殊者。按 *Aconitum carmichaeli* 植物子根
爲附子,而附子雖有若干瘤狀突起,俗稱丁包,但其上只有
鬚根而基本不生側根,因此古代商品中的側子,應該是附
子加工過程中削下的丁包,或個頭較小的附子,故蘇頌的
意見十分正確:"割削附子傍尖芽角爲側子,附子之絶小者
亦名爲側子。"側子主要是附子削下的邊角,隨着附子加工
工藝的改變,其來源成了問題,至於以個頭小的附子充側
子,因本品不出於《本草經》,故後世使用本來就少,且又與
晚起的漏籃子相混,故被淘汰。

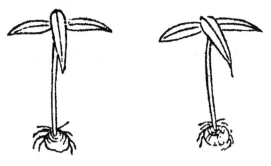

齊州半夏

半夏　味辛,平,生微寒、熟温,有毒。主傷寒寒熱,
心下堅,下氣,喉咽腫痛,頭眩,胸脹欬逆,腸鳴,止汗,消
心腹胸膈痰熱滿結,欬嗽上氣,心下急痛堅痞,時氣嘔
逆,消癰腫,墮胎,療痿黃,悦澤面目。生令人吐,熟令人
下。用之,湯洗令滑盡。一名守田,一名地文,一名水

玉,一名示姑。生槐里川谷。五月、八月採根,暴乾。射干爲之使,惡皂莢,畏雄黄、生薑、乾薑、秦皮、龜甲,反烏頭。

陶隱居云:槐里屬扶風,今第一出青州,吳中亦有。以肉白者爲佳,不厭陳久,用之,皆先湯洗十許過,令滑盡,不爾,戟人咽喉。方中有半夏,必須生薑者,亦以制其毒故也。唐本注云:半夏,所在皆有,生平澤中者,名羊眼半夏,圓白爲勝,然江南者大乃徑寸,南人特重之,頃來互用,功狀殊異。問南人,説苗乃是由跋,陶注云"虎掌極似半夏",注由跋乃説鳶尾,於此注中似説由跋。三事混淆,陶終不識。臣禹錫等謹按,蜀本云:熟可以下痰。又,圖經云:苗一莖,莖端三葉,有二根相重,上小下大,五月採則虛小,八月採實大。採得,當以灰裹二日,湯洗暴乾之。藥性論云:半夏,使,忌羊血、海藻、飴糖、柴胡爲之使,有大毒。湯淋十遍去涎,方盡其毒,以生薑等分制而用之。能消痰涎,開胃建脾,止嘔吐,去胸中痰滿,下肺氣,主欬結。新生者,摩塗癰腫不消,能除瘤癭氣。虛而有痰氣,加而用之。日華子云:味瘥、辛。治吐食反胃,霍亂轉筋,腸腹冷痰瘧。

圖經曰:半夏生槐里川谷,今在處有之,以齊州者爲佳。二月生苗一莖,莖端出三葉,淺綠色,頗似竹葉而光,江南者似芍藥葉。根下相重生,上大下小,皮黄肉白。五月、八月内採根,以灰裹二日,湯洗暴乾。一云五月採者虛小,八月採者實大。然以圓白陳久者爲佳。其平澤生者甚小,名羊眼半夏。又由跋絕類半夏,而苗高近一二尺許,根如雞卵大,多生林下,或云即虎掌之小者,足以相亂。半夏主胃冷嘔噦,方藥之最要。張仲景治反胃嘔吐,大半夏湯:半夏三升,人參三兩,白蜜一升,以水一斗二升和,揚之一百二十遍,煑取三升半,温服一升,日再。亦治膈間支飲。又主嘔噦,穀不得下,眩悸,半夏加茯苓湯:半夏一升,生薑半斤,茯苓三兩,切,以水七升,煎取一升半,分温服之。又主心下悸,半夏麻黃丸:二物等分,篩末蜜丸,大如小豆,每服三丸,日三。其餘主寒厥赤丸,四逆嘔吐,附子粳米湯及傷寒方:用半夏一升,洗去滑,焙乾,搗末,小麥麫一升,合和,以水搜令熟,丸如彈丸,以水煮令麫熟則藥成。初吞四五枚,日二,稍稍增至十五枚,旋煮旋服,覺病減,欲更重合亦佳。禁食餳與羊肉。

【雷公云:凡使,勿誤用白傍蕨子,真似半夏,只是咬着微酸,不入藥用。若修事半夏四兩,用搗了白芥子末二兩,頭醋六兩,二味攪令濁,將半夏投於中,洗三遍用之。半夏上有陳涎,若洗不净,令人氣逆,肝氣怒滿。

聖惠方:治時氣,嘔逆不下食:用半夏半兩,湯浸洗七遍去滑,生薑一兩同剉碎,以水一大盞,煎至六分,去滓,分二服,不計時候温服。　　**又方**:治蟍瘻五孔皆相通:半夏一分爲末,以水調傅之。

經驗後方:正胃:半夏二兩,天南星二兩,右以爲末,用水五升,入壜子内,與藥攪勻,浸一宿,去清水,焙乾,重碾令細。每服水二盞,藥末二錢,薑三片,同煎至八分,温服,至五服効。

1080

斗門方:治胸膈壅滯,去痰開胃:用半夏净洗焙乾,搗羅爲末,以生薑自然汁和爲餅子,用濕紙裹,於慢火中煨令香熟。水兩盞,用餅子一塊如彈丸大,入鹽半錢,煎取一盞,温服,能去胸膈壅逆,大壓痰毒及治酒食所傷,其功極驗。

簡要濟衆:治久積冷,不下食,嘔吐不止,冷在胃中:半夏五兩,洗過爲末,每服二錢,白麪一兩,以水和搜,切作碁子,水煑麪熟爲度,用生薑、醋調和服之。

古今録驗:治喉痹:半夏末方寸匕,鷄子一枚,頭開竅子,去内黄白,盛淳苦酒,令小滿,内半夏末着中,攪和雞子内,以鐶子坐之,於炭上煎,藥成置杯中,稍暖嚥之。

錢相公篋中方:治蠍螫人:取半夏,以水研塗之,立止。

深師方:治傷寒病呃不止:半夏熟洗乾末之,生薑湯服一錢匕。

子母秘録:治小兒腹脹:半夏少許,洗,搗末,酒和丸如粟米大,每服二丸,生薑湯吞下,不差,加之,日再。又若以火炮之爲末,貼臍亦佳。　　**又方**:治五絶,一曰自縊,二曰墙壁壓,三曰溺水,四曰魘魅,五曰産乳。凡五絶,皆以半夏一兩,搗篩爲末,丸如大豆,内鼻中愈。心温者,一日可治。

産書:治産後運絶:半夏一兩,搗爲末,冷水和丸如大豆,内鼻孔中即愈。此是扁鵲法。

御藥院:治膈壅風痰:半夏不計多少,酸漿浸一宿,温湯洗五七遍,去惡氣,日中曬乾,搗爲末,漿水搜餅子,日中乾之,再爲末。每五兩入生腦子一錢,研勻,以漿水濃脚丸雞頭大。紗袋盛,通風處陰乾。每一丸,好茶或薄荷湯下。

紫靈元君南嶽夫人内傳:治卒死:半夏末如大豆許,吹鼻中。

衍義曰:半夏,今人惟知去痰,不言益脾,蓋能分水故也。脾惡濕,濕則濡而困,困則不能制水。經曰:濕勝則瀉。一男子夜數如厠,或教以生薑一兩碎之,半夏湯洗,與大棗各三十枚,水一升,瓷瓶中,慢火燒爲熟水,時時呷,數日便已。

〔箋釋〕

半夏之名始見於《禮記·月令》:"仲夏之月,鹿角解,蟬始鳴,半夏生,木堇榮。"《呂氏春秋》《淮南子》皆同,《急就篇》"半夏皂荚艾囊吾"句,顏師古注:"半夏,五月苗始生,居夏之半,故爲名也。"顯然,這種半夏是因爲生於夏曆五月而得名,這與後世所用天南星科植物半夏的生物學特性不符,對此,孫星衍、森立之皆在著作中含蓄地表達了他們的疑惑。孫輯《本草經》半夏條的按語引《月令》作"二月半夏生",幾乎所有的孫輯本以及黃奭輯本皆是如此,顯然改"五月"爲"二月"不應視爲版本訛誤,而是有意爲之。半夏,《本草經》一名水玉,孫星衍又云:"《列仙傳》云赤松子服水玉以教神農,即半夏別名。"按赤松子事見《列仙傳》卷上,如果赤松子所服的這種"水玉"是半夏的話,的確與該藥在《本草經》下品的地位不相吻合。森立之則從另一個角度對"五月生半夏"作了解釋,《本草經考注》本條按語云:"葉有細、闊二種,花有紫、白二樣,五月葉莖際生實,與百合實、零餘子等同。此實即是嫩根落地而生芽也。《月令》所云五月半夏生,此之謂也。"森立之將五月生半夏解釋爲葉柄下部的珠芽,其實,不論如何曲爲解說,直到漢代,藥用半夏恐怕都不是今用品種。

魏晉文獻中的半夏應與今種接近,《名醫別錄》提到"生令人吐,熟令人下。用之,湯洗令滑净。"陶弘景也説:"用之,皆先湯洗十許過,令滑盡,不爾,戟人咽喉。"現代研究提示,生半夏所含 2,4-二羥基苯甲醛葡萄糖苷對黏膜有刺激作用,可以催吐,受熱後此成分破壞,其他耐熱成分則有止嘔作用。至於兩書提到的洗令"滑"盡,這當是形容半夏塊莖中所含黏液細胞之黏液質。此外,《吳普本草》則在植物特徵上對半夏有所描述:"一名和姑,生微丘,或生野中。葉三三相偶,二月始生,白花圓上。"這基本符合今用天南星科半夏 *Pinellia ternata* 特徵。

　　宋代半夏道地產區在齊州,即今山東省濟南市歷城區,《本草圖經》專門繪製齊州半夏,並說:"今在處有之,以齊州者爲佳。"《本草衍義·序例》乃將齊州半夏與上黨人參、川蜀當歸、華州細辛並稱,在宋元醫方如《蘇沈良方》《醫說》《婦人大全良方》《世醫得效方》中亦使用齊州半夏。孔平仲《常父寄半夏》詩生動地記敘了老友自齊州寄來半夏,被家人分食險些中毒的趣事,詩云:"齊州多半夏,采自鵲山陽。累累圓且白,千里遠寄將。新婦初解包,諸子喜若狂。皆云已法製,無滑可以嘗。大兒强佔據,端坐斥四旁。次女出其腋,一攫已半亡。小女作蟹行,乳媪代與攘。分頭各咀嚼,方愛有所忘。須臾被辛螫,棄餘不復藏。競以手捫舌,啼噪滿中堂。父至笑且驚,亟使啖以薑。中宵分稍定,久此燈燭光。大鈞播萬物,不擇窳與良。虎掌出深谷,鳶頭蔽高岡。春草善殺魚,野葛挽人腸。各以類自蕃,敢問孰主張。水玉名雖佳,神農録之方。其外則皎潔,其中慕堅剛。奈何蘊毒性,入口有所傷。老兄好服食,似此亦可防。急難我輩事,感惕成此章。"

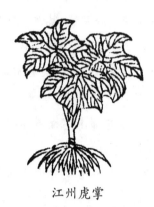

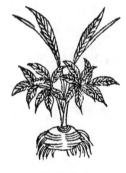

江州虎掌　　　　　　　冀州虎掌

虎掌　味苦,溫、微寒,有大毒。主心痛,寒熱結氣,積聚伏梁,傷筋痿拘緩,利水道,除陰下濕,風眩。生漢中山谷及冤句。二月、八月採,陰乾。蜀漆爲之使,惡莽草。

陶隱居云:近道亦有。形似半夏,但皆大,四邊有子如虎掌。今用多破之,或三四片爾,方藥亦不正用也。唐本注云:此藥是由跋宿者。其苗一莖,莖頭一葉,枝丫音鴉。胅古愍切。莖。根大者如拳,小者如雞卵,都似扁柿,四畔有圓牙,看如虎掌,故有此名。其由跋是新根,猶大於半夏二三倍,但四畔無子牙爾。陶云"虎掌似半夏",即由來以由跋爲半夏;釋由跋苗,全說鳶尾,南人至今猶用由跋爲半夏也。臣禹錫等謹按,蜀本圖經云:其莖端有八九葉,花生莖間,根周圍有芽,然若獸掌也。吳氏云:虎掌,神農、雷公:苦,無毒;岐伯、桐君:辛,有毒。立秋,九月採。藥性論云:虎掌,使,味甘。不入湯服,能治風眩目轉,主疝瘕腸痛,主傷寒時疾,強陰。

1084

圖經曰：虎掌生漢中山谷及冤句，今河北州郡亦有之。初生根如豆大，漸長大似半夏而扁，累年者，其根圓及寸，大者如雞卵，周回生圓芽二三枚，或五六枚。三月、四月生苗，高尺餘。獨莖上有葉如爪，五六出分布，尖而圓。一窠生七八莖，時出一莖作穗，直上如鼠尾，中生一葉如匙，裹莖作房，傍開一口，上下尖，中有花，微青褐色。結實如麻子大，熟即白色，自落布地，一子生一窠。九月苗殘取根，以湯入器中，漬五七日，湯冷乃易。日換三四遍，洗去涎，暴乾用之。或再火炮。今冀州人菜園中種之，亦呼爲天南星。江州有一種草，葉大如掌，面青背紫，四畔有芽如虎掌，生三五葉爲一本，冬青，治心痛寒熱積氣，不結花實，與此名同，故附見之。

〔箋釋〕

　　虎掌也是天南星科植物，從《本草圖經》所繪冀州虎掌圖例來看，大約是掌葉半夏 *Pinellia pedatisecta*；而《新修本草》謂虎掌的塊莖"大者如拳，小者如雞卵"，則可能是同科魔芋屬的魔芋 *Amorphophallus rivieri* 一類，因爲指代的物種不同，議論遂成兩歧。

由跋　主毒腫結熱。

1085

陶隱居云：本出始興，今都下亦種之。狀如烏翣而布地，花紫色，根似附子。苦酒摩塗腫，亦效。不入餘藥。唐本注云：由跋根，尋陶所注，乃是鳶尾根，即鳶頭也。由跋，今南人以爲半夏，頓爾乖越，非惟不識半夏，亦不知由跋與鳶尾也。今按，陳藏器本草云：半夏高一二尺，生澤中熟地，根如小指，正圓，所謂羊眼半夏也。由跋苗高一二尺，似苣蒻，根如雞卵，生林下，所謂由跋也。臣禹錫等謹按，蜀本圖經云：春抽一莖，莖端直八九葉，根圓扁而肉白。

圖經：文具半夏條下。

右由跋一種，古本所有，政和監本脫漏不載，今照依嘉祐監本補之於此。

〔箋釋〕

大約從唐代開始，幾種來源於天南星科的藥物，半夏、虎掌、由跋、天南星之間的關係變得含混不清，這爲後世半夏的品種混亂埋下了伏筆。

《新修本草》對陶弘景此四者的注釋非常不滿意，在半夏條批評説："半夏，所在皆有，生平澤中者，名羊眼半夏，圓白爲勝，然江南者大乃徑寸，南人特重之，頃來互用，功狀殊異。問南人，説苗乃是由跋，陶注云'虎掌極似半夏'，注由跋乃説鳶尾，於此注中似説由跋。三事混淆，陶終不識。"虎掌條説："陶云虎掌似半夏，即由來以由跋爲半夏；釋由跋苗，全説鳶尾，南人至今猶用由跋爲半夏也。"本條下的意見更認爲陶所言由跋實際上是鳶尾根，於是批評説："由跋根，尋陶所注，乃是鳶尾根，即鳶頭也。由跋，今南人以爲半夏，頓爾乖越，非惟不識半夏，亦不知由跋與鳶尾也。"孔志約《新修本草·序》説陶弘景"合由跋於鳶尾"，即緣於此。

無法判斷蘇敬的意見正確與否，但按照《新修本草》的意思，虎掌、由跋實爲一物，即所謂虎掌"是由跋宿者"，而"由跋是新根"。既然蘇敬所説的虎掌爲魔芋，則由跋當是魔芋一年生最多二年生的幼苗,這由陳藏器《本草拾遺》對由跋的描述可爲證明:"由跋苗高一二尺,似苣蒻,根如雞卵,生林下,所謂由跋也。"苣蒻正寫作"蒟蒻",爲《開寶本草》新載,《本草圖經》天南星條云:"今由跋苗高一二尺,莖似蒟蒻而無班,根如雞卵。"乃知由跋確是魔芋 *Amorphophallus rivieri* 的幼苗,並以其較小的塊莖冒充半夏。

再看陶弘景關於由跋的注釋,"狀如烏翣而布地,花紫色,根似附子",烏翣是射干的別名,開紫花者即是鳶尾 *Iris tectorum*,陶弘景所描述的由跋,確實指向此種。陶弘景誤從何來呢?檢《千金要方》卷十四有治鬼魅之四物鳶頭散,用東海鳶頭、黃牙石、莨菪子、防葵四物,東海鳶頭下有注釋:"即由跋根。"據《外臺秘要》云,此方出自陳延之《小品方》,故陶弘景應該見過。比較可能的情況是,陶弘景根據此方云東海鳶頭即由跋,自作主張地認爲鳶尾、鳶頭同是一物,所以斷定鳶尾就是由跋,而陶認定的鳶尾即是鳶尾科植物鳶尾 *Iris tectorum*,故描述由跋"狀如烏翣"。

鳶尾　味苦,平,有毒。主蠱毒邪氣,鬼疰諸毒,破癥瘕積聚,大水,下三蟲,療頭眩,殺鬼魅。一名烏園。生九疑山谷。五月採。

陶隱居云:方家云是射干苗,無鳶尾之名,主療亦異,當別一種物。方亦有用鳶頭者,即應是其根,療體相似,而本草不顯之。
唐本注云:此草葉似射干而闊短,不抽長莖,花紫碧色,根似高良薑,皮黃肉白。有小毒,嚼之戟人咽喉,與射干全別。人家亦種,所在有之。射干花紅,抽莖長,根黃有臼。今陶云由跋,正說鳶尾根、莖、臣禹錫等謹按,蜀本云:此草葉名鳶尾,根名鳶頭,亦謂之鳶根。又,圖經云:葉似射干,布地生。黑根似高良薑而節大,數個相連。今所在皆有。九月、十月採根,日乾。

圖經:文具射干條下。

【①陳藏器云:鳶尾,主飛尸游蠱著喉中,氣欲絶者:以根削去皮,内喉中,摩病處,令血出爲佳。

右鳶尾一種,古本所有,政和監本脱漏不載,今照依嘉祐監本補之於此。

〔箋釋〕

《廣雅·釋草》"鳶尾、烏萐,射干也",乃是以鳶尾與射干爲一物,陶弘景大約也是此意,故謂方家云云。《本草經》鳶尾與射干各自一條,射干名烏扇、烏蒲、烏翣,鳶尾名烏園,名稱或有一定聯繫,《本草經考注》謂"射干之急呼爲鳶","烏園急呼亦爲鳶",似有道理。按,鳶尾科幾種常見植物形狀相似,花色不同,《新修本草》說鳶尾"花紫碧色",其原植物被考訂爲鳶尾屬鳶尾 Iris tectorum,此主要源於《植物名實圖考》的意見:"鳶尾,《本經》下品。《唐本草》:花紫碧色,根似高良薑。此即今之紫蝴蝶也。《花鏡》謂之紫羅欄,誤以其根爲即高良薑。三月開花,俗亦呼扁竹。李時珍以爲射干之苗,今俗醫多仍之。"《本草圖經》說射干花"黄紅色",爲射干屬射干 Belamcanda chinensis。

① 墨蓋子原無,據體例補。

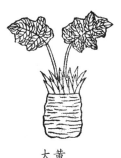

大黄

大黄將軍。 味苦,寒、大寒,無毒。主下瘀血,血閉,寒熱,破癥瘕積聚,留飲宿食,蕩滌腸胃,推陳致新,通利水穀,調中化食,安和五藏,平胃下氣,除痰實,腸間結熱,心腹脹滿,女子寒血閉脹,小腹痛,諸老血留結。一名黃良。生河西山谷及隴西。二月、八月採根,火乾。得芍藥、黃芩、牡蠣、細辛、茯苓療驚恚怒,心下悸氣。得消石、紫石英、桃人療女子血閉。黃芩爲之使,無所畏。

陶隱居云:今採益州北部汶山及西山者,雖非河西、隴西,好者猶作紫地錦色,味甚苦澀,色至濃黑。西川陰乾者勝;北部日乾,亦有火乾者,皮小焦不如而耐蛀堪久。此藥至勁利,麄者便不中服。最爲俗方所重,道家時用以去痰疾,非養性所須也。將軍之號,當取其駿快矣。唐本注云:大黃,性濕潤而易壞蛀,火乾乃佳。二月、八月日不烈,恐不時燥,即不堪矣。葉、子、莖並似羊蹄,但麄長而厚。其根細者亦似宿羊蹄,大者乃如椀,長二尺。作時燒石使熱,橫寸截,著石上煿之一日,微燥,乃繩穿眼之,至乾爲佳。幽、并已北漸細,氣力不如蜀中者。今出宕州、涼州、西羌、蜀地皆有。其莖味酸,堪生啖,亦以解熱,多食不利人。陶稱蜀地者不及隴西,誤矣。今按,陳藏器本草云:大黃,用之當分別其力。若取和厚深沉,能攻病者,可用蜀中似牛舌片緊硬者;若取瀉洩駿快,推陳去熱,當取河西錦紋者。凡有蒸、有生、有熟,不得一槩用之。臣禹錫等謹按,蜀本云:葉似蓖麻,根如大芋,傍生細根如牛蒡,小者亦似羊蹄。又云,圖經云:高六七尺,莖脆。

藥性論云：蜀大黃，使，去寒熱，忌冷水，味苦、甘。消食，鍊五藏，通女子經侯，利水腫，能破痰實，冷熱，結聚宿食，利大小腸，貼熱毒腫，主小兒寒熱時疾，煩熱蝕膿，破留血。日華子云：通宣一切氣，調血脉，利關節，泄壅滯水氣，四肢冷熱不調，溫瘴熱疾，利大小便。并傅一切瘡癤癰毒。廓州馬蹄峽中者次。

　　圖經曰：大黃生河西山谷及隴西，今蜀川、河東、陝西州郡皆有之。以蜀川錦文者佳，其次秦隴來者，謂之土蕃大黃。正月內生青葉，似蓖麻，大者如扇。根如芋，大者如椀，長一二尺，傍生細根如牛蒡，小者亦如芋。四月開黃花，亦有青紅似蕎麥花者。莖青紫色，形如竹。二月、八月採根，去黑皮，火乾。江淮出者曰土大黃，二月開花結細實。又鼎州出一種羊蹄大黃，療疥瘙甚效。初生苗葉如羊蹄，累年長大，即葉似商陸而狹尖。四月內於抽條上出穗，五七莖相合，花、葉同色。結實如蕎麥而輕小，五月熟即黃色，亦呼爲金蕎麥。三月採苗，五月收實，並陰乾。九月採根，破之亦有錦文，日乾之，亦呼爲土大黃。凡收大黃之法，蘇恭云："作時燒石使熱，橫寸截，著石上煿之一日，微燥，乃繩穿眼之，至乾。"今土蕃大黃往往作橫片，曾經火煿；蜀大黃乃作緊片如牛舌形，謂之牛舌大黃。二者用之皆等。本經稱大黃"推陳致新"，其效最神，故古方下積滯多用之。張仲景治傷寒，用處尤多。又有三物備急丸，司空裴秀爲散，用療心腹諸疾，卒暴百病。其方用大黃、乾薑、巴豆各一兩，須精新好者，搗篩，蜜和，更搗一千杵，丸如小豆，服三丸，老小斟量之。爲散不及丸也。若中惡客忤，心腹脹滿，卒痛如錐刀刺痛，氣急口噤，停尸卒死者，以煖水若酒服之。若不下，捧頭起，灌令下喉，須臾差。未

1090

知,更與三丸,腹當鳴轉,即吐下,便愈。若口已噤,亦須折齒灌之,藥入喉即差。崔知悌療小兒無辜閃癖、瘰癧,或頭乾黃聳,或乍痢乍差,諸狀多者,皆大黃煎主之:大黃九兩,錦文新實者,若微朽即不中用,削去蒼皮乃秤,搗篩為散。以上好米醋三升和之,置銅椀中,於大鐺中浮湯上,炭火煮之,火不用猛,又以竹木篦攪藥,候任丸乃停,於小瓷器中貯。兒年三歲一服七丸,如梧子,日再服,常以下青赤膿為度。若不下膿,或下膿少者,稍稍加丸。下膿若多,丸又須減。病重者或至七八劑方盡根本。大人、小兒,以意量之。此藥惟下膿宿結,不令兒利。須禁食毒物。食乳者,乳母亦同忌法。崔元亮《海上方》治腰腳冷風氣:以大黃二大兩,切如碁子,和少酥炒令酥,盡入藥中,切不得令黃焦則無力,搗篩為末,每日空腹以水大三合,入生薑兩片如錢,煎十餘沸去薑,取大黃末兩錢,別置椀子中,以薑湯調之,空腹頓服。如有餘薑湯,徐徐呷之令盡,當下冷膿及惡物等,病即差止。古人用毒藥攻病,必隨人之虛實而處置,非一切而用也。姚僧垣初仕,梁武帝因發熱欲服大黃。僧垣曰:大黃乃是快藥,至尊年高,不可輕用。帝弗從,幾至委頓。元帝常有心腹疾,諸醫咸謂宜用平藥,可漸宣通。僧垣曰:脉洪而實,此有宿妨,非用大黃無差理。帝從而遂愈。以此言之,今醫用一毒藥而攻衆病,其偶中病,便謂此方之神奇;其差誤,乃不言用藥之失,如此者衆矣,可不戒哉?

【唐本云】:葉似蓖麻,根如大芋,傍生細根如牛蒡。《圖經》云:高六七尺,莖脆味酸,醒酒。

雷公云:凡使細切,內文如水旋斑緊重,剉蒸,從巳至未,曬乾,又灑膩水蒸,從未至亥。如此蒸七度。曬乾,却灑薄蜜水再蒸一伏時。其大黃擘如烏膏樣,於日中曬乾用之爲妙。

聖惠方:治時氣發豌豆瘡:用川大黃半兩微炒,以水一大盞煎至七分,去滓,分爲二服。　　**又方**:熱病狂語及諸黃:用川大黃五兩剉,炒微赤,搗爲散,用臘月雪水五升煎如膏,每服不計時候,冷水調下半匙。

外臺秘要:療癬方:大黃十兩,杵篩,醋三升,和勻,白蜜兩匙煎,堪丸如梧桐子大,一服三十丸,生薑湯吞下,以利爲度,小者減之。

千金方:治産後惡血衝心,或胎衣不下,腹中血塊等:用錦紋大黃一兩,杵羅爲末,用頭醋半升同熬成膏,丸如梧桐子大。患者用温醋七分盞化五丸,服之,良久下。亦治馬墜内損。

千金翼:治婦人血癖痛:大黃三兩搗篩,以酒二升,煮十沸,頓服。

經驗後方:解風熱,疎積熱風壅,消食,化氣導血,大解壅滯:大黃四兩,牽牛子四兩,半生半熟,爲末,錬蜜丸如梧子大,每服茶下一十丸,如要微動,喫十五丸。冬月中最宜服,並不搜攪人。

梅師方:治卒外腎偏腫疼痛:大黃末和醋塗之,乾即易之。

斗門方:治腰痛:用大黃半兩,更入生薑半兩,同切如小豆大,於鐺内炒令黃色,投水兩椀,至五更初頓服,天明取下,腰間惡血物用盆器盛,如雞肝樣,即痛止。

簡要濟衆:治吐血:川大黃一兩,搗羅爲散,每服一錢,以生地黄汁一合,水半盞,煎三五沸,無時服。

廣利方:治骨節熱,積漸黄瘦:大黄四分,以童子小便五大合,煎取四合,去滓,空腹分爲兩服,如人行四五里再服。

傷寒類要:療急黄病:大黄㕮切二兩,水三升半漬一宿,平旦煎絞汁一升半,内芒消二兩絞服,須臾當快利。

姚和衆:治小兒腦熱常閉目:大黄一分㕮剉,以水三合浸一宿,一歲兒每日與半合服,餘者塗頂上,乾即更塗。

別説云:謹按,大黄收採時,皆以火燒石焙乾,欲速貨賣,更無生者,用之不須更多炮炙,少蒸煮之類也。

衍義曰:大黄損益,前書已具。仲景治心氣不足、吐血、衄血瀉心湯,用大黄、黄芩、黄連。或曰:心氣既不足矣,而不用補心湯,更用瀉心湯,何也?答曰:若心氣獨不足,則不當須吐衄也。此乃邪熱,因不足而客之,故吐衄。以苦泄其熱,就以苦補其心,蓋兩全之。有是證者用之無不效,量虚實用藥。

〔**箋釋**〕

大黄以色得名,《名醫別録》《吴普本草》皆有別名"黄良",《廣雅·釋草》云:"黄良,大黄也。"《本草經》謂其有"蕩滌腸胃,推陳致新"之功,又名"將軍",陶弘景解釋説:"此藥至勁利,㕮者便不中服。最爲俗方所重,道家時用以去痰疾,非養性所須也。將軍之號,當取其駿快矣。"《吴普本草》對大黄的植物形態有仔細描述:"二月卷生,生黄赤葉,四四相當,黄莖,高三尺許,三月華黄,五月實黑。三月採根,根有黄汁,切,陰乾。"陶弘景談到大黄藥材"好者猶作紫地錦色”，再結合《本草經》以來歷代醫方本草對大黃瀉下作用的强調，可以毫無疑問地肯定此種大黃是蓼科大黃屬 *Rheum* 掌葉組植物，所含結合型蒽醌，口服後具有接觸性瀉下作用。至於早期藥用大黃的具體來源，難於確指，但根據産地分析，今用三個主要品種，即掌葉大黃 *Rheum palmatum*、唐古特大黃 *Rheum tanguticum*、藥用大黃 *Rheum officinale* 應該都包括在内。

　　諺語説“人參殺人無過，大黃救人無功”，吾人習慣自認虛損，故喜歡補益，拒絶攻伐，基本心態於兹可見一斑。

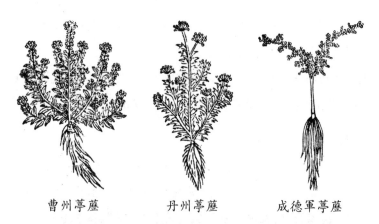

曹州葶藶　　　　丹州葶藶　　　　成德軍葶藶

1094　葶藶　味辛、苦，寒、大寒，無毒。主癥瘕積聚結氣，飲食寒熱，破堅逐邪，通利水道，下膀胱水，伏留熱氣，皮間邪水上出，面目浮腫，身暴中風熱痱音沸。癢，利小腹。久服令人虛。一名丁歷，一名蕇音典。蒿，一名大室，一名大適。生藁城平澤及田野。立夏後採實，陰乾。

得酒良。榆皮爲之使，惡殭蠶、石龍芮。

陶隱居云：出彭城者最勝，今近道亦有。母則公薺，子細黃至苦，用之當熬。今按，此藥亦療肺壅上氣欬嗽，定喘促，除胸中痰飲。臣禹錫等謹按，蜀本云：苗似薺苨，春末生，高二三尺，花黃，角生子黃細。五月熟，採子，暴乾。藥性論云：葶藶，臣，味酸，有小毒。能利小便，抽肺氣上喘息急，止嗽。爾雅云：蕈，亭歷。注：實、葉皆似芥，一名狗薺。日華子云：利小腸，通水氣虛腫。

圖經曰：葶藶生藁城平澤及田野，今京東、陝西、河北州郡皆有之，曹州者尤勝。初春生苗葉，高六七寸，有似薺。根白，枝、莖俱青。三月開花，微黃。結角，子扁小如黍粒微長，黃色。立夏後採實，暴乾。《月令》“孟夏之月，靡草死”，許慎、鄭康成注皆云“靡草，薺、葶藶之屬”是也。至夏則枯死，故此時採之。張仲景治肺癰，喘不得臥，葶藶大棗瀉肺湯主之：葶藶炒黃色，搗末爲丸，大如彈丸。每服用大棗二十枚，水三升，煎之取二升，然後內一彈丸更煎，取一升，頓服之。支飲不得息亦主之。崔知悌方療上氣欬嗽，長引氣不得臥，或遍體氣腫，或單面腫，或足腫，並主之：葶藶子三升，微火熬，搗篩爲散，以清酒五升漬之，冬七日，夏三日。初服如桃許大，日三夜一，冬日二夜二。量其氣力，取微利一二爲度。如患急困者，不得待日滿，亦可以綿細絞即服。其葶藶單莖向上，葉端出角，角傍且短。又有一種苟芥草，葉近根下作奇，生角細長。取時必須分別前件二種也。又《篋中方》治嗽含膏丸：曹州葶藶子一兩，紙襯熬令黑，知母一兩，貝母一兩，三物同搗篩，以棗肉半兩，別銷沙糖一兩半，同入藥中和爲丸，大如彈丸，每服以新綿裹一丸，含之徐徐嚥津，甚者不過三丸。今醫亦多用。

【雷公云：凡使，勿用赤鬚子，真相似葶藶子，只是味微甘苦，葶藶子入頂苦。凡使，以糯米相合，於焙上微微焙，待米熟，去米，單搗用。

聖惠方：治上氣喘急，遍身浮腫：用甜葶藶一升，隔紙炒令紫色，搗令極細，用生絹袋盛，以清酒五升浸三日後，每服抄一匙，用粥飲調下，日三四服。　又方：治支飲久不差，大腹水腫，喘促不止：用甜葶藶三兩，隔紙炒令紫色，搗如膏。每服丸如彈子大，以水一中盞，入棗四枚，煎至五分，去滓，非時服。

外臺秘要：治食飲不得息：葶藶子三兩，熬令黃，搗爲末，以水三升煑大棗三十枚，得汁一升，內藥中。每服如棗大，煎取七合頓服。

千金方：治腹脹積聚癥瘕：葶藶子一升熬，以酒五升浸七日，日服三合。

千金翼：治頭風：搗葶藶子，以湯淋取汁洗頭止。

經驗方：河東裴氏傳《經効》治水腫及暴腫：葶藶三兩，杵六千下，令如泥，即下漢防己末四兩，取綠頭鴨，就藥臼中截頭，瀝血於臼中，血盡，和鴨頭更搗五千下，丸如梧桐子。患甚者，空腹白湯下十丸，稍可者五丸，頻服，五日止。此藥利小便，有効如神。

梅師方：治遍身腫滿，小便澀：葶藶子二兩，大棗二十枚，以水一大升，煎取一小升，去棗，內葶藶於棗汁煎，丸如梧子，飲下十丸。　　又方：治肺壅氣喘急不得臥：葶藶子三兩炒，大棗三十枚，水三升煮棗，取二升，又煎取一升，去滓，併，二服。

簡要濟眾：治小兒水氣腹腫，兼下痢膿血，小便澀：葶藶子半兩，微炒，搗如泥，以棗肉和搗爲丸如菉豆大，每服五丸，棗湯下，空心、晚後量兒大小，加減服之。

續十全方：治一切毒入腹不可療及馬汗：用葶藶子一兩炒研，以水一升浸湯服，取下惡血。

崔氏：治水氣：葶藶三兩，以物盛，甑上蒸令熟，即搗萬杵，若丸得如梧桐子，不須蜜和。一服五丸，漸加至七丸，以得微利即佳。不可多服，令人不堪美食。若氣發，又服之，得利，氣下定即停。此方治水氣無比。蕭駙馬患水腫，惟服此得差。

傷寒類要：治腎癉脣乾，以葶藶主之。

子母秘錄：治小兒白禿：葶藶搗末，以湯洗訖，塗上。

姚和眾：治孩兒蛔蟲：葶藶子一分，生爲末用，以水三合，煎取一合，一日服盡。

衍義曰：葶藶用子，子之味有甜、苦兩等，其形則一也。經既言"味辛苦"，即甜者不①復更入藥也。大槩治體皆以行水走泄爲用，故曰"久服令人虛"，蓋取苦泄之義，其理甚明。《藥性論》所說盡矣，但不當言味酸。

〔箋釋〕

　　葶藶是常見植物，故《月令》用來作爲物候標誌，即所謂"孟夏之月靡草死"者，鄭玄注："舊説云靡草，薺、葶藶

① 不：底本作"於"，據《本草衍義》改。

之屬。"孔穎達疏:"以其枝葉靡細,故云靡草。"《急就篇》"亭歷桔梗龜骨枯",顏師古注:"亭歷,一名丁歷,一名蕈、狗薺。"《爾雅·釋草》"蕈,亭歷",郭璞注:"實、葉皆似芥,一名狗薺。"陶弘景云:"母則公薺。"不詳其意。據《經典釋文》云:"今江東人呼爲公薺。"郝懿行認爲,公薺"即狗薺聲之轉也"。

《本草經》謂葶藶"主癥瘕積聚結氣,飲食寒熱,破堅逐邪,通利水道",此即《淮南子·繆稱訓》説"亭歷愈脹"之意,《本經疏證》引申説:"於此可見腫而不脹,非上氣喘逆者,非葶藶所宜矣。"宋代開始,葶藶子分作苦、甜兩種,其中苦葶藶子主要是十字花科植物獨行菜 *Lepidium apetalum*,甜葶藶子則爲十字花科印度蔊菜 *Rorippa indica* 之類。《韓非子·難勢篇》云:"味非飴蜜也,必苦菜亭歷也。"張祜《雜曲歌辭》云:"自君之出矣,萬物看成古。千尋葶藶枝,爭奈長長苦。"也以苦葶藶作比興,由此知葶藶子古以苦味者爲正品。

墨蓋子下引《經驗方》河東裴氏傳《經効》治水腫及暴腫,用葶藶、漢防己,然後"取綠頭鴨,就藥臼中截頭,瀝血於臼中,血盡,和鴨頭更搗五千下,丸如梧桐子"。此即本書卷十九白鴨屎條《新修本草》所言"古方療水用鴨頭丸"者。王獻之鴨頭丸帖所提到的"鴨頭丸"即此。

桔梗 味辛、苦,微温,有小毒。主胸脅痛如刀刺,腹滿腸鳴幽幽,驚恐悸氣,利五藏腸胃,補血氣,除寒熱

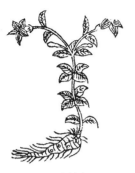 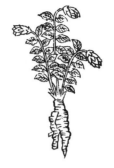 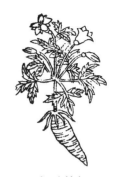

和州桔梗　　　　解州桔梗　　　　成州桔梗

風痺,温中消穀,療喉咽痛,下蠱毒。一名利如,一名房
圖,一名白藥,一名梗草,一名薺苨。生嵩高山谷及冤
句。二八月採根,暴乾。節皮爲之使。得牡蠣、遠志療恚
怒。得消石、石膏療傷寒。畏白及、龍眼、龍膽。

　陶隱居云:近道處處有,葉名隱忍。二三月生,可煮食之。
桔梗療蠱毒甚驗,俗方用此,乃名薺苨。今別有薺苨,能解藥毒,
所謂亂人參者便是。非此桔梗,而葉甚相似,但薺苨葉下光明、
滑澤無毛爲異,葉生又不如人參相對者爾。唐本注云:人參苗似
五加闊短,莖圓,有三四椏,椏頭有五葉。陶引薺苨亂人參,謬
矣。且薺苨、桔梗,又有葉差互者,亦有葉三四對者,皆一莖直
上。葉既相亂,惟以根有心、無心爲別爾。臣禹錫等謹按,藥性
論云:桔梗,臣,味苦,平,無毒。能治下痢,破血,去積氣,消積聚
痰涎,主肺氣氣促嗽逆,除腹中冷痛,主中惡及小兒驚癇。日華
子云:下一切氣,止霍亂轉筋,心腹脹痛,補五勞,養氣,除邪辟
温,補虛,消痰破癥瘕,養血排膿,補內漏及喉痺,癰毒以白
粥解。

圖經曰：桔梗生嵩高山谷及冤句，今在處有之。根如小指大，黃白色。春生苗，莖高尺餘。葉似杏葉而長橢，四葉相對而生，嫩時亦可煮食之。夏開花紫碧色，頗似牽牛子花，秋後結子。八月採根，細剉，暴乾用。葉名隱忍。其根有心，無心者乃薺苨也。而薺苨亦能解毒，二物頗相亂，但薺苨葉下光澤無毛爲異。關中桔梗，根黃頗似蜀葵根，莖細青色，葉小青色，似菊花葉。古方亦單用之。《古今錄驗》療卒中蠱下血如雞肝者，晝夜出血石餘，四藏皆損，惟心未毀，或鼻破待死者：取桔梗搗屑，以酒服方寸匕，日三。不能下藥，以物拗口開灌之。心中當煩，須臾自定，服七日止。當食猪肝臛以補之，神良。《集驗方》療胸中滿而振寒，脉數，咽燥，不渴，時時出濁唾腥臭，久久吐膿如粳米粥，是肺癰。治之以桔梗、甘草各二兩，炙，以水三升，煮取一升，分再服，朝暮吐膿血則差。

【雷公云：凡使，勿用木梗，真似桔梗，咬之只是腥澀不堪。凡使，去頭上尖硬二三分已來，并兩畔附枝子，於槐砧上細剉，用百合水浸一伏時，漉出，緩火熬令乾用。每修事四兩，用生百合五分搗作膏，投於水中浸。

聖惠方：治馬喉痺并毒氣壅塞：用桔梗二兩去蘆頭剉，以水三大盞，煎至一盞，去滓，不計時分溫三服。　　**又方**：姙娠中惡，心腹疼痛：用桔梗一兩細剉，水一中盞，入生薑三片，煎至六分，去滓，非時溫服。

外臺秘要：治卒客忤停尸不能言者：燒桔梗二兩，末，米飲服，仍吞麝香如大豆許，佳。

千金方：治喉閉并毒氣：桔梗二兩，水三升，煮取一升，頓服。　**又方**：鼻衄方：桔梗爲末，水服方寸匕，日四五，亦止吐下血。

　　百一方：若被打擊，瘀血在腸内，久不消，時發動者：取桔梗末，熟水下刀圭。

　　經驗後方：治骨䐃風，牙疼腫：桔梗爲末，棗穰和丸如皂子大，綿裹咬之。腫則荆芥湯漱之。

　　簡要濟衆：治痰嗽喘急不定：桔梗一兩半，搗羅爲散，用童子小便半升，煎取四合，去滓，温服。

　　子母秘録：治小兒卒客忤死：燒桔梗末，三錢匕飲服。

　　杜壬：治上焦有熱，口舌咽中生瘡，嗽有膿血：桔梗一兩，甘草二兩，右爲末，每服二錢，水一盞，煎六分，去滓，温服。食後細呷之，亦治肺癰。

　　梅師方：治卒蠱毒，下血如鵝肝，晝夜不絶，藏府敗壞：桔梗搗汁，服七合佳。

　　衍義曰：桔梗治肺熱氣奔促、嗽逆，肺癰排膿。陶隱居云："俗方用此，乃名薺苨，今別有薺苨，所謂亂人參者便是，非此桔梗也。"唐本注云："陶引薺苨亂人參，謬矣。"今詳之，非也。陶隱居所言，其意止以根言之，所以言亂人參；唐本注却以苗難之，乃本注誤矣。

〔箋釋〕

　　桔梗淵源甚古，《莊子》《戰國策》中皆用來舉例。《莊子·徐無鬼》説："藥也，其實堇也，桔梗也，雞壅也，豕零也，是時爲帝者也。"注："藥有君臣，此數者，視時所宜，迭相爲君,何可勝言。"意思是說,藥無貴賤,根據情況,都可以成爲處方中的君藥。這與《素問·至真要大論》説"主病之謂君"相合,而非《本草經》僵硬地强調"上藥爲君"。蘇軾詩《周教授索枸杞因以詩贈録呈廣倅蕭大夫》"雞壅桔梗一稱帝,菫也雖尊等臣僕",即用此典故。《戰國策·齊策》云:"今求柴胡、桔梗於沮澤,則累世不得一焉。及之皐黍、梁父之陰,則車而載耳。"此言桔梗、柴胡的生存環境爲山谷而非川澤。

《説文》云:"桔,桔梗也。"因爲《名醫別録》記桔梗一名薺苨,陶弘景以降,諸家意見紛紜。按,桔梗爲桔梗科植物桔梗 *Platycodon grandiflorus*,薺苨爲同科沙參屬植物薺苨 *Adenophora trachelioides*。《本草綱目》集解項李時珍説:"桔梗、薺苨乃一類,有甜、苦二種,故本經桔梗一名薺苨,而今俗呼薺苨爲甜桔梗也。"薺苨長於解毒,故此言桔梗一名白藥,恐是專門指甜桔梗一名薺苨,一名白藥。

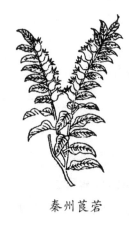

秦州莨菪

莨音浪。菪音蕩。子 味苦、甘,寒,有毒。主齒痛出蟲,肉痹拘急,使人健行,見鬼,療癲狂風癇,顛倒拘攣。多食令人狂走。久服輕身,走及奔馬,强志益力,通神。一名橫唐,一名行唐。生海濱川谷及雍州。五月採子。

陶隱居云:今處處有。子形頗似五味

核而極小。惟入療癲狂方用。尋此乃不可多食過劑爾，久服自無嫌。通神健行，足爲大益，而仙經不見用。今方家多作“狼莠”。今按，陳藏器本草云：莨菪子，主疢癖，安心定志，聰明耳目，除邪逐風，變白，性溫不寒。取子洗暴乾，隔日空腹水下一指撮。勿令子破，破即令人發狂。亦用小便浸之令泣，小便盡，暴乾，依前服之。臣禹錫等謹按，蜀本圖經云：葉似王不留行、菘藍等。莖葉有細毛，花白，子殼作罌子形，實扁細，若粟米許，青黃色。所在皆有。六月、七月採子，日乾。藥性論云：莨菪亦可單用，味苦、辛，微熱，有大毒。生能瀉人，見鬼，拾針狂亂；熱炒，止冷痢。主齒痛，蚛牙孔，子咬之蟲出。石灰清煮一伏時，掬出，去芽暴乾。以附子、乾薑、陳橘皮、桂心、厚朴爲丸。去一切冷氣，積年氣痢，甚溫暖。熱發，用菉豆汁解之。焦炒，碾細末，治下部脫肛。日華子云：溫，有毒。甘草、升麻、犀角並能解之。燒熏蚛牙及洗陰汗。

　　圖經曰：莨菪子生海濱川谷及雍州，今處處有之。苗莖高二三尺，葉似地黃、王不留行、紅藍等，而三指闊。四月開花，紫色，苗、莢、莖有白毛。五月結實，有殼作罌子狀，如小石榴，房中子至細，青白色，如米粒。一名天仙子。五月採子，陰乾。謹按，本經云莨菪性寒，後人多云大熱，而《史記·淳于意傳》云："淄川王美人懷子而不乳，意飲以浪蕩藥一撮，以酒飲之，旋乳。"且不乳豈熱藥所治？又古方主卒癲狂亦多單用莨菪，不知果性寒邪？《小品》載治癲狂方云：取莨菪三升作末，酒一升漬數日，出搗之。以向汁和絞去滓，湯上煎令可丸，服如小豆三丸，日三。當覺口面急，頭中有蟲行，額及手足有赤色處，如此並是差候。

未知再服，取盡，神良。又《篋中方》主腸風，莨菪煎：取莨菪實一升，治之，暴乾搗篩，生薑半斤取汁，二物相合，銀鍋中更以無灰酒二升投之，上火煎令如稠餳，即旋投酒，度用酒可及五升以來，即止煎，令可丸，大如梧子，每旦酒飲通下三丸，增至五七丸止。若丸時粘手，則菟絲粉襯隔。煎熬切戒火緊，則藥易焦而失力矣。初服微熱，勿恠。疾甚者，服過三日，當下利。疾去，利亦止。絶有効。

【雷公云：凡使，勿令使蒼冥子，其形相似，只是服無効，時人多用雜之。其蒼冥子色微赤。若修事十兩，以頭醋一鎰，煮盡醋爲度。却用黃牛乳汁浸一宿，至明，看牛乳汁黑，即是莨菪子。大毒。暾乾別搗重篩用。勿誤服，衝人心大煩悶，眼生暹火。

別説云：謹按，莨菪之功，未見如所説，而其毒有甚。煮一二日而芽方生，用者宜審之。

〔箋釋〕

《本草綱目》莨菪條發明項李時珍記曾在明代轟動一時的"妖僧迷人事件"，其略云："莨菪之功，未見如所説，而其毒有甚焉。煮一二日而芽方生，其爲物可知矣。莨菪、雲實、防葵、赤商陸皆能令人狂惑見鬼，昔人未有發其義者。蓋此類皆有毒，能使痰迷心竅，蔽其神明，以亂其視聽故耳。唐安禄山誘奚、契丹，飲以莨菪酒，醉而坑之。又嘉靖四十三年二月，陝西游僧武如香，挾妖術至昌黎縣民張柱家，見其妻美。設飯間，呼其全家同坐，將紅散入飯內食之。少頃，舉家昏迷，任其姦污。復將魘法吹入柱耳中。柱發狂惑，見舉家皆是妖鬼，盡行殺死，凡一十六人，並無血跡。官司執柱囚之。十餘日，柱吐痰二碗許，聞其故，乃知所殺者皆其父母兄嫂妻子姊侄也。柱與如香皆論死。世宗肅皇帝命榜示天下。觀此妖藥，亦是莨菪之流爾。方其痰迷之時，視人皆鬼矣。解之之法，可不知乎？"

就莨菪而言，兩類中樞活性應該分別討論。《資治通鑑》卷二百一十六：天寶九年（750），"安禄山屢誘奚、契丹，爲設會，飲以莨菪酒，醉而坑之，動數千人，函其酋長之首以獻，前後數四"。這是所含東莨菪碱的中樞抑製作用，在酒精協同下，催眠麻醉，受害者昏睡不醒。莨菪也是"蒙汗藥"的主要成分，程穆衡《水滸傳注略》釋蒙汗藥説："蒙汗藥，莨菪花子也，有大毒，食之令人狂亂。"另一作用則是致幻，攝入較大劑量的莨菪碱、東莨菪碱可以産生幻覺。相對於麥角胺二乙胺 LSD、裸蓋菇素 psilocybin、苯丙胺 amphetamine 而言，莨菪碱類的致幻作用不是特別強大，但《本草經》所言"見鬼通神，令人狂走"，應該就是對致幻作用的描述；至於《本草綱目》説妖僧將藥物吹入受害者耳中，令其"發狂惑，見舉家皆是妖鬼，盡行殺死"，則是利用致幻劑實施不法的具體案例。

草蒿 味苦，寒，無毒。主疥瘙痂癢惡瘡，殺蝨，留熱在骨節間，明目。一名青蒿，一名方潰。生華陰川澤。陶隱居云：處處有之。即今青蒿，人亦取雜香菜食之。唐本注

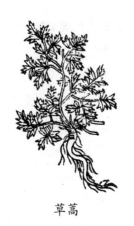
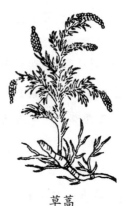

草蒿　　　　　草蒿

云：此蒿生挼傅金瘡，大止血，生肉，止疼痛，良。今按，陳藏器本
草云①：草蒿主鬼氣尸疰伏連，婦人血氣，腹内滿及冷熱久痢。
秋冬用子，春夏用苗，並搗絞汁服。亦暴乾爲末，小便中服。如
覺冷，用酒煮。又燒爲灰，紙八九重淋取汁，和石灰去息肉、靨
子。臣禹錫等謹按，蜀本圖經云：葉似茵陳蒿而背不白，高四尺
許。四月、五月採苗，日乾。江東人呼爲犼蒿，爲其臭似犼。北
人呼爲青蒿。爾雅云：蒿，菣。釋曰：蒿一名菣。《詩·小雅》云
“食野之蒿”，陸機云：青蒿也。荆豫之間、汝南、汝陰皆云菣。
孫炎云：荆楚之間謂蒿爲菣。郭云：今人呼青蒿香中炙啖者爲
菣。是也。日華子云：青蒿，補中益氣，輕身補勞，駐顏色，長毛
髮，髮黑不老，兼去蒜髮，心痛，熱黄，生搗汁服并傅之。瀉痢，飯
飲調末五錢匕。燒灰和石灰煎，治惡毒瘡。并莖亦用。又云，子
味甘，冷，無毒。明目，開胃。炒用治勞，壯健人。小便浸用治惡
瘡疥癬風瘮，殺蝨煎洗。又云，臭蒿子，凉，無毒。治勞，下氣開

1106

———————————————

① 草云：底本缺，據劉甲本補。

胃,止盜汗及邪氣鬼毒。又名草蒿。

圖經曰:草蒿即青蒿也。生華陰川澤,今處處有之。春生苗,葉極細嫩,時人亦取雜諸香菜食之。至夏高三五尺,秋後開細淡黃花,花下便結子,如粟米大,八九月間採子,陰乾。根、莖、子、葉並入藥用,乾者炙作飲,香尤佳。青蒿亦名方潰。凡使子勿使葉,使根勿使莖,四者若同,反以成疾。得童子小便浸之,良。治骨蒸熱勞爲最。古方多單用者。葛氏治金刃初傷,取生青蒿搗傅上,以帛裹創,血止即愈。崔元亮《海上方》療骨蒸鬼氣:取童子小便五大斗澄過,青蒿五斗,八九月揀帶子者最好,細剉,二物相和,內好大釜中,以猛火煎取三大斗,去滓,淨洗釜令乾,再瀉汁安釜中,以微火煎,可二大斗,即取豬膽十枚相和,煎一大斗半,除火待冷,以新甆器盛。每欲服時,取甘草二三兩熟炙,搗末,以煎和搗一千杵爲丸,空腹粥飲下二十丸,漸增至三十丸止。

【**雷公云**:凡使,唯中爲妙,到膝即仰,到腰即俛。使子勿使葉,使根勿使莖,四件若同使,飜然成痼疾。採得葉不計多少,用七歲兒童七箇溺浸七日七夜後,漉出,暵乾用之。

食療云:青蒿,寒。益氣長髮,能輕身補中,不老明目,煞風毒。搗傅瘡上,止血生肉。最早春便生,色白者是。自然香醋淹爲葅,益人。治骨蒸,以小便漬一兩宿,乾,末爲丸,甚去熱勞。又,鬼氣,取子爲末,酒服之方寸匕,差。燒灰淋汁,和石灰煎,治惡瘡瘢黶。

1107

百一方:治蜂螫人:嚼青蒿傅瘡上,即差。

斗門方:治丈夫、婦人勞瘦:青蒿細剉,水三斗,童子小便五升,同煎取二升半,去滓,入器中煎成膏,丸如梧桐子大,空心、臨卧以温酒吞下二十丸。

衍義曰:草蒿,今青蒿也,在處有之,得春最早,人剔以爲蔬,根赤葉香。今人謂之青蒿,亦有所別也,但一類之中,又取其青色者。陝西、綏、銀之間有青蒿,在蒿叢之間,時有一兩窠,迥然青色,土人謂之爲香蒿。莖葉與常蒿一同,但常蒿色淡青,此蒿色深青。猶青故,氣芬芳,恐古人所用以深青者爲勝,不然,諸蒿何嘗不青。

〔箋釋〕

"蒿"在古代是一大類草本植物的泛稱,《詩經·鹿鳴》"呦呦鹿鳴,食野之蒿",注家引《晏子》云:"蒿,草之高者也。"區別言之則有白蒿(《詩經》稱"蘩")、蔞蒿(《詩經》名"蔞")、牛尾蒿(《詩經》名"蕭")、牡蒿(《詩經》稱"蔚"),入藥則有艾蒿、茵陳蒿、馬先蒿等,這些大都是菊科 *Artemisia* 屬植物,青蒿亦其中之一。

《本草經》草蒿一名青蒿,而青蒿之名最早則見於《五十二病方》,該書牝痔方用到青蒿,並説:"青蒿者,荆名曰□。"其缺字上半殘損,《病方》整理者認爲是"萩",不僅同時出土的《養生方》專門用到"萩",檢《爾雅·釋草》"蕭,萩",郭注"即蒿",邢疏謂"蕭、萩,古亦疊韻"。按《詩經》多處提到"蕭",如言"采彼蕭兮""蓼彼蕭斯"等,據陸璣疏云:"今人所謂萩蒿是也。或云牛尾蒿,似白蒿。白葉莖粗,科生,多者數十莖,可作燭,有香氣,故祭祀以脂爇之爲香。"如其説,則《病方》中的這種名"萩"的青蒿很可能是

今之牛尾蒿 *Artemisia subdigitata* 一類。另一種説法認爲《病方》中的缺字爲“菣”,《説文》:“菣,香蒿也。”據《爾雅》“蒿,菣”,郭璞注:“今人呼青蒿香中炙啖者爲菣。”邢疏引孫炎云:“荆楚之間謂蒿爲菣。”陸璣疏也説:“蒿,青蒿也。荆豫之間、汝南、汝陰皆云菣。”儘管如此,也没有充分的證據可證明這一名“菣”的“青蒿”便是今用品種。

　　事實上,從《本草經》直至宋代本草中的青蒿品種都不很固定,且各種證據間頗有牴牾之處,直到《本草綱目》在青蒿條以外單立黄花蒿條,黄花蒿則可以確定爲 *Artemisia annua*。

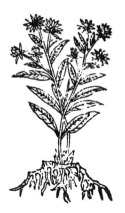

隨州旋覆花

旋覆花　味鹹、甘,温、微冷利,有小毒。主結氣脇下滿,驚悸,除水,去五藏間寒熱,補中下氣,消胸上痰結,唾如膠漆,心脅痰水,膀胱留飲,風氣濕痹,皮間死肉,目中眵音嗤。䁾,音蔑。利大腸,通血脉,益色澤。一名戴椹,一名金沸草,一名盛椹。其根主風濕。生平澤川谷。五月採花,日乾,二十日成。

　　陶隱居云:出近道下濕地,似菊花而大。又別有旋葍根,出河南,來北國亦有①,形似芎藭,惟合旋葍膏用之,餘無所入,非

————————

　　① “來北國亦有”等:本書卷七旋花條“唐本注”引作“此根出河南,北國來,根似芎藭,惟膏中用”。

此旋復花根也。唐本注云:旋覆根在中品,陶云"苗似薑,根似高良薑而細",此是山薑,證不是旋復根。今復道"從北國來,似芎藭",芎藭與高良薑全無髣髴爾。臣禹錫等謹按,蜀本圖經云:旋復花,葉似水蘇,花黃如菊。今所在皆有。六月至九月採花。藥性論云:旋復花,使,味甘,無毒。主肋脅氣下,寒熱水腫,主治膀胱宿水,去逐大腹,開胃,止嘔逆不下食。爾雅云:覆,盜庚。注:旋復似菊。疏:覆,一名盜庚也。蕭炳云:旋平聲。復用花,菖音福。旋徐願反。用根。日華子云:無毒。明目,治頭風,通血脉。葉止金瘡血。

圖經曰:旋復花生平澤川谷,今所在有之。二月已後生苗,多近水傍,大似紅藍而無刺,長一二尺已來,葉如柳,莖細。六月開花如菊花,小銅錢大,深黃色。上黨田野人呼爲金錢花。七月、八月採花,暴乾,二十日成。今近都人家園圃所蒔金錢花,花、葉並如上説,極易繁盛,恐即此旋復也。張仲景治傷寒汗下後,心下痞堅,噫氣不除,有七物旋復代赭湯;雜治婦人,有三物旋復湯;胡洽有除痰飲在兩脅脹滿等旋復花丸,用之尤多。

【雷公云:凡採得後,去裹花蘂殼皮并蒂子,取花蘂蒸,從巳至午,曬乾用。

外臺秘要:《救急》續斷筋法:取旋復花草根净洗土搗,量瘡大小傅之,日一二易,以差爲度。 又方:破斫筋斷者,以旋復根搗汁瀝瘡中,仍用滓封瘡上,十五日,即斷筋便續。此方出蘇景中家獠奴,用效。

經驗後方:治中風及壅滯:以旋復花洗塵令净,搗末,煉蜜丸如桐子大,夜卧以茶湯下五丸至七丸、十丸。

梅師方：治金瘡止血：搗旋復花苗傅瘡上。

衍義曰：旋復花葉如大菊，又如艾蒿，八九月有花，大如梧桐子，花淡黃綠，繁茂，圓而覆下，亦一異也。其香過於菊。行痰水，去頭目風。其味甘、苦、辛，亦走散之藥也。其旋花，四月、五月有花，別一種，非此花也。第七卷已具之。

〔箋釋〕

《爾雅·釋草》"菖，蕾"，郭注："大葉白華，根如指，正白，可啖。"此即本書卷七之旋花，其根即本條陶注説的"旋菖根"，原植物爲旋花科打碗花屬旋花 *Calystegia sepium*。《爾雅·釋草》"葍，盜庚"，郭注："旋葍似菊。"此即本條之菊科植物旋覆花 *Inula japonica*。《本草綱目》釋名項説："蓋庚者金也，謂其夏開黃花，盜竊金氣也。"或未必然。

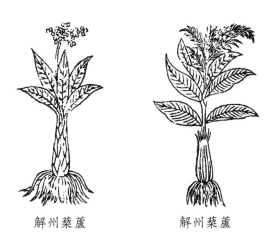

解州藜蘆　　　　解州藜蘆

藜蘆　味辛、苦，寒、微寒，有毒。**主蠱毒，欬逆，洩痢腸澼，頭瘍疥瘙惡瘡，殺諸蠱毒，去死肌，**療欬逆，喉痺

不通,鼻中息肉,馬刀爛瘡。不入湯。 一名葱苒, 一名葱
葵,音毯。一名山葱。生太山山谷。三月採根,陰乾。黃
連爲之使,反細辛、芍藥、五參,惡大黃。

陶隱居云:近道處處有。根下極似葱而多毛。用之止剔取
根,微炙之。 臣禹錫等謹按, 蜀本 圖經云:葉似鬱金、秦芁、襄荷
等,根若龍膽,莖下多毛。夏生冬凋枯。今所在山谷皆有。八月
採根,陰乾。 吳氏 云:藜蘆,一名葱葵,一名豐蘆,一名蕙葵。神
農、雷公:辛,有毒;岐伯:鹹,有毒;季氏:大毒,大寒;扁鵲:苦,有
毒。大葉,根小相連。 范子 曰:藜蘆出河東,黃白者善。 藥性論
云:藜蘆,使,有大毒。能主上氣,去積年膿血,泄痢,治惡風瘡疥
癬頭禿,殺蟲。

圖經曰:藜蘆生泰山山谷,今陝西、山南東西州郡皆有之。
三月生苗,葉青,似初出棕心,又似車前。莖似葱白,青紫色,高
五六寸,上有黑皮裹莖,似棕皮。其花肉紅色,根似馬腸根,長四
五寸許,黃白色。二月、三月採根,陰乾。此有二種:一種水藜
蘆,莖葉大同,只是生在近水溪澗石上,根鬚百餘莖,不中入藥
用;今用者名葱白藜蘆,根鬚甚少,只是三二十莖,生高山者爲
佳。均州土俗亦呼爲鹿葱。此藥大吐上膈風涎,闇風癇病,小兒
䭰䐞,用錢匕一字,則惡吐。人又用通頂,令人嚏,而古經本草云
"療嘔逆",其效未詳。今萱草亦謂之鹿葱,其類全別,主療亦不
同耳。

【雷公云:凡採得去頭,用糯米泔汁煮,從巳至未,出,曝乾
用之。

聖惠方:治黑痣生於身面上:用藜蘆灰五兩,水一大椀,淋

灰汁於銅器中盛，以重湯煮，令如黑膏，以針微撥破痣處，點之，良。不過三遍，神驗。

千金翼：治牙疼：内藜蘆末于牙孔中，勿咽汁，神效。

經驗後方：治中風不語，喉中如拽鋸聲，口中涎沫：取藜蘆一分，天南星一箇，去浮皮，於臍子上陷一箇坑子，内入陳醋二橡斗子，四面用火逼令黄色，同一處搗，再研極細，用生麪爲丸如赤豆大，每服三丸，温酒下。

百一方：治黄疸：取藜蘆着灰中炮之，小變色，搗爲末，水服半錢匕，小吐，不過數服。

斗門方：治疥癬：用藜蘆細搗爲末，以生油塗傅之。

簡要濟衆：治中風不省人事，牙關緊急者：藜蘆一兩去蘆頭，濃煎防風湯浴過，焙乾碎切，炒微褐色，搗爲末，每服半錢，温水調下，以吐出風涎爲効。如人行三里未吐，再服。

衍義曰：藜蘆爲末，細調，治馬疥癩。

〔箋釋〕

　　《急就篇》"牡蒙甘草苑藜蘆"，顏師古依本草爲注："藜蘆，一名葱苒，一名山葱。"《廣雅》"藜蘆，葱薵也"，與《本草經》作"葱苒"稍異。按，藜蘆根莖似葱，可層層剥離，故別名多與葱有關，除葱苒、葱苒、山葱以外，《吴普本草》還名葱葵，陶弘景也說，"根下极似葱而多毛"。據《玉篇》"薵，葱也"，故似當依《廣雅》以作"葱薵"爲正。

鈎吻　味辛，温，有大毒。主金瘡，乳痓，中惡風，欬逆上氣, 水腫, 殺鬼疰蠱毒, 破癥積, 除脚膝痺痛, 四肢拘攣, 惡瘡疥蟲, 殺鳥獸。 一名野葛。 折之, 青烟出者名固活。甚熱, 不入湯。生傅音附。高山谷及會稽東野。半夏爲之使, 惡黃芩。

陶隱居云:《五符》中亦云鈎吻是野葛, 言其入口則鈎人喉吻。或言"吻"作"挽"字, 牽挽人腸而絕之。覈胡革切。事而言, 乃是兩物。野葛是根, 狀如壯丹, 所生處亦有毒, 飛鳥不得集之, 今人用合膏服之無嫌。鈎吻別是一草, 葉似黃精而莖紫, 當心抽花, 黃色, 初生既極類黃精, 故以爲殺生之對也。或云鈎吻是毛茛。此本及後説參錯不同, 未詳云何。又有一物名陰命, 赤色, 著木懸其子, 生山海中, 最有大毒, 入口能立殺人。唐本注云:野葛生桂州以南, 村墟閭巷間皆有, 彼人通名鈎吻, 亦謂苗名鈎吻, 根名野葛, 蔓生。人或誤食其葉者皆致死, 而羊食其苗大肥, 物有相伏如此。若巴豆, 鼠食則肥也。陶云"飛鳥不得集之", 妄矣。其野葛, 以時新採者, 皮白骨黃。宿根似地骨, 嫩根如漢防己, 皮節斷者良。正與白花藤根相類, 不深別者, 頗亦惑之。其新取者, 折之無塵氣。經年已後則有塵起。根骨似枸杞, 有細孔者, 人折之, 則塵氣從孔中出, 今折枸杞根亦然。經言"折之, 青煙起者名固活"爲良, 此亦不達之言也。凡黃精直生如龍膽、澤漆, 兩葉或四五葉相對, 鈎吻蔓生, 葉如柿葉。《博物志》云"鈎吻葉似鳧葵", 並非黃精之類。毛茛是有毛石龍芮, 何干鈎吻? 臣禹錫等謹按, 蜀本:秦鈎吻, 主喉痺, 咽中塞, 聲變, 欬逆氣, 溫中。一名除辛。生寒石山。二月、八月採。謹按, 鈎吻一名野葛者, 亦如徐長卿、赤箭、鬼箭等並一名鬼督郵, 鬼督郵自是一物。

今鈎吻一名野葛,則野葛自有一種,明矣。且藥有名同而體異者極多,非獨此也。據陶注云:“鈎吻葉似黃精而莖紫,當心抽花,黃色者是。”蘇云“野葛出桂州,葉似柿葉,人食之即死”者,當別是一物爾。又云“苗名鈎吻,根名野葛”,亦非通論。按今市人皆以葉似黃精者爲鈎吻。按《雷公炮炙方》云:黃精勿令誤用鈎吻,鈎吻葉似黃精,而頭尖處有兩毛若鈎是也。 吳氏 云:秦鈎吻,一名毒根。神農:辛;雷公:有毒,殺人。生南越山或益州。葉如葛,赤莖,大如箭,根黃,正月採。 葛洪方 云:鈎吻與食芹相似,而生處無他草。其莖有毛,誤食之殺人。 嶺表録異 云:野葛,毒草也。俗呼爲胡蔓草,誤食之,則用羊血解之。

【陳藏器云】:人食其葉,飲冷水即死,冷水發其毒也。彼人以野葛飼人,勿與冷水。至肥大,以冷水飲之。至死,懸尸於樹,汁滴地生菌子,收之,名菌藥,烈於野葛。胡蔓葉細長光潤。

雷公云:凡使,勿用地精,苗莖與鈎吻同。其鈎吻治人身上惡毒瘡効,其地精煞人。採得後,細剉搗了,研絞取自然汁入膏中用,勿誤餌之。

黃帝問天老曰:天地所生,豈有食之死者乎? 天老曰:太陰之精,名曰鈎吻,不可食之,入口則死。

博物志云:鈎吻毒,桂心、葱葉湋解之。

〔箋釋〕

　　鈎吻的得名,如陶弘景所推測:“言其入口則鈎人喉吻。”由此,下咽即能斃命,或者咽喉部產生强烈不適感的物質,都有可能被稱爲“鈎吻”。而“鈎吻”急呼爲“莨”,《廣雅·釋草》“莨,鈎吻也”即由此而來。

漢代以來，鈎吻便是典型的毒藥，《本草經》謂其有大毒，《論衡·言毒》也説："草木之中有巴豆、野葛，食之湊滿，頗多殺人。"但漢代文獻有關鈎吻的記載甚爲簡略，僅《金匱要略》果實菜穀禁忌篇云："鈎吻與芹菜相似，誤食之殺人。"又《證類本草》引葛洪方云："鈎吻與食芹相似，而生處無他草，其莖有毛，誤食之殺人。"從形態特徵推測，這種鈎吻當是毛茛科毛茛 Ranunculus japonicus 一類植物。陶弘景言"或云鈎吻是毛茛"，亦印證此説。

漢代鈎吻以兩爲計量單位，如魏伯陽《周易參同契》云："冶葛、巴豆一兩入喉，雖周文兆著，孔丘占相，扁鵲操針，巫咸叩鼓，安能蘇之?"魏晉則以尺寸計量，如《博物志》云："魏武習啖野葛，至一尺。"《南州異物志》説："取冶葛一名鈎吻數寸。"在古方書中，全草、果實的劑量多以重量計算，而較長的根及根莖、木質藤本、樹皮類藥材則以長度計量。計量單位的不同，提示魏晉時期藥用鈎吻除毛茛科鈎吻外，還包括其他科屬植物，而藥用部位則以藤莖或根爲主。

魏晉文獻對鈎吻植物的記載相當含混，且多牴牾之處，現以各家對其葉形的描述爲例。《博物志》載魏文帝所記諸物相似亂真者，據《新修本草》引文作"鈎吻葉似鳧葵"，《太平御覽》引文卻作"鈎吻草與菫菜相似"，《四庫全書》本又作"與荇華相似"，三説難辨是非。《吳普本草》則謂鈎吻葉似葛，《肘後方》又云似食芹，《雷公炮炙方》卻説："鈎吻葉似黃精，而頭尖處有兩毛若鈎。"異説紛呈，陶弘景亦不能辨，故《本草經集注》云："本經及後説皆參錯不同，未詳定云何。"

其中葉似葛的鈎吻，《吴普本草》稱作秦鈎吻，有云："秦鈎吻，一名毒根，一名野葛，生南越山或益州，葉如葛，赤莖，大如箭，方根黄色。"其原植物似爲漆樹科毒漆藤 *Toxicodendron radicans*，這種植物的乳液可以引起漆瘡。

另有一種與黄精相似而"善惡"相反的鈎吻，文獻記載較多，如《博物志》引《神農經》説："藥物有大毒不可入口鼻耳目者，即殺人，凡六物焉，一曰鈎吻，似黄精不相連，根苗獨生者是也。"又引黄帝問天老："太陽之草名曰黄精，餌而食之，可以長生。太陰之草名曰鈎吻，不可食，入口立死。"陶弘景亦云："鈎吻別是一草，葉似黄精而莖紫，當心抽花，黄色，初生既極類黄精，故以爲殺生之對也。"《本草圖經》説："江南人説黄精苗葉稍類鈎吻，但鈎吻葉頭極尖而根細。"這種葉似黄精的鈎吻，據《中國高等植物圖鑒》記載，當爲百部科金剛大 *Croomia japonica*，亦稱黄精葉鈎吻。

最有名的鈎吻品種爲胡蔓草，《南方草木狀》云："冶葛，毒草也。蔓生，葉如羅勒，光而厚，一名胡蔓草，置毒者多雜以生蔬進之，悟者速以藥解，不爾半日輒死。"胡蔓草的原植物爲馬錢科胡蔓藤 *Gelsemium elegans*。《太平御覽》俚條引《南州異物志》云："廣州南有賊曰俚，此賊在廣州之南蒼梧、鬱林、合浦、寧浦、高涼五郡中央，地方數千里……其處多野葛爲鈎吻。"這與胡蔓藤 *Gelsemium elegans*

主要分佈兩廣、福建相符。兩廣地區至今仍有胡蔓藤誤食或投毒的報告，這是各種鈎吻中毒性最強烈的一種。

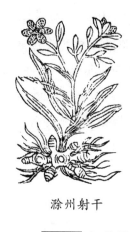

證類本草箋釋

滁州射干

射音夜。干 味苦，平、微温，有毒。主欬逆上氣，喉痹咽痛，不得消息，散結氣，腹中邪逆，食飲大熱，療老血在心脾間，欬唾，言語氣臭，散胸中熱氣。久服令人虛。一名烏扇，一名烏蒲，一名烏翣，一名烏吹，一名草薑。生南陽川谷田野。三月三日採根，陰乾。

陶隱居云：此即是烏翣根，庭臺多種之。黃色，亦療毒腫。方多作"夜干"字，今"射"亦作"夜"音。人言其葉是鳶尾，而復又有鳶頭，此蓋相似爾，恐非。烏翣者即其葉名矣。又別有射干，相似而花白莖長，似射人之執竿者，故阮公詩云"射干臨層城"。此不入藥用，根亦無塊，惟有其質。唐本注云：射干，此説者是。其鳶尾，葉都似射干，而花紫碧色，不抽高莖，根似高良薑而肉白，根即鳶頭。陶説由跋都論此爾。臣禹錫等謹按，蜀本云：射干，微寒。圖經云：高二三尺，花黃實黑，根多鬚，皮黃黑，肉黃赤。今所在皆有。二月、八月採根，去皮日乾用之。陳藏器云：射干、鳶尾，按此二物相似，人多不分。射干，總有三物。佛經云"夜干貙貚"，此是惡獸，似青黃狗，食人，郭云能緣木。又阮公詩云"夜干臨層城"，此即是樹，今之射干殊高大者。本草射干，即人間所種，爲花卉，亦名鳳翼，葉如烏翅，秋生紅花，赤點。鳶尾亦人間多種，苗低下於射干，如鳶尾，春夏生紫碧花者是也。又注云：據此猶錯，夜干花黃，根亦黃色。藥性論云：射干，使，有小毒。能治喉痺，水漿不入，能通女人月閉，治疰氣，消瘀血。日華子云：消痰，破癥結，胸膈滿，腹脹，氣喘，痃癖，開胃下食，消腫毒，鎮肝明目。根潤，亦有形似高良薑大小，赤黄色，淡硬，五六七八月採。

圖經曰：射音夜。干生南陽山谷田野，今在處有之，人家庭砌間亦多種植。春生苗，高二三尺，葉似蠻薑而狹長橫張，疎如翅羽狀，故一名烏翣，謂其葉耳。葉中抽莖，似萱草而強硬。六月開花，黃紅色，瓣上有細文。秋結實作房，中子黑色。根多鬚，皮黃黑，肉黃赤。三月三日採根，陰乾。陶隱居云"療毒腫，方多作夜干，今'射'亦作'夜'音"。又云："別有射干，相似而花白莖長，似射人之執竿者，故阮公詩云'射干臨層城'是也。此不入藥用。"蘇恭："射干，此說是。鳶尾，葉都似射干，而花紫碧色，不抽高莖，根似高良薑而肉白，根即鳶頭也。"又按《荀子》云："西方有木焉，名曰射干。莖長四寸，生於高山之上，而臨百仞之淵，其莖非能長也，所立者然也。"楊倞注云："當是草，而云木，誤也。"今觀射干之形，其莖梗疎長，正如長竿狀，得名由此耳。而陶以夜音爲疑，且古字音呼固多相通，若漢官僕射主射，而亦音夜，非有別義也。又射干多生山崖之間，其莖雖細小，亦類木梗，故《荀子》名木。而蘇謂陶說爲鳶尾，鳶尾花亦不白，其白者自是射干之類，非鳶尾也。鳶尾布地而生，葉扁闊於射干，蘇云"花紫碧色，根如高良薑者"是也。本經云"生九嶷山谷"，今在處有，大類蠻薑也。五月採。一云九月、十月採根，日乾。

【雷公云：凡使，先以米泔水浸一宿漉出，然後用𥱻竹葉裹，從午至亥，漉出，日乾用之。

外臺秘要：治喉痺：射干一片，含嚥汁，差。

肘後方：治小兒疝發時，腫痛如刺：用生射干汁取下，亦可丸服之。

衍義曰：射干，此乃《荀子》所説“西方之木名曰射干”者也，注復引本草曰“不合以射干爲木”，殊不知五行止以水、火、木、金、土而言之，故儒者以草、木皆木也，金、鈏皆金也，糞、土皆土也，灰、火皆火也，水、池皆水也。由是言之，即非佛經所説火宅喻之獸，及阮公所云“臨層城”者之木。況本經亦曰“一名草薑”，故知是草無疑。今治肺氣、喉痺爲佳。日華子曰“大小似高良薑，赤黄色”，此得之。

〔箋釋〕

若以現代生物學爲參照，古人的物種觀念，時而寬泛，時而狹窄。如李時珍在《本草綱目》中即將射干、鳶尾、扁竹根視爲一物，射干條集解項説：“射干即今扁竹也。今人所種，多是紫花者，呼爲紫蝴蝶。其花三四月開，六出，大如萱花。結房大如拇指，頗似泡桐子，一房四隔，一隔十餘子。子大如胡椒而色紫，極硬，咬之不破。七月始枯。陶弘景謂射干、鳶尾是一種。蘇恭、陳藏器謂紫碧花者是鳶尾，紅花者是射干。韓保昇謂黄花者是射干。蘇頌謂花紅黄者是射干，白花者亦其類。朱震亨謂紫花者是射干，紅花者非。各執一説，何以憑依？謹按，張揖《廣雅》云：鳶尾,射干也。《易通卦驗》云：冬至射干生。《土宿真君本草》云：射干即扁竹，葉扁生，如側手掌形，莖亦如之，青綠色。一種紫花，一種黃花，一種碧花。多生江南、湖廣、川、浙平陸間。八月取汁，煮雄黃，伏雌黃，製丹砂，能拒火。據此則鳶尾、射干本是一類，但花色不同。正如牡丹、芍藥、菊花之類，其色各異，皆是同屬也。大抵入藥功不相遠。"射干爲鳶尾科植物射干 *Belamcanda chinensis*，鳶尾爲同科植物鳶尾 *Iris tectorum*，李時珍的描述中可能還包括鳶尾屬的蝴蝶花 *Iris japonica* 等。

"射"有兩種讀音，《廣韻》"神夜切"，此爲常見義，指射箭及相關動作；又"羊謝切"，如職官僕射。陶弘景認爲"射干"也用後一種讀音，故言"今'射'亦作'夜'音"。陳藏器《本草拾遺》因此説射(夜)干乃有三種。一種是佛書中説到的"夜干"，《法華經》寫作"野干"，是一種動物，《本草衍義》説"佛經所説火宅喻之獸"指此。《翻譯名義集》云："悉伽羅，此云野(音夜)干。似狐而小形，色青黃如狗，群行夜鳴如狼。郭璞云：射(音夜)干能緣木。"第二種是阮籍《詠懷詩》"幽蘭不可佩，朱草爲誰榮？修竹隱山陰，射干臨增城"提到的"射干"。此不知是何物，按照陶弘景的理解，似指蝴蝶花 *Iris japonica* 等，而陳藏器的意見，這種射(夜)干是木本植物。再一種則是本條的草本植物射干 *Belamcanda chinensis*。

蛇全 合是含字。　味苦,微寒,無毒。　主驚癇,寒熱

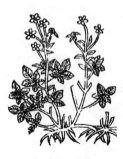

興州蛇含

邪氣,除熱,金瘡疽痔,鼠瘻惡瘡頭瘡,療心腹邪氣,腹痛濕痺,養胎,利小兒。一名蛇銜。生益州山谷。八月採,陰乾。

陶隱居云:即是蛇銜。蛇銜有兩種,並生石上,當用細葉黃花者,處處有之。亦生黃土地,不必皆生石上也。唐本注云:全字乃是含字,陶見誤本,宜改爲含。含、銜義同,見古本草也。今按,陳藏器本草云:蛇銜,主蛇咬。種之,亦令無蛇。今以草內蛇口中,縱傷人,亦不能有毒矣。臣禹錫等謹按,蜀本圖經云:生石上及下濕地。花黃白,人家亦種之。五月採苗,生用。藥性論云:蛇銜,臣,有毒。能治丹瘵,治小兒寒熱。日華子云:蛇含,能治蛇蟲、蜂虺所傷,及眼赤,止血,煞風癩,癰腫。莖、葉俱用。又名威蛇。

圖經曰:蛇含生益州山谷,今近處亦有之。生土石上,或下濕地,蜀中人家亦種之。一莖五葉或七葉。此有兩種,當用細葉黃色花者爲佳。八月採根,陰乾。《古今錄驗方》治赤瘵,用蛇銜草,搗令極爛,傅之,差。赤瘵者,由冷濕搏於肌中,甚即爲熱,乃成赤瘵,得天熱則劇,冷則減是也。古今諸丹毒瘡腫方通用之。又下有女青條云“蛇銜根也,生朱崖”,陶隱居、蘇恭皆以爲若是蛇銜根,不應獨生朱崖。或云是雀瓢,即蘿摩之別名;或云二物同名,以相類故也。醫家鮮用,亦稀識別,故但附著於此。

【雷公云:凡使,勿用有蘗尖葉者,號竟命草,其味別空,只酸澀，不入用。若誤服之，吐血不止，速服知時子解之。採得後，去根、莖，只取葉，細切曬乾，勿令犯火。

肘後方云：治金瘡，亦搗傅之，佳。　　**又方**云：治蜈蚣螫人：蛇含草挼傅之。

斗門方云：治產後瀉痢：用小龍牙根一握，濃煎服之，甚效。蛇含是也。

抱朴子云：蛇銜膏連已斷之指。

晉異苑云：有田父見一蛇被傷，又見蛇銜一草着其瘡上，經日，傷蛇乃去。田父因取其草以治瘡，皆驗，遂名曰蛇銜草。

〔箋釋〕

"含"與"銜"都是口中含物的意思，可以通用，所以蛇含一名蛇銜。仔細體會，"含"強調的是物在口中的狀態；"銜"稍偏向於含物的動作，比如《周禮·下官》"徒銜枚而進"，陶淵明《讀山海經》"精衛銜微木"。《異苑》卷三云："昔有田父耕地，值見傷蛇在焉。有一蛇銜草著瘡上，經日，傷蛇走。田父取其草餘葉以治瘡，皆驗。本不知草名，因以蛇銜爲名。《抱朴子》云'蛇銜能續已斷之指如故'，是也。"此雖較《本草經》爲晚，亦體現該藥得名緣由，藥名似當以表示動作的"銜"爲正。

常山　味苦、辛，寒、微寒，有毒。主傷寒寒熱，熱發，溫瘧鬼毒，胸中痰結，吐逆，療鬼蠱往來，水脹，洒洒惡寒，鼠瘻。一名互草。生益州川谷及漢中。八月採根，陰乾。畏玉札。

陶隱居云：出宜都、建平。細實黃者，呼爲雞骨常山，用最勝。唐本注云：常山，葉似茗，狹長，莖圓，兩葉相當。三月生白花，青蕚。五月結實，青圓，三子爲房。生山谷間，高者不過三四尺。臣禹錫等謹按，蜀本圖經云：樹高三四尺，根似荆根，黃色而破，今出金州、房州、梁州，五月、六月採葉，名蜀漆也。藥性論云：常山忌葱，味苦，有小毒。治諸瘧，吐痰涎，去寒熱。用小麥、竹葉三味合煮，小兒甚良。主瘧洒洒寒熱，不可進多，令人大吐。治項下瘤瘦。蕭炳云：得甘草，吐瘧。日華子云：忌菘菜。

圖經：文具蜀漆條下。

【雷公云：凡使，春使根、葉，夏秋冬一時用。使酒浸一宿，至明漉出，日乾，熬搗。少用，勿令老人、久病服之，切忌也。

外臺秘要：治瘧：常山三兩，以漿水三升浸經一宿，煎取一升，欲發前頓服，然後微吐。

肘後方：治瘧病：常山三兩搗末，以雞子白和丸如桐子大，空腹三十九。

衍義曰：常山，蜀漆根也。亦治瘧吐痰，如雞骨者佳。

〔箋釋〕

藥名“常山”，森立之《本草經考異》認爲原作“恒山”，乃宋人避諱所改。如森立之所說，《醫心方》《本草和名》等皆作“恒山”，《本草經集注·序錄》殘卷、《新修本草》卷十殘卷亦寫作“恒山”，故其說有理。按，所謂“宋人避諱”，指避宋真宗趙恒（998–1022 年在位）的諱，則改“恒山”爲“常山”始於《嘉祐本草》。

《本草經》一名互草,森立之《本草經考注》據《太平御覽》卷九百九十二引《本草經》作“玄草”,認爲“玄”避諱缺末筆,訛寫成“互”。此説則未必,“互”更像是“亙”的誤字;“亙”即是“亘”的異寫。所謂“亘草”,乃是因“恒山”而來的別名,傳寫中由“亘草”誤寫成“互草”。

《本草綱目》釋名項説:“恒亦常也。恒山乃北嶽名,在今定州。常山乃郡名,亦今真定。豈此藥始産於此得名歟?”按,常山並非因産於五嶽之恒山得名。《漢書·地理志》武陵郡有“佷山”,孟康注:“音恒,出藥草恒山。”這一藥草“恒山”産於今湖南長陽。在《本草經》的時代,藥草常山(恒山)的産地已變化爲“益州山谷”,即今四川。

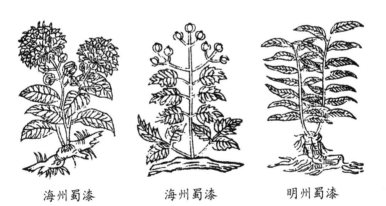

海州蜀漆　　　　海州蜀漆　　　　明州蜀漆

蜀漆　味辛,平,微温,有毒。主瘧及欬逆寒熱,腹中癥堅,痞結,積聚,邪氣,蠱毒,鬼疰,療胸中邪結氣,吐出之。生江林山川谷及蜀漢中。常山苗也。五月採葉,陰乾。栝樓爲之使，惡貫衆。

陶隱居云：是常山苗，而所出又異者，江林山即益州江陽山名，故是同處爾。彼人採，仍縈結作丸，得時燥者佳。唐本注云：此草日微萎則把束暴使燥，色青白，堪用；若陰乾，便黑爛鬱壞矣。陶云作丸，此乃椶餅，非蜀漆也。臣禹錫等謹按，蜀本圖經云：五月採，日乾之。藥性論云：蜀漆，使，畏橐吾，味苦，有小毒。常山苗也。能主治瘴、鬼瘧多時不差，去寒熱瘧，治溫瘧寒熱。不可多進，令人吐逆。主堅癥，下肥氣，積聚。蕭炳云：桔梗爲使。日華子云：蜀漆治癥瘕。又名雞尿草、鴨尿草。李含光云：常山莖也。八月、九月採。

圖經曰：蜀漆生江林山川谷及蜀漢，常山苗也。常山生益州山谷及漢中，蜀漆根也。江林山即益州江陽山名，是同處耳。今京西、淮、浙、湖南州郡亦有之。葉似茗而狹長，兩兩相當，莖圓有節。三月生紅花，青萼。五月結實，青圓，三子爲房。苗高者不過三四尺。根似荆，黃色。而海州出者，葉似楸葉，八月有花紅白色，子碧色，似山楝子而小。五月採葉，八月採根，陰乾。此二味爲治瘧之最要。張仲景蜀漆散，用蜀漆、雲母、龍骨等分，杵末，患者至發前，以漿水和半錢服之。溫瘧，加蜀漆半分，臨發時服一錢匕。今天台山出一種草，名土常山，苗葉極甘，人用爲飲香，其味如蜜，又名蜜香草，性亦涼，飲之益人，非此常山也。

【雷公云：凡採得後，和根、苗，臨用時即去根，取莖并葉同拌，甘草四兩細剉用，拌水令濕，同蒸。臨時去甘草，取蜀漆五兩，細剉，又拌甘草水勻，又蒸了任用，勿食木笋。

衍義曰：蜀漆，常山苗也。治瘧，多吐人，其他亦未見所長。此草也，慮歲久，人或別有異論，故預云。餘如經。

〔箋釋〕

　　《名醫別録》説蜀漆“常山苗也”，《廣雅・釋草》也説：“恒山，蜀漆也。”但從陶弘景開始，有關常山（蜀漆）原植物的描述就混亂不已，今以虎耳草科 *Dichroa febrifuga* 爲常山（蜀漆）的正宗來源，乃是近代研究肯定此種植物所含常山碱甲、常山碱乙具有抗瘧活性，與《本草經》説常山主治“温瘧鬼毒”相符合的緣故。既然以 *Dichroa febrifuga* 爲常山，則蜀漆就是此植物的地上部分。

　　《太平御覽》卷九百九十二引《吳氏本草》云：“恒山，一名七葉。神農、岐伯：苦；李氏：大寒；桐君：辛，有毒。二月、八月采。”孫星衍輯《神農本草經》引在恒山條，並將文中“七葉”改爲“漆葉”，乃引《後漢書・華佗傳》漆葉青黏散爲按語，意即華佗所用的漆葉，即是常山之葉，也就是蜀漆之葉。按，漆葉青黏散中的漆葉，通常循《本草圖經》的意見，釋爲漆樹葉，與孫星衍的説法不同。

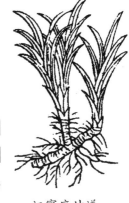

甘遂　味苦、甘，寒、大寒，有毒。主大腹疝瘕腹滿，面目浮腫，留飲音癊。宿食，破癥堅積聚，利水穀道，下五水，散膀胱留熱，皮中痞，熱氣腫滿。一名甘藁，一名陵藁，一名

江寧府甘遂

凌澤，一名重澤，一名主田。生中山川谷。二月採根，陰乾。瓜蒂爲之使，惡遠志，反甘草。

陶隱居云：中山在代郡，先第一本出太山，江東比來用京口者，大不相似。赤皮者勝，白皮者都下亦有，名草甘遂，殊惡。蓋謂贗音鴈。僞之草，非言草石之草也。唐本注云：所謂草甘遂者，乃蚤休也，療體全別。真甘遂苗似澤漆；草甘遂苗一莖，莖六七葉，如蓖麻、鬼臼葉，生食一升，亦不能利，大療癰疽蛇毒。且真甘遂皆以皮赤肉白，作連珠，實重者良。亦無皮白者，皮白乃是蚤休，俗名重臺也。臣禹錫等謹按，藥性論云：京甘遂，味苦，能瀉十二種水疾，能治心腹堅滿，下水，去痰水，主皮肌浮腫。日華子云：京西者上，汴、滄、吳者次，形似和皮甘草，節節切之。

圖經曰：甘遂生中山川谷，今陝西、江東亦有之，或云京西出者最佳，汴、滄、吳者爲次。苗似澤漆，莖短小而葉有汁，根皮赤肉白，作連珠，又似和皮甘草。二月採根，節切之，陰乾。以實重者爲勝。又有一種草甘遂，苗一莖，莖端六七葉，如蓖麻、鬼臼葉。用之殊惡，生食一升，亦不能下。唐注云"草甘遂即蚤休也"，蚤休自有條。古方亦單用下水，《小品》療姙娠小腹滿，大小便不利，氣急，已服豬苓散不差者，以甘遂散下之方：泰山赤皮甘遂二兩，擣篩，以白蜜二兩，和丸如大豆粒，多覺心下煩，得微下者，日一服之。下後還將豬苓散。不得下，日再服，漸加可至半錢匕，以微下爲度，中間將散也。豬苓散見豬苓條中。

【雷公云：凡採得後去莖，於槐砧上細剉，用生甘草湯、小薺苨自然汁二味攪浸三日，其水如墨汁，更漉出，用東流水淘六七次，令水清爲度，漉出，於土器中熬令脆用之。

肘後方：治卒腫滿，身面皆洪大：甘遂一分粉之，猪腎一枚分爲七臠，入甘遂於中，以火炙之令熟，日一食至四五，當覺腹脇鳴，小便利。

楊氏産乳：治腹滿，大小便不利，氣急：甘遂二分爲散，分五服，熟水下，如覺心下煩，得微利，日一服。

衍義曰：甘遂，今惟用連珠者，然經中不言。此藥專於行水、攻決爲用，入藥須斟酌。

〔箋釋〕

《廣雅·釋草》云："陵澤，甘遂也。"根據《本草圖經》說"苗似澤漆，莖短小而葉有汁"，根如連珠等特徵，應該就是大戟科植物甘遂 *Euphorbia kansui*。至於陶弘景提到的草甘遂，乃是百合科蚤休 *Paris polyphylla* 一類。陶弘景對"草甘遂"之"草"字專門解釋說："蓋謂贋僞之草，非言草石之草也。"使用贋僞品的後果，《本草圖經》說得非常清楚："用之殊惡，生食一升，亦不能下。"這是草字的新義項，應該收入辭書者。

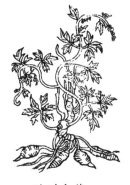

滁州白薟

白薟　味苦、甘，平、微寒，無毒。主癰腫疽瘡，散結氣，止痛，除熱，目中赤，小兒驚癇，温瘧，女子陰中腫痛，下赤白，殺火毒。一名菟核，一名白草，一名白根，一名崑崙。生衡山山谷。二月、八月採根，暴乾。代赭爲

1129

之使，反烏頭。

　　陶隱居云：近道處處有之。作藤生，根如白芷，破片以竹穿之，日乾。生取根搗，傅癰腫亦效。唐本注云：此根似天門冬，一株下有十許根，皮赤黑，肉白，如芍藥，殊不似白芷。臣禹錫等謹按，蜀本圖經云：蔓生，枝端有五葉，今所在有之。藥性論云：白斂，使，殺火毒，味苦，平，有毒，惡烏頭。能主氣癰腫。用赤小豆、莨草爲末，雞子白調，塗一切腫毒，治面上疱瘡。子治温瘧，主寒熱，結壅熱腫。日華子云：止驚邪發背，瘰癧，腸風痔瘻，刀箭瘡，撲損，温熱瘧疾，血痢，湯火瘡，生肌止痛。

　　圖經曰：白斂生衡山山谷，今江淮州郡及荆、襄、懷、孟、商、齊諸州皆有之。二月生苗，多在林中作蔓，赤莖，葉如小桑。五月開花，七月結實。根如雞鴨卵，三五枚同窠，皮赤黑，肉白。二月、八月採根，破片，暴乾。今醫治風、金瘡及面藥方多用之。濠州有一種赤斂，功用與白斂同，花實亦相類，但表裏俱赤耳。

　　【聖惠方：治丁瘡，以水調白斂末傅瘡上。

　　外臺秘要：《備急》治湯火灼爛，用白斂末傅之。

　　肘後方：治發背，白斂末傅並良。

　　衍義曰：白斂、白及，古今服餌方少有用者，多見於斂瘡方中。二物多相須而行。

〔箋釋〕

　　《説文》云："斂，白斂也。斂，斂或從斂。"《本草經》白斂一名菟核，據《爾雅·釋草》"萰，菟荄"，郭璞未詳，《玉篇》"萰，白斂也"，與本草正合。《爾雅義疏》云："今驗白蔽根形似核，故以‘核’名。‘䕷’與‘蔽’，‘菟’與‘兔’，‘荄’與‘核’，並古字通借。”

按，“蔽”爲葡萄科藤本植物的泛稱，《詩經・葛生》“葛生蒙楚，蔽蔓于野”，陸璣疏云：“蔽似栝樓，葉盛而細，其子正黑如燕薁，不可食也。幽州人謂之烏服。其莖葉煮以哺牛，除熱。”按照陸璣描述的形態，《詩經》中的“蔽”較接近烏蔹莓 *Cayratia japonica*；而入藥的白蔹，或許相對於烏蔹，果實稍帶白色，塊根肥大，“皮赤黑，肉白”，原植物爲白蔹 *Ampelopsis japonica*；至於《本草圖經》提到的赤蔹，塊根“表裏俱赤”，則似同屬植物三裂葉蛇葡萄 *Ampelopsis delavayana*。

青葙子　味苦，微寒，無毒。主邪氣，皮膚中熱，風瘙身癢，殺三蟲，惡瘡疥蟲，痔蝕，下部䘌瘡。子名草決明，療脣口青。一名草蒿，一名萋蒿。生平谷道傍。三月採莖葉，陰乾。五月、六月採子。

陶隱居云：處處有。似麥柵花，其子甚細。後又有草蒿，別本亦作草藁，今即主療殊相類，形名又相似極多，足爲疑，而實兩種也。唐本注云：此草苗高尺許，葉細軟，花紫白色，實作角，子黑而扁光，似莧實而大，生下濕地，四月、五月採。荆、襄人名爲崑崙草。搗汁單服，大療溫癘甘䘌。

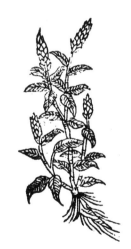

滁州青葙子

臣禹錫等謹按，蜀本圖經云：葉細軟長，亦爲蔓。今所在下濕地有。藥性論云：青葙子，一名草藁，味苦，平，無毒。能治肝藏熱毒衝眼，赤障青盲瞖腫，主惡瘡疥瘙，治下部蟲蜃瘡。蕭炳云：今主理眼，有青葙子丸。又有一種花黃，名陶珠術，苗相似。日華子云：治五藏邪氣，益腦髓，明耳目，鎮肝，堅筋骨，去風寒濕痺，苗止金瘡血。

圖經曰：青葙子生平谷道傍，今江淮州郡近道亦有之。二月內生青苗，長三四尺，葉闊似柳細軟，莖似蒿，青紅色。六月、七月內生花，上紅下白。子黑光而扁，有似莨菪。根似蒿根而白，直下，獨莖生根。六月、八月採子。又有一種花黃，名陶珠術，苗亦相似，恐不堪用之。

【雷公云：凡用，勿使思莧子并鼠䅳子，其二件真似青葙子，只是味不同。其思莧子味岨，煎之有澁。凡用，先燒鐵臼杵，單搗用之。

廣利方：治鼻衄出血不止：以青葙子汁三合，灌鼻中。

三國志云：《魏略》：初平中有青牛先生，常服青葙子，年如五六十者，人或識之，謂其已百歲有餘爾。

衍義曰：青葙子，經中並不言治眼，《藥性論》始言之"能治肝藏熱毒衝眼，赤障青盲"；蕭炳亦云理眼；日華子云"益腦髓，明耳目，鎮肝"。今人多用治眼，殊不與經意相當。

〔箋釋〕

從《本草經》青葙一名草蒿、一名萋蒿來看，似乎是"蒿"類植物，與後世所用莧科青葙 *Celosia argentea* 不太一致。《齊民要術》卷十菜茹條引《廣志》曰:"葙,根以爲菹,香辛。"據《玉篇》"葙,青葙子",莧科青葙子也没有香辛之味。《三國志·管寧傳》裴松之注引《魏略》云:"(青牛先生)常食青葙、芫華,年似如五六十者,人或親識之,謂其已有百餘歲矣。"這位青牛先生所服食的青葙,確不知是何種植物。

本條以"青葙子"爲正名,而又説"子名草決明",於理不通,所以多數《本草經》輯本都删去"子"字,徑稱"青葙"。按,"草決明"應該是針對決明子而言,故決明子條陶注:"又别有草決明,是萋蒿子,在下品中也。"這個"草"字,是否也如陶弘景在甘遂條所説:"蓋謂贗僞之草,非言草石之草也。"若是如此,則青葙子之别名"草決明",也可以理解爲決明的僞品,並不能够治療眼疾,此所以《本草衍義》説青葙子在《藥性論》之前"並不言治眼"。

卷第十 草部下品之上總六十二種

藋音桓。菌音郡。 味鹹、甘,平、微溫,有小毒。主心痛,温中,去長蟲白癬音蘚。蟯音饒。蟲,蛇螫毒,癥瘕諸蟲,疽瘑,去蚘蟲,寸白,惡瘡。一名藋蘆。生東海池澤及渤海章武。八月採,陰乾。得酒良,畏雞子。

1133

陶隱居云:出北來,此①亦無有。形狀似菌,云鸛屎所化生,一名鸛菌。單末之,猪肉臛和食,可以遣蚘蟲。唐本注云:藋菌,

---

① 此:劉甲本作"比"。兩字意思不太一樣。"出北來,此亦無有",意思説藋菌從北方來,本地没有産出。"出北來,比亦無有",意思説藋菌從北方來,近來没有。

今出渤海,蘆葦澤中鹹鹵地自然有此菌爾,亦非是鸛屎所化生也。其菌色白輕虛,表裏相似,與眾菌不同。療蚘蟲有効。臣禹錫等謹按,蜀本圖經云:今出滄州。秋雨以時即有,天旱及霖即稀。日乾者良。藥性論云:雚菌,味苦。能除腹內冷痛,治白秃。

【食療云:菌子,發五藏風,壅經絡,動痔病,昏多睡,背膊、四肢無力。又,菌子有數般,槐樹上生者良。野田中者恐有毒,殺人。又,多發冷氣。

外臺秘要:治蚘蟲攻心如刺,吐清汁:雚蘆一兩杵末,以羊肉臛和之,旦頓服佳。

金匱玉函云:菌仰卷及赤色,不可食。木耳青色及仰生者,不可食之。

〔箋釋〕

  《急就篇》"雷矢雚菌薑兔盧",顏師古注:"雚菌一名雚蘆,生東海池澤及渤海章武。此雚蘆之地所生菌也。舊云是鸛矢所化,故其爲藥毒烈,而去腹中痼病焉。"雚菌在漢代應該也是常見之物,不僅《急就篇》有此,《茶經》引《凡將篇》也有"蜚廉雚菌荈詫"之句,但除了簡單的畏惡資料,醫方幾乎沒有留下使用的實例,按照《新修本草》的意見,乃是生長在鹽碱環境的某種菌類。

白及 味苦、辛,平、微寒,無毒。主癰腫惡瘡敗疽,傷陰死肌,胃中邪氣,賊風鬼擊,痱音肥。緩不收,除白癬疥蟲。一名甘根,一名連及草。生北山川谷,又冤句及越山。紫石英爲之使,惡理石,畏李核、杏人。

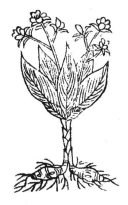

興州白及

陶隱居云:近道處處有之。葉似杜若,根形似菱米,節間有毛。方用亦稀,可以作糊。唐本注云:此物山野人患手足皸音軍。拆,嚼以塗之,有效。臣禹錫等謹按,蜀本云:反烏頭。又,圖經云:葉似初生栟音并。櫚音閭,椶也。及藜蘆。莖端生一臺,四月開生紫花,七月實熟,黃黑色,冬凋。根似菱,三角,白色,角頭生芽。今出申州。二月、八月採根用。吳氏云:神農:苦;黃帝:辛;李氏:大寒;雷公:辛,無毒。莖葉如生薑、藜蘆。十月華,直上,紫赤,根白連。二月、八月、九月採。藥性論云:白及,使。能治結熱不消,主陰下痿,治面上䵟皰,令人肌滑。日華子云:味甘㿏,止驚邪血邪,癲疾,赤眼癥結,發背瘰癧,腸風痔瘻,刀箭瘡,撲損,温熱瘧疾,血痢,湯火瘡,生肌止痛,風痺。

圖經曰:白及生北山川谷,又冤句及越山,今江淮、河、陝、漢、黔諸州皆有之,生石山上。春生苗,長一尺許,似栟櫚及藜蘆,莖端生一臺,葉兩指大,青色,夏開花紫,七月結實至熟,黃黑色,至冬葉凋。根似菱米,有三角,白色,角端生芽。二月、七月採根。今醫治金瘡不差及癰疽方中多用之。

【經驗方】:治鼻衄不止甚者:白及爲末,津調塗山根上,立止。

衍義:白及,文具白斂條下。

蘭科植物白及 *Bletilla striata*，其假鱗莖三角狀，肥厚，富黏性，數個相連，因爲富含黏液質和澱粉，可以調成糊，作黏合劑使用，故陶弘景説"可以作糊"。

《本草綱目》釋名項云："其根白色，連及而生，故曰白及。"其説甚是。草部藥名在傳寫中通常會添加草頭作爲形符，故白及亦寫作白芨，如謝靈運《山居賦》"慕椹高林，剥芨巖椒"，自注："芨音及，采以爲紙。"但據《説文》"芨，菫草也"，《爾雅·釋草》亦同，此是蒴藋的專名，被白及佔用。

大戟　味苦，甘，寒，大寒，有小毒。主蠱毒，十二水，腹滿急痛積聚，中風皮膚疼痛，吐逆，頸腋癰腫，頭痛，發汗，利大小腸。一名邛鉅。生常山。十二月採根，陰乾。反甘草。

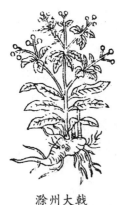

滁州大戟

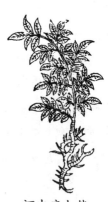

河中府大戟

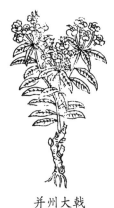 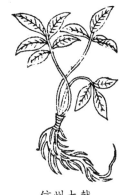

并州大戟　　　　信州大戟

陶隱居云：近道處處皆有，至猥賤也。臣禹錫等謹按，唐本云：畏昌蒲、蘆草、鼠尿。蜀本圖經云：苗似甘遂高大，葉有白汁，花黃。根似細苦參，皮黃黑，肉黃白。五月採苗，二月、八月採根用。爾雅云：蕎，邛鉅。注云：今本草大戟也。藥性論云：大戟，使，反芫花、海藻，毒用昌蒲解之。味苦、辛，有大毒。破新陳，下惡血癖塊，腹内雷鳴，通月水，善治瘀血，能墮胎孕。日華子云：小豆爲之使，惡署預。瀉毒藥，泄天行黃病温瘧，破癥結。

圖經曰：大戟，澤漆根也。生常山，今近道多有之。春生紅芽，漸長作叢，高一尺已來。葉似初生楊柳小團，三月、四月開黃紫花，團圓似杏花，又似蕪黃，根似細苦參，皮黃黑，肉黃白色，秋冬採根，陰乾。淮甸出者莖圓，高三四尺，花黃，葉至心亦如百合苗。江南生者葉似芍藥。醫家用治隱疹風，及風毒腳腫，並煮水熱淋，日再三便愈。李絳《兵部手集方》療水病，無問年月深淺，雖復脉惡亦主之：大戟、當歸、橘皮各一大兩切，以水二大升，煮取七合，頓服。利水二三斗，勿怪。至重，不過再服便差。禁毒食一年，水下後更服，永不作。此方出張尚客。

【雷公云：凡使，勿用附生者。若服冷洩氣不禁，即煎薺苨子湯解。夫採得後，於槐砧上細剉，與細剉海芋葉拌蒸，從巳至申，去芋葉，曬乾用之。

太上八帝玄變經：大戟必瀉。

〔箋釋〕

《爾雅·釋草》"蕎，邛鉅"，郭璞注："今藥草大戟也，本草云。"與《本草經》大戟一名邛鉅合。按照李時珍的説法，大戟之得名，乃是因爲"其根辛苦，戟人咽喉"的緣故。次條澤漆爲大戟苗，"生時摘葉有白汁"，且"能齧人肉"，這與所含二萜醇酯類刺激性有關，故確定大戟科植物大戟 *Euphorbia pekinensis* 應該是本草大戟的正品來源。

《淮南子·繆稱訓》云："大戟去水，亭歷愈張，用之不節，乃反爲病。"此即《本草經》所説大戟主"十二水"。所謂"十二水"，《諸病源候論》卷二十一云："夫水之病，皆生於腑臟。方家所出，立名不同，亦有二十四水，或十八水，或十二水，或五水，不的顯名證。"

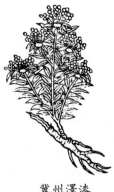

冀州澤漆

澤漆　味苦、辛，微寒，無毒。主皮膚熱，大腹水氣，四肢面目浮腫，丈夫陰氣不足，利大小腸，明目，輕身。一名漆莖。大戟苗也。生太山川澤。

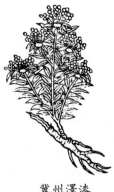

三月三日、七月七日採莖葉，陰乾。小豆爲之使，惡署預。

陶隱居云：此是大戟苗，生時摘葉有白汁，故名澤漆，亦能齧人肉。臣禹錫等謹按，蜀本圖經云：五月採，日乾用。藥性論云：澤漆，使。治人肌熱，利小便。日華子云：冷，微毒。止瘧疾，消痰退熱。此即大戟花，川澤中有。莖梗小，有葉花黃，葉似嫩菜，四五月採之。

圖經曰：澤漆，大戟苗也。生泰山川澤，今冀州、鼎州、明州及近道亦有之。生時摘葉有白汁出，亦能齧人，故以爲名。然張仲景治肺欬上氣、脉沈者，澤漆湯主之。澤漆三斤，以東流水五斗，煮取一斗五升，然後用半夏半升，紫參、生薑、白前各五兩，甘草、黃芩、人參、桂各三兩，八物㕮咀之，内澤漆汁中，煎取五升。每服五合，日三，至夜服盡。

【唐本餘：有小毒。逐水，主蠱毒。

聖惠方：治十種水氣：用澤漆十斤，於夏間取莖、嫩葉，入酒一斗，研汁約二斗，於銀鍋内慢火熬如稀餳即止，瓷器内收。每日空心溫酒調下一茶匙，以愈爲度。

〔箋釋〕

《廣雅·釋草》"㯱莖，澤漆也"，㯱爲漆之本字，與《名醫別録》澤漆一名漆莖同。按照《名醫別録》的意見，大戟、澤漆是一種植物的兩個部分，大戟用根，澤漆是苗（即地上部分）。這種情況在《本草經》中並非孤例，常山與蜀漆也是類似關係，而且與大戟、澤漆的情況一樣，可以各有産地，常山"生益州川谷及漢中"，蜀漆"生江林山川谷及蜀漢中"。因此，澤漆的原植物應該與大戟一樣，都是大戟

科大戟 *Euphorbia pekinensis*。

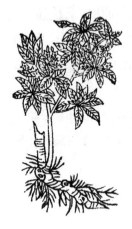

降州茵芋

茵芋　味苦,温、微温,有毒。主五藏邪氣,心腹寒熱,羸瘦,如瘧狀,發作有時,諸關節風濕痹痛,療久風濕,走四肢,脚弱。一名莞草,一名卑共。生太山川谷。三月三日採葉,陰乾。

陶隱居云:好者出彭城,今近道亦有。莖葉狀如莽草而細軟,取用之,皆連細莖。方用甚稀,惟以合療風酒散。臣禹錫等謹按,蜀本圖經云:苗高三四尺,葉似石榴短厚,莖赤。今出華州、雍州。四月採莖葉,日乾。藥性論云:茵芋,味苦、辛,有小毒。能治五藏寒熱似瘧,諸關節中風痹,拘急攣痛,治男子、女人軟脚毒風,治温瘧發作有時。日華子云:治一切冷風,筋骨怯弱羸顫。入藥炙用。出自海鹽。形似石南,樹生,葉厚。五六七月採。

圖經曰:茵芋出泰山川谷,今雍州、絳州、華州、杭州亦有之。春生苗,高三四尺,莖赤。藥似石榴而短厚,又似石南葉。四月開細白花,五月結實。三月、四月、七月採葉連細莖,陰乾用。或云日乾。胡洽治賊風,手足枯痹,四肢拘攣,茵芋酒主之。其方:茵芋、附子、天雄、烏頭、秦艽、女萎、防風、防己、躑躅、石南、細辛、桂心各一兩,凡十二味切,以絹袋盛,清酒一斗漬之。冬七日,夏三日,春秋五日,藥成。初服一合,日三,漸增之,以微痺爲度。

〔箋釋〕

茵芋爲芸香科植物茵芋 *Skimmia reevesiana*，爲常見物種。唐代醫方中茵芋頗爲常用，有茵芋丸、茵芋酒等，明代以後則罕爲人知，故李時珍感慨説"茵芋、石南、莽草皆古人治風妙品，而近世罕知，亦醫家疏缺也"。

赭音者。**魁** 味甘，平，無毒。主心腹積聚，除三蟲。生山谷。二月採。

陶隱居云：狀如小芋子，肉白皮黃，近道亦有。唐本注云：赭魁，大者如斗，小者如升。藥似杜蘅，蔓生草木上。有小毒。陶所説者，乃土卵爾，不堪藥用。梁、漢人名爲黃獨，蒸食之，非赭魁也。臣禹錫等謹按，蜀本圖經云：苗蔓延生，葉似蘿摩，根若菝葜，皮紫黑，肉黃赤，大者輪囷如升，小者若拳，今所在有之。據本經云無毒，而蘇云有小毒，又云陶説者梁、漢人蒸食之，則無毒明矣。乃陶説爲是也。陳藏器云：按土卵，蔓生，根如芋，人以灰汁煮食之，不聞有功也。

〔箋釋〕

《夢溪筆談》云："本草所論赭魁，皆未詳審。今赭魁南中極多，膚黑肌赤，似何首烏。切破，其中赤白理如檳榔。有汁赤如赭，南人以染皮製鞾，閩、嶺人謂之餘糧，本草禹餘糧注中所引乃此物也。"李時珍同意此意見，《本草綱目》集解項補充説："赭魁，閩人用入染青缸中，云易上色。"根據赭魁鞣製皮革、製作染料的描述，這種赭魁應該就是薯蕷科植物薯莨 *Dioscorea cirrhosa*。

《新修本草》認爲陶弘景所言"狀如小芋子，肉白皮黃"者乃是黃獨，此即同屬植物黃獨 *Dioscorea bulbifera*。杜甫《乾元中寓居同谷縣作歌七首》有句"長鑱長鑱白木柄，我生托子以爲命。黃獨無苗山雪盛，短衣數挽不掩脛"，其中"黃獨"也作"黃精"，《後村詩話》云："往時儒者不解黃獨義，改爲黃精，學者承之。以余考之，蓋黃獨是也。本草赭魁注：黃獨，肉白皮黃，巴、漢人蒸食之，江東謂之土芋。余求之江西，謂之土卵，煮食之，類芋魁云。"按，黃獨亦有毒，需處理後才能食用，故《本草拾遺》説"以灰汁煮食之"。

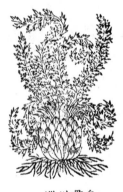

淄州貫衆

貫衆　味苦，微寒，有毒。主腹中邪熱氣，諸毒，殺三蟲，去寸白，破癥瘕，除頭風，止金瘡。

花　療惡瘡，令人洩。一名貫節，一名貫渠，一名百頭，一名虎卷，一名扁苻，一名伯萍，一名樂藻。此謂草鴟頭。生玄山山谷及冤句少室山。二月、八月採根，陰乾。藋菌爲之使。

陶隱居云：近道亦有。葉如大蕨，其根形色毛芒，全似老鴟頭，故呼爲草鴟頭。臣禹錫等謹按，爾雅云：濼，貫衆。注：葉員銳,莖毛黑,布地,冬不死,一名貫渠。《廣雅》云貫節。蜀本云:一名藥音洛。藻。又,圖經云:苗似狗脊,狀如雉尾,根直多枝,皮黑肉赤,曲者名草鴟頭,療頭風用之。今所在山谷陰處有之。藥性論云:貫眾,使。主腹熱。赤小豆爲使。殺寸白蟲。

圖經曰:貫眾生玄山山谷及宛句少室山,今陝西、河東州郡及荆、襄間多有之,而少有花者。春生苗,赤,葉大如蕨,莖幹三稜,葉緑色似小鷄翎,又名鳳尾草。根紫黑色,形如大瓜,下有黑鬚毛,又似老鴟。《爾雅》云"濼,舒若切。貫眾",郭璞注云"葉圓銳,莖毛黑,布地,冬不死,《廣雅》謂之貫節"是也。三月採根,曬乾。荆南人取根爲末,水調服一錢匕,止鼻血有效。

〔**箋釋**〕

《爾雅·釋草》"蔨荍止濼,貫眾",郭璞注以"蔨荍,止"爲一句,注"未詳";以"濼,貫眾"爲一句,注"葉員銳,莖毛黑,布地,冬不死,一名貫渠,《廣雅》云貫節"。《爾雅釋文》云:"《爾雅》蔨荍,止。郭云未詳,本草乃是貫眾。"又引本草云:"貫眾一名貫節,一名貫渠,一名百頭,一名虎卷,一名蔨荍,一名伯藥,一名藥藻。此謂草鴟頭也。"與《證類本草》中《本草經》《名醫別録》文對勘,只有"伯藥"與"伯萍"小有出入,應該是傳寫之訛誤。若以本草爲據,《爾雅》蔨荍就是貫眾,那就不應該在"止"字後斷句;而"止濼"很可能就是一個詞,郝懿行《爾雅義疏》因此懷疑"止濼"是"伯藥"的訛寫,此句應該斷爲"蔨荍、止濼,貫眾"。

蕘音饒。花 味苦、辛、寒、微寒，有毒。主傷寒溫瘧，下十二水，破積聚大堅癥瘕，蕩滌腸胃中留癖飲食，寒熱邪氣，利水道，療痰飲欬嗽。生咸陽川谷及河南中牟。六月採花，陰乾。

陶隱居云：中牟者，平時惟從河上來，形似芫花而極細，白色。比來隔絶，殆不可得。唐本注云：此藥苗似胡荾，莖無刺，花細，黃色，四月、五月收，與芫花全不相似也。臣禹錫等謹按，蜀本圖經云：苗高二尺許，生崗原上，今所在有之，見用雍州者好。藥性論云：蕘花，使。治欬逆上氣，喉中腫滿，痓氣蠱毒，痃癖氣塊，下水腫等。

衍義曰：蕘花，今京、洛間甚多。張仲景《傷寒論》以蕘花治利者，以其行水也。水去則利止，其意如此。然今人用時，當以意斟酌，不可使過與不及也。仍須是有是證者方可用。

〔箋釋〕

蕘花似芫花，《本草綱目》集解項李時珍說：“按蘇頌《圖經》言：絳州所出芫花黃色，謂之黃芫花。其圖小株，花成簇生，恐即此蕘花也。生時色黃，乾則如白，故陶氏言細白也。”按，《說文》“蕘，薪也”，指柴草。《本草經考注》解釋蕘花之得名：“此物小木多枝，故名蕘，與草薪同義。”森立之因此認爲，蕘花應該音“堯”，而不應讀若“饒”。

牙子 味苦、酸、寒，有毒。主邪氣熱氣，疥瘙惡瘍，瘡痔，去白蟲。一名狼牙，一名狼齒，一名狼子，一名犬牙。生淮南川谷及冤句。八月採根，暴乾。中濕腐爛生衣者，殺人。蕪荑爲之使，惡地榆、棗肌。

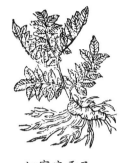

江寧府牙子

陶隱居云：近道處處有之，其根牙亦似獸之牙齒也。臣禹錫等謹按，蜀本圖經云：苗似蛇莓而厚大，深綠色，根萌芽若獸之牙。今所在有之。二月、三月採牙，日乾。藥性論云：狼牙，使，味苦，能治浮風瘙癢，殺寸白蟲，煎汁洗惡瘡。日華子云：殺腹藏一切蟲，止赤白痢，煎服。

圖經曰：牙子即狼牙子。生淮南川谷及冤句，今江東、京東州郡多有之。苗似蛇莓而厚大，深綠色。根黑若獸之齒牙，故以名之。三月、八月採根，日乾。古方多用治蛇毒，其法：取獨莖狼牙擣，臘月豬脂和以傅上，立差。又楊炎《南行方》云：六月以前用葉，以後用根，生咬咀，以木葉裹之，煻火炮令熱，用熨瘡上，冷即止。張仲景治婦人陰瘡亦單用之。

【聖惠方：治陰瘡洗方：用狼牙五兩細剉，水五升煮至三升，溫洗之。

外臺秘要：范汪治寸白蟲方：狼牙五兩，擣末，蜜丸如麻子，宿不食，明旦以漿水下一合，服盡，差。　又方：治金瘡：狼牙草莖葉熟擣，傅貼之，兼止血。　又方：治婦人陰蝕，若中爛傷：狼牙三兩咬咀，以水四升煮，去滓，內苦酒如雞子一杯，以綿濡湯瀝患處，日四五，即愈。

千金方：治小兒陰瘡，濃煮狼牙草洗之。又治射工，即水弩子也：以狼牙葉，冬取根，擣令熟，傅之。

[箋釋]

牙子一名狼牙,《本草綱目》改用狼牙爲正名。《本草經》牙子"去白蟲",《日華子本草》"殺腹藏一切蟲"。根據《本草圖經》描述及江寧府牙子圖例,確定其原植物爲薔薇科仙鶴草(龍牙草)*Agrimonia pilosa*,其根狀莖色白而尖,形狀如獸牙,含有鶴草酚 agrimophol,具有袪縧蟲的作用。

及己　味苦,平,有毒。主諸惡瘡疥痂瘻蝕,及牛馬諸瘡。

陶隱居云:今人多用以合瘡疥膏,甚驗。唐本注云:此草一莖,莖頭四葉,葉隙著白花。好生山谷陰虛軟地。根似細辛而黑,有毒,入口使人吐血。今以當杜蘅,非也。疥瘙必須用之。臣禹錫等謹按,蜀本圖經云:二月採根,日乾之。藥性論云:及己亦可單用,能治瘑疥。日華子云:主頭瘡,白禿,風瘙,皮膚瘙蟲。可煎汁浸并傅。

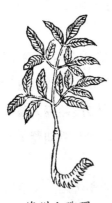

海州山躑躅

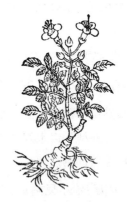

潤州羊躑躅

羊躑躅 味辛,溫,有大毒。主賊風在皮膚中淫淫痛,溫瘧,惡毒諸痺,邪氣鬼疰蠱毒。一名玉支。生太行山川谷及淮南山。三月採花,陰乾。

陶隱居云:近道諸山皆有之。花、苗似鹿葱,羊誤食其葉,躑躅而死,故以爲名。不可近眼。唐本注云:玉支、躑躅一名。陶於梔子注云"是躑躅子,名玉支"非也。花亦不似鹿葱,正似旋蕢花,色黃者也。今注,其苗樹生高三四尺,葉似桃葉,花似山石榴。臣禹錫等謹按,蜀本圖經云:樹生高二尺,葉似桃葉,花黃似瓜花。三月、四月採花,日乾。今所在有之。藥性論云:羊躑躅,惡諸石及麪,不入湯服也。

圖經曰:羊躑躅生太行山川谷及淮南山,今所在有之。春生苗似鹿葱,葉似紅花,莖三四尺。夏開花似凌霄、山石榴、旋蕢輩,而正黃色。羊誤食其葉,則躑躅而死,故以爲名。三月、四月採花,陰乾。今嶺南、蜀道山谷徧生,皆深紅色,如錦繡然。或云此種不入藥。古大方多用躑躅。如胡洽治時行赤散,及治五嗽四滿丸之類,及治風諸酒方,皆雜用之。又治百病風濕等,魯王酒中亦用躑躅花。今醫方按腳湯中多用之。南方治蠱毒下血,有躑躅花散,甚勝。

[箋釋]

躑躅與浪蕩一樣,都表示一種特殊精神狀態下的軀體行爲,作爲藥名,則是對服藥以後產生效應的刻畫。《本草綱目》集解項李時珍説:"韓保昇所説似桃葉者最的。其花五出,蕊瓣皆黃,氣味皆惡。蘇頌所謂深紅色者,即山石榴名紅躑躅者,無毒,與此別類。張揖《廣雅》謂躑躅一名決光者,誤矣。決光,決明也。按唐《李紳文集》言:駱谷多山枇杷,毒能殺人,其花明豔,與杜鵑花相似,樵者識之。其説似羊躑躅,未知是否,要亦其類耳。"按,羊躑躅即杜鵑花科植物鬧羊花,亦稱黄杜鵑 *Rhododendron molle*,所含杜鵑花毒素有較強的中樞活性。

唐詩所稱"躑躅"多數是紅花,如白居易詠荔枝"深於紅躑躅,大校白檳榔",韓愈句"三月崧少步,躑躅紅千層",皇甫松句"躑躅花開紅照水,鷓鴣飛繞青山觜",韓偓句"血染蜀羅山躑躅,肉紅宫錦海棠梨"等。《本草綱目》引李紳云云,指李的長詩《南梁行》,其中有句:"澗底紅光奪火燃,搖風扇毒愁行客。杜鵑啼噀花亦殷,聲悲絶豔連空山。"似乎也是紅色。紅色杜鵑當是同屬植物如映山紅 *Rhododendron pulchrum* 之類,毒性較黄杜鵑小。

三種海藥餘

瓶香　謹按,陳藏器云:生南海山谷,草之狀也。味寒,無毒。主天行時氣,鬼魅邪精等。宜燒之。又於水煮,善洗水腫浮氣,與土薑、芥子等煎浴湯,治風瘡,甚驗也。

釵子股　謹按,陳氏云:生嶺南及南海諸山。每莖三十根,狀似細辛。味苦,平,無毒。主解毒癰疽,神驗。忠、萬州者佳。草莖功力相似,以水煎服。緣嶺南多毒,家家貯之。

宜南草　謹按，《廣州記》云：生廣南山谷。有莢長二尺許，內有薄片似𥹢，大小如蟬翼，主邪。小男女以緋絹袋盛一片，佩之臂上，辟惡止驚。此草生南方，故作南北字，今人多以男女字，非也。宜男草者，即萱草是。

二十五種陳藏器餘

蘹音懀。車香　味辛，溫。主鬼氣，去臭及蟲魚蛀蚛。生彭城。高數尺，白花。《爾雅》曰：蘹車，艽音乞。輿。郭注云：香草也。《廣志》云：黃葉白花也。

【海藥】：按，《廣志》云：生海南山谷。陳氏云：生徐州。微寒，無毒。主霍亂，辟惡氣，裹衣甚好。《齊民要術》云：凡諸樹木蛀者，煎此香，冷淋之，善辟蛀蚛也。

〔箋釋〕

　　《爾雅·釋草》"蘹車，艽輿"，郭璞注："蘹車，香草，見《離騷》。"按，《離騷》"畦留夷與揭車兮，雜杜衡與芳芷"即此，但具體物種難於實指。

朝生暮落花　主惡瘡疽靆，疥癬蟻瘻等。並日乾，末，和生油塗之。生糞穢處，頭如筆，紫色，朝生暮死，小兒呼爲狗溺臺，又名鬼筆菌。從地出者，皆主瘡疥。牛糞上黑菌尤佳。更有燒作灰地，經秋雨生菌重臺，名仙人帽,大主血。

衝洞根　味苦,平,無毒。主熱毒,蛇、犬、蟲、癰瘡
等毒。功用同陳家白藥,苗蔓不相似。嶺南恩州取根,
陰乾。

【海藥:謹按,《廣州記》云:生嶺南及海隅。苗蔓如土瓜,
根相似,味辛,溫,無毒。主一切毒氣及蛇傷,並取其根磨服之。
應是着諸般毒,悉皆吐出。

井口邊草　主小兒夜啼。着母臥席下,勿令母知。

狁耳草　主溪毒射工。絞取汁服,淬傅瘡止血。
百一方:狁耳多種,未知何是。菘菜白葉者亦名狁耳;《顏
氏家訓》"馬莧一名狁耳",馬齒莧也;又車前葉圓者亦名狁耳。

燈花末　傅金瘡止血生肉,令瘡黑。今燭花落有喜
事,不爾,得錢之兆也。

千金鑷草　主蛇、蠍、蟲咬等毒。取草搗傅瘡上,生
肌止痛。生江南,高二三尺也。

斷罐草　主丁瘡。合白牙菫恥六反,羊啼菜也。菜、
青苔、半夏、地骨皮、蜂窠、小兒髮、緋帛,並等分作灰,五

1150

月五日和諸藥末服一錢匕,丁①根出也。

〔箋釋〕

　　董菜下小字注釋:"羊啼菜也。"按,《説文》"董,草也"。《廣雅·釋草》"董,羊蹄"。此即蓼科羊蹄 Rumex japonicus 一類,作"羊啼"誤。

　　狼杷草、秋穗子　並染皂,黑人鬢髮,令人不老。生山道傍。

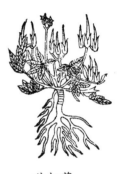

狼杷草

　　圖經曰:狼杷草主療丈夫血痢,不療婦人。若患積年疳痢即用其根,俗間頻服有效。患血痢者,取草二斤,擣絞取汁一小升,内白麪半雞子許和之,調令匀,空腹頓服之。極重者不過三服。若無生者,但收取苗陰乾,擣爲散。患痢者取散一方寸匕,和蜜水半盞服之。臣禹錫等謹按,狼杷草出近世,古方未見其用者。雖陳藏器嘗言其黑人鬢髮,令不老,生道傍,然未甚詳悉。太宗皇帝御書記其主療甚爲精至,謹用書于《本草圖經》外類篇首云。

〔箋釋〕

　　《本草綱目》將狼杷草與《本草拾遺》郎耶草合併爲一條,釋名項云:"此即陳藏器本草郎耶草也。閩人呼爺爲郎罷,則狼把當作郎罷乃通。又方士言此草即鼠尾草,功用

　　① 丁:底本作"下",據劉甲本改。

1151

亦近之,但無的據耳。"並引《本草拾遺》云:"郎耶草生山澤間,高三四尺,葉作雁齒,如鬼針苗。鬼針,即鬼釵也。其葉有丫,如釵腳狀。"《植物名實圖考》云:"狼杷草,宋開寶始著錄,療血痢至精。《爾雅》:攉,烏階。注:烏杷也,子連著,狀如杷,可以染皂。疏:今俗謂之狼杷是也。李時珍併入《拾遺》郎耶亦可,但攉杷注釋甚晰,改杷爲罷,出於臆斷,亦近輕侮。"一般將其考訂爲菊科植物狼把草 *Bidens tripartita*。

　　本條"臣禹錫等謹按",從内容看,恐是《本草圖經》的按語,而非《嘉祐本草》的按語。所言"太宗皇帝御書記其主療甚爲精至",意指《本草圖經》此條之全文,乃是照錄宋太宗手書。

　　百草灰　主腋臭及金瘡。五月五日採,露取之一百種,陰乾,燒作灰,以井華水爲團,重燒令白,以釀醋和爲餅,腋下挾之,乾即易。當抽一身痛悶,瘡出即止。以水、小便洗之,不過三兩度。又主金瘡,止血生肌,取灰和石灰爲團,燒令白,刮傅瘡上。

　　産死婦人塚上草　主小兒醋瘡,取之勿回顧,作浴湯洗之,不過三度,佳。

　　孝子衫襟灰　傅面䵟。

靈床下鞋履　主脚氣。

蛋母草　葉卷如實,中有血蟲,羽化爲蛋,便能咬人。生塞北。草葉如葵,以葉合和桂,杵爲末,傅人、馬,山行無復蛋來。

故蓑衣結　燒爲灰,和油傅蠼螋溺瘡,佳。

故炊箒　主人面生白駮,以月蝕夜和諸藥燒成灰,和苦酒合爲泥傅之。

天羅勒　主溪毒。挼碎傅之瘡上。天羅勒生江南平地。

毛蓼　主癰腫疽瘻瘰癧。杵碎内瘡中,引膿血,生肌。亦作湯洗瘡,兼濯足治脚氣。生山足,似烏蓼,葉上有毛,冬根不死也。

蛇芮草　主蛇虺及毒蟲等螫。取根、葉搗傅咬處,當下黃水。生平地。葉似苦杖而小,節赤,高一二尺,種之辟蛇。又有一種草,莖圓似苧,亦傅蛇毒。

百一方:東關有草狀如苧,莖方節赤,挼傅蛇毒如摘却,亦名蛇苃草。二草惣能主蛇，未知何者的是。又有鼠苃草如昌蒲，出山石上，取根藥鼠立死爾。

萬一藤　主蛇咬。杵篩，以水和如泥，傅癰上。藤蔓如小豆。生嶺南，亦名萬吉。

螺䗩草　主癭腫風瘮，腳氣腫。搗傅之，亦煑湯洗腫處。藤生石上似螺䗩，微有赤色，背有少毛。

繼母草　主惡瘡，杵傅之。生塞北川原。有紫碧花，花有角，角上有刺，蒿之類也。亦名繼母藉。

甲煎　味辛，平，無毒。主甲疽瘡及雜瘡難差者，蟲、蜂、蛇、蠍所螫疼，小兒頭瘡，吻瘡，耳後月蝕瘡，並傅之。合諸藥及美果花燒成灰，和蠟成口脂，所主與甲煎略同。三年者治蟲雜瘡及口旁齅瘡、甲疽等瘡。

〔箋釋〕

甲煎是人工製作的混合香料，如《晉書·石崇傳》云："石崇以奢豪矜物，廁上常有十餘婢侍列，皆有容色，置甲煎粉、沈香汁，有如廁者，皆易新衣而出。"甲煎配方多種，《外臺秘要》卷三十二有"燒甲煎法六首"可參，又可以甲煎作口脂、唇脂，見《千金要方》卷六。甲煎亦可作焚香用，如李商隱詩"沈香甲煎爲庭燎，玉液瓊蘇作壽杯"。

金瘡小草　味甘,平,無毒。主金瘡,止血長肌,斷鼻中衄血。取葉挼碎傅之。又預知、石灰杵爲丸,日乾,臨時刮傅,亦煮服,斷血瘀及卒下血。生江南落田野間下濕地,高一二寸許,如薺葉短,春夏間有淺紫花,長一粳米也。

鬼釵草　味苦,平,無毒。主蛇及蜘蛛咬,杵碎傅之,亦杵絞汁服。生池畔。葉有椏,方莖,子作釵脚,着人衣如針,北人呼爲鬼針。

重修政和經史證類備用本草卷第十一

草部下品之下總一百五種

一十八種神農本經白字。

一十八種名醫別録墨字。

二十四種唐本先附注云“唐附”。

一十七種今附皆醫家嘗用有效,注云“今附”。

一十一種新補

六種新定

一十一種陳藏器餘

　　凡墨蓋子已下並唐慎微續證類

何首烏今附。	商陸章柳根也。	威靈仙今附。
牽牛子	藋音卑。	麻子葉(附),唐附。
葫蘆	天南星今附。	羊蹄酸模(續注)。
菰根	萹蓄	狼毒
狶音喜。蒳音杖。唐附。		馬鞭草
苧根	白頭翁	
甘焦根芭焦油(續注)。		蘆根葦笋等(附)。

1157

鬼臼

馬兜零今附。

鼠尾草

劉寄奴草唐附。

續隨子今附。

山豆根石鼠腸(附),今附。

䕡音閭。茹音如。

葎草唐附。

雀麥唐附。

烏韭

獨行根唐附。

蚤音早。休紫何車也。

烏蘞音斂。苺唐附。

葫蘆芭新定。

蘁音爐。草

牛扁音編。

酢漿草唐附。

鷰蓐草新補。

茵音頃。實唐附。

屋遊

燈心草今附。

列當今附。

角蒿唐附。蘹蒿(續注)。

仙茅今附。

女青

骨碎補今附。

敗蒲蓆編薦索(續注)。

蛇苺音每。

鶴蝨唐附。

甋帶灰唐附。

白附子

豬膏苺唐附。

陸英

弓弩弦

蒲公草唐附。

苦芺音襖。

蒜頭今附。

鴨跖草新補。

赤車使者唐附。

地錦新定。

五毒草新補。

馬勃

羊桃

故麻鞋底唐附。

連翹

三白草唐附。

金星草新定。

地菘今附。

赤地利唐附。

紫葛唐附。

鹿藿

石長生

預知子今附。

木賊新定。

穀精草今附。

昨葉何草唐附。

夏枯草

山慈菰新補。

狼跋子

敗舡茹音如。

鼠麴草新補。

屎音劇。屧音變。

1158

鼻繩唐附。	質汗今附。	水蓼唐附。
蕕草新補。	敗芒箔新補。	狗舌草唐附。
海金沙新定。	萱草新補。	格注草唐附。
雞窠中草新補。	雞冠子新補。	地椒新定。
草三稜今附。	合明草新補。	鹿藥今附。

敗天公

　　　一十一種陳藏器餘

毛茛	蔭命	毒菌	草禹餘糧	鼠蓑草
廉薑	草石蠶	漆姑草	麂目	梨豆

諸草有毒

　　何首烏　味苦、澀、微溫，無毒。主瘰癧，消癰腫，療頭面風瘡，五痔，止心痛，益血氣，黑髭鬢，悅顏色。久服長筋骨，益精髓，延年不老。亦治婦人產後及帶下諸疾。本出順州南河縣，今嶺外、江南諸州皆有。蔓紫，花黃白，葉如署預而不光，生必相對，根大如拳。有赤白二種，赤者雄，白者雌。一名野苗，一名交藤，

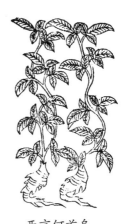

西京何首烏

1159

一名夜合，一名地精，一名陳知白。春夏採。臨用之，以苦竹刀切，米泔浸經宿，暴乾。木杵臼擣之，忌鐵。

今附。

臣禹錫等謹按，日華子云：味甘。久服令人有子。治腹藏宿疾，一切冷氣及腸風。此藥有雌雄，雄者苗葉黃白，雌者赤黃色。凡修合，藥須雌雄相合喫，有驗。其藥本草無名，因何首烏見藤夜交，便即採食，有功，因以採人為名耳。又名桃柳藤。

圖經曰：何首烏本出順州南河縣，嶺外、江南諸州亦有，今在處有之，以西洛、嵩山及南京柘城縣者為勝。春生苗，葉葉相對，如山芋而不光澤，其莖蔓延竹木牆壁間。夏秋開黃白花，似葛勒花。結子有稜，似蕎麥而細小，纔如粟大。秋冬取根，大者如拳，各有五稜瓣，似小甜瓜。此有二種：赤者雄，白者雌。採時乘濕以布帛拭去土後，用苦竹刀切，米泔浸一宿，暴乾。忌鐵，以木臼杵擣之。一云春採根，秋採花，九蒸九暴，乃可服。此藥本名交藤，因何首烏服而得名。何首烏者，順州南河①縣人。祖能嗣，本名田兒，生而闒弱，年五十八，無妻子，一日醉臥野中，見田中藤，兩本異生，苗蔓相交，久乃解，解合三四，田兒心異之，掘根持問鄉人，無能名者，遂暴乾擣末酒服，七日而思人道，百日而舊疾皆愈，十年而生數男，後改名能嗣。又與子庭服，皆壽百六十歲。首烏服藥，亦年百三十歲。唐元和七年，僧文象遇茅山老人，遂傳其事，李翱因著方録云。又叙其苗如木藁，光澤，形如桃柳葉，其背偏，獨單皆生，不相對。有雌雄者，雌者苗色黃白，雄者黃赤。其生相遠，夜則苗蔓交，或隱化不見。春末、夏中、初秋三時，候晴明日兼雌雄採之，烈日暴乾，散服酒下，良。採時盡其

---

① 南河：底本作“河南”，據劉甲本改。

根，乘潤以布帛拭去泥土，勿損皮，密器貯之，每月再暴。凡服偶日，二、四、六、八日是。服訖，以衣覆汗出，導引。尤忌豬、羊血。其敘頗詳，故載之。

【經驗方】：何首烏新採者，去皮土後，用銅、竹刀薄切片，上甑如炊飯，蒸下用甆石鍋，忌鐵。旁更別燒一鍋，常滿添水，候藥甑氣上逐，旋以熱水從上淋下，勿令滿溢，直候首烏絕無氣味，然後取下一匙頭汁，白湯亦可，此是藥之精英，與常不同。治骨軟風，腰膝疼，行履不得，遍身瘙癢。首烏大而有花紋者，同牛膝剉各一斤，以好酒一升浸七宿，暴乾，於木臼內擣末蜜丸，每日空心食前酒下三五十丸。　又方：治諸處皮裏面痛：首烏末、薑汁調成膏，痛處以帛子裹之，用火炙鞋底熨之，妙。

斗門方：治瘰癧，或破不破，以至下胸前者，皆治之：用九真藤取其根如鷄卵大，洗，生嚼，常服。又取葉擣覆瘡上，數服即止。其藥久服黑髮延年。或取其頭獲之九數者，服之乃仙矣。其葉如杏，其根亦類瘻子，用之如神。又堪爲利術，伏沙子，自有法。一名何首烏，又名赤葛。

王氏博濟：治疥癬，滿身作瘡，不可治者：何首烏、艾等分，以水煎令濃，於盆內洗之，甚能解痛，生肌肉。

何首烏傳：昔何首烏者，順州南河縣人。祖名能嗣，父名延秀。能嗣常慕道術，隨師在山，因醉夜臥山野，忽見有藤二株，相去三尺餘，苗蔓相交，久而方解，解了又交。驚訝其異，至旦遂掘其根歸。問諸人，無識者。後有山老忽來，示之。答曰：子既無嗣，其藤乃異，此恐是神仙之藥，何不服之？遂杵爲末，空心酒服一錢。服數月似強健，因此常服，又加二錢。服之經年，舊疾皆痊，髮烏容少。數年之內，即有子，名延秀，秀生首烏，首烏之名，因此而得。生數子，年百餘歲，髮黑。有李安期者，與首烏鄉里親善，竊得方服，其壽至長，遂叙其事。何首烏，味甘，生溫，無毒。茯苓爲使。治五痔腰膝之病，冷氣心痛，積年勞瘦痰癖，風虛敗劣，長筋力，益精髓，壯氣駐顏，黑髮延年，婦人惡血痿黃，産後諸疾，赤白帶下，毒氣入腹，久痢不止，其功不可具述。一名野苗，二名交藤，三名夜合，四名地精，五名首烏。本出虔州，江南諸道皆有之。苗葉有光澤，又如桃李葉。雄苗赤。根遠不過三尺，春秋可採，日乾。去皮爲末，酒下最良。有疾即用茯苓湯下爲使。常杵末，新甕器盛，服之忌猪肉、血、無鱗魚，觸藥無力。此藥形大如拳，連珠，其中有形鳥獸山岳之狀，珍也。掘得去皮，生喫，得味甘甜，休糧。讚曰：神効助道，著在仙書。雌雄相交，夜合晝疎。服之去穀，日居月諸。返老還少，變安病軀。有緣者遇，傳之勿泄，最爾自如。明州刺史李遠傳録經驗。何首烏所出順州南河縣、韶州、潮州、恩州、賀州、廣州四會縣、潘州，已上出處爲上；邕州晉興縣、桂州、康州、春州、勒州、高州、循州，已上所出次之。其仙草五十年者如拳大，號山奴，服之一年，髭鬢青黑；一百年如椀大，號山哥，服之一年，顏色紅悦；一百五十年如盆大，號山伯，服之一年，齒落重生；二百年如斗栲栳大，號山翁，服之一年，顏如童子，行及奔馬；三百年如三斗栲栳大，號山精，服之一年，延齡。純陽之體，久服成地仙。

衍義曰：何首烏兼黑髭鬢。與蘿蔔相惡，令人髭鬢早白。治腸風熱多用。

〔箋釋〕

何首烏的藥用歷史可以追溯到唐代，李翱作《何首烏傳》述其發現及得名的緣由，傳中提到："此藥形大如拳，連珠，其中有形鳥獸山岳之狀，珍也。"這是指何首烏藥材斷面皮部多個類圓形異型微管束環列所形成的雲錦狀花紋，也是現代何首烏藥材形狀鑒別的重要特徵，由此可知最初所用何首烏即是蓼科植物何首烏 *Polygonum multiflorum*。

由於何首烏藥物在發現之初即被附會了濃厚的神仙色彩，如《何首烏傳》有贊云："神效助道，著在仙書。雌雄相交，夜合晝疎。服之去穀，日居月諸。返老還少，變安病軀。有緣者遇，傳之勿泄，最爾自如。"又云："其仙草五十年者如拳大，號山奴，服之一年，髭鬢青黑；一百年如椀大，號山哥，服之一年，顔色紅悦；一百五十年如盆大，號山伯，服之一年，齒落重生；二百年如斗栲栳大，號山翁，服之一年，顏如童子，行及奔馬；三百年如三斗栲栳大，號山精，服之一年，延齡。純陽之體，久服成地仙。"正是這些傳說，爲所謂"雌雄首烏""人形首烏"埋下了伏筆。

按，藥物外形擬人，往往被視爲神奇療效的"客觀"證明，人參便是顯例，陸游《寄隱士》詩句"奇書窺鳥跡，靈藥得人形"也算寫實。《客窗閑話續集》説何首烏："何首烏，一名能嗣，藥中仙品。産山澤者固多，亦有在城市而其根反得成人形者，以得人之精氣多耳。然具人形者必通靈，隱現無恒，人不能得。若得而食之即仙去，相傳已久。"

何首烏不僅有雌雄之別，還有赤白之分，文同《寄何首烏丸與友人》有句"下有根如拳，赤白相雄雌"。《本草綱目》修製項云："近時治法，用何首烏赤白各一斤。"附方中七寶美髯丹等亦赤白兼用，但雌雄或赤白何首烏是否同是一種植物，現代文獻頗有爭議。如《中藥志》即認爲《本草圖經》"葉葉相對，如山芋而不光澤，夏秋開黃白花"者即是蘿藦科鵝絨藤屬植物牛皮消 Cynanchum auriculatum、戟葉牛皮消 Cynanchum bungei、隔山牛皮消 Cynanchum wilfordii。這一看法恐有問題，因鵝絨藤屬 Cynanchum 植物結蓇葖果，大者可在 10 釐米以上，特徵十分明顯，如雌首烏（或白首烏）是指此種，古人一般不會忽略不記。何首烏雌雄以及後起的赤白之説大約是因其有益精髓、延子嗣的作用，再加上其發現者何能嗣（何首烏的祖父）"常慕道術"的緣故，故取道仙家"合和陰陽"之意杜撰出來的。至今民間還有出售所謂人形何首烏，一雄一雌，惟妙惟肖者，正是這種思想的流亞。至於蘿藦科鵝絨藤屬植物牛皮消之類也被稱爲白首烏，則可能最初因其苗葉與蓼科何首烏類似，原屬混亂品，使用既久，遂亦稱爲"首烏"，而加"白"字以示區別。

仙藥故事流傳時間既久，層疊累加，各種誇飾和扭曲，愈加偏離事實真相。如人參、茯苓、靈芝、枸杞之類，未必確實有"反老療效"的神奇療效，至少還能夠基本無害，何首烏卻是例外。没有明確證據顯示何首烏具有抗衰老延年的作用，也没有黑鬚髮的效果，相反，所含蒽類物質有明顯肝臟毒性，從臨床報告來看，部分敏感者甚至少量短時間接觸何首烏或其地上部分夜交藤，都可能發生嚴重肝功能衰竭，甚至致死，這才是所謂"服食求神仙，多爲藥所誤"。

據《直齋書録解題》云："《何首烏傳》一卷，初見唐《李翔集》，今後人增廣之耳。"《全唐文》作"何首烏録"，與《證類本草》所引頗有出入，録文備參：

"僧文象好養生術，元和七年三月十八日，朝茅山，遇老人於華陽洞口。告僧曰：汝有仙相，吾授汝祕方。有何首烏者，順州南河縣人，祖能嗣，小名田兒，天生閹，嗜酒。年五十八，因醉夜歸，臥野中，及醒，見田中有藤兩本，相遠三尺，苗蔓相交，久乃解，解合三四。心異之，遂掘根。持問村野人，無能名。曝而乾之。有鄉人麦良戲而曰：汝閹也，汝老無子，此藤異，而後以合，其神藥，汝盍餌之。田兒乃篩末酒服，經七宿，忽思人道。累旬，力輕健，慾不制，遂娶寡婦曾氏。田兒因常餌之，加淩兩錢。七百餘日，舊疾皆愈，反有少容，遂生男。鄉人異之。十年生數男，俱號爲藥。告田兒曰：此交藤也，服之可壽百六十歲。而古方本草不載，吾傳於師，亦得之於南河。吾服之，遂有子。吾本好靜，以此藥害於靜，因絕不服。汝偶餌之，乃天幸。因爲田兒盡記其功，而改田兒名能嗣焉。嗣年百六十歲，乃卒，男女一十九人。子庭服，亦年百六十歲，男女三十人。子首烏服之，年百三十歲，男女二十一人。安期叙交藤云：交藤味甘，溫，無毒，主五痔，腰膝中宿疾冷氣，長筋益精，令人多子，能食，益氣力，長壽延年。一名野苗，一名交莖，一名夜合，一名地精，一名桃柳藤。生順州南河縣田中，嶺南諸州往往有之。其苗大如木藁，光澤，形如桃柳，其葉皆偏，獨單背生，不相對。有雌雄，雄者苗色黃白，雌者黃赤，其生相遠，夜則苗蔓交，或隱化不見。春末、夏中、初秋三時，候晴明日兼雌雄採之，烈日曝乾，散服，酒下良。採時盡其根，勿洗，承潤以布帛拭去泥土，勿損皮，密器貯之，每日再曝。凡服偶日，二、四、六、八日是。服訖，以衣覆汗出，導引。尤忌猪羊肉、血。老人言訖，遂別去，其行如疾風。浙東知院殿中孟侍御識何首烏，嘗餌其藥，言其功如所傳。出賓州牛頭山。苗如草藟，蔓生，根如杯拳，削去黑皮，生啖之。南人因呼爲何首烏焉。元和八年八月錄。"

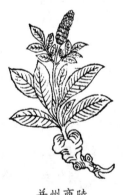

并州商陸

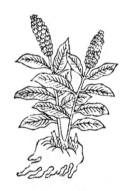

鳳翔府商陸

商陸　味辛、酸，平，有毒。主水脹疝瘕痹，熨除癰腫，殺鬼精物，療胸中邪氣，水腫痿痹，腹滿洪直，疏五

藏，散水氣。如人形者有神。一名募根，一名夜呼。生
咸陽川谷。

陶隱居云：近道處處有。方家不甚乾用，療水腫，切生根，
雜生鯉魚煮作湯。道家乃散用及煎釀，皆能去尸蟲，見鬼神。
其實亦入神藥。花名募花，尤良。唐本注云：此有赤、白二種，
白者入藥用，赤者見鬼神，甚有毒，但貼腫外用。若服之，傷
人，乃至痢血不已而死也。今注：商陸，一名白昌，一名當陸。
臣禹錫等謹按，蜀本圖經云：葉大如牛舌而厚脆，有赤花者根
赤，白花者根白。今所在有之。二月、八月採根，日乾。爾雅
云：蓫薚，馬尾。注："《廣雅》曰：馬尾，蔏陸。本草云：別名
薚。今關西亦呼爲薚，江東呼爲當陸。"《釋文》云：如人形者
有神。藥性論云：當陸，使，忌犬肉，味甘，有大毒。能瀉十種
水病，喉痺不通，薄切醋熬，喉腫處外傅①之，差。日華子云：白
章陸，味苦，冷，得大蒜良。通大小腸，瀉蠱毒，墮胎，煏腫毒，傅
惡瘡。赤者有毒。

圖經曰：商陸俗名章柳根。生咸陽山谷，今處處有之，多
生於人家園圃中。春生苗，高三四尺，葉青如牛舌而長，莖青赤，
至柔脆。夏秋開紅紫花，作朵，根如蘆菔而長。八月、九月內採
根，暴乾。其用歸表，古方術家多用之，亦可單服。五月五日採
根，竹篓盛，挂屋東北角陰乾百日，擣篩，井華水調服，云神仙所
秘法。喉中卒被毒氣攻痛者，切根炙令熱，隔布熨之，冷輒易，立
愈。其花主人心惛塞，多忘喜誤：取花陰乾百日，擣末，日暮水服

① 傅：底本作"薄"，據劉甲本改。

方寸匕,臥思念所欲事,即於眼中自覺。《爾雅》謂之蓫薚,《廣雅》謂之馬尾,《易》謂之莧陸,皆謂此商陸也。然有赤、白二種,花赤者根赤,花白者根白。赤者不入藥,服食用白者。又一種名赤菖,苗葉絕相類,不可用,服之傷筋消腎,須細辨之。

【雷公云:凡使,勿用赤菖,緣相似。其赤菖花、莖有消筋腎之毒,故勿餌。章陸花白,年多後仙人採之用作脯,可下酒也。每修事,先以銅刀刮去上皮了,薄切,以東流水浸兩宿,然後漉出,架甑蒸,以豆葉一重了,與章陸一重,如斯蒸,從午至亥,出,仍去豆葉暴乾了,細剉用。若無豆葉,只用豆代之。

外臺秘要:治水氣:商陸根白者去皮,切如小豆許,一大盞,以水三升煮取一升已上,爛即取粟米一大盞,煮成粥,仍空心服。若一日兩度服即恐利多,每日服一頓即微利,不得雜食。 **又方**:治瘰癧、喉痺卒攻痛:擣生章陸根,捻作餅子,置瘰癧上,以艾炷於藥上灸三四壯。

千金髓:治水氣浮腫:白菖六兩,取汁半合,和酒半升,看大小相度與服,當利下水差。 **又方**:卒暴癥,腹中有物如石,痛刺啼呼,若不治,百日死:多取商陸根擣汁,或蒸之,以布藉腹上,安藥勿覆,冷復易,晝夜勿息。

經驗方:治水疾:樟柳去麤皮,薄切暴乾爲末,用黃顙魚三頭,大蒜三瓣,菉豆一合,以水一大椀同煮,豆爛爲度。先將豆任意喫了,却以汁調藥末一錢匕,其水化爲清氣消。

梅師方:治水腫不能服藥:商陸一升,羊肉六兩,以水一斗煮取六升,去滓,和肉、葱、豉作臛如常法,食之。商陸白者妙。

孫真人食忌:主一切熱毒腫:章陸根和鹽少許傅之,日再易。　又方：主瘑中毒：切章陸根汁，熱布裹熨之，冷即易。

斗門方：治脚軟：用章柳根細切如小豆大，煮令熟，更入菉豆同爛煮爲飯。每日如此修事服餌，以差爲度，其功最効。

張文仲：治石癰堅如石，不作膿者：生章陸根擣擦之，燥即易，取軟爲度。

[箋釋]

　　《爾雅·釋草》"蓫薚，馬尾"，郭璞注："《廣雅》曰：馬尾，商陸。本草云別名薚。今關西亦呼爲薚，江東呼爲當陸。"《爾雅義疏》結合字書與本草詮解最詳："薚，《説文》作募，云：草。枝枝相值，葉葉相當。《釋文》：蓫，他六反。薚，吕、郭他羊反。然則蓫薚合聲爲當，以其枝葉相當，因謂之當陸矣。《易》之莧陸夬夬，陸即當陸。《廣雅》作薍陸，云：常蓼、馬尾，薍陸也。《説文》：葦，草也。《玉篇》：葦柳，當陸別名。又云：蓟，葦陸也。葦、薍、當、蓟、柳、陸，音俱相近。商與常，蓼與陸，古音又同也。"

　　商陸"見鬼神"，故言"如人形者有神"，而"古方術家多用之"。其法術在東晉靈寶經系的《太上无极大道自然真一五稱符上經》中有詳細描述。該經卷下提到用"章拒"根刻作人形，燒香咒願，又取白花者服方寸匕，"令人通神致福"。又説"章拒"有二十四名：一名章拒十四人，一名章明，一名章生，一名章草，一名章陸，一名通神明，一名通精，一名通靈，一名玉女，一名家仙，一名家寶，一名家芝，一名延命，一名長生草，一名守宫，一名守宅十二神，一名夜呼，一名夜唱，一名致精，一名陽明，一名陰明，一名赤葛,一名白華,一名當陸。凡二十四名,象吾二十四號,上應天地二十四气,道家之靈寶用也。能够"令人心開,通徹四方,逆知未然,昭昭若日月"。這种"章拒"顯然就是商陸。

守歲有"商陸火"之説,《雲仙雜記》卷五除夜歎老條引《金門歲節》説:"裴度除夜歎老,殆曉不寐,爐中商陸火凡數添也。"《白孔六帖》同。後人以此典故入詩,如姜特立《和劉建昌除夕有欠我飲屠蘇之句》有句"商陸火添人獨坐,沉檀香冷歲還徂"。守歲焚燒商陸,恐怕也是爲了"逆知未然"。就像《本草圖經》説"取花陰乾百日,擣末,日暮水服方寸匕,卧思念所欲事,即於眼中自覺"一樣,利用致幻作用,在恍惚之間產生對未來事件的"感知"。

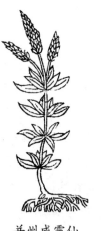

并州威靈仙

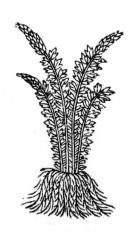

石州威靈仙

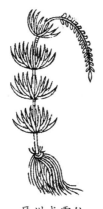
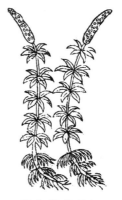

晉州威靈仙　　　　寧化軍威靈仙

威靈仙　味苦,溫,無毒。主諸風,宣通五藏,去腹
內冷滯,心膈痰水,久積癥瘕,痃癖氣塊,膀胱宿膿惡水,
腰膝冷疼,及療折傷。一名能消。久服之,無溫疫瘧。
出商州上洛山及華山并平澤,不聞水聲者良。生先於眾
草,莖方,數葉相對,花淺紫,根生稠密,歲久益繁,冬月
丙、丁、戊、己日採,忌茗。今附。

云:九月末至十二月採,陰乾。餘月並
不堪採。

圖經曰:威靈仙出商州上洛山及華山并平澤,今陝西州軍
等及河東、河北、京東、江湖州郡或有之。初生比眾草最先,莖梗
如釵股,四稜,葉似柳葉,作層,每層六七葉,如車輪,有六層至七
層者。七月內生花,淺紫或碧白色,作穗似莆臺子,亦有似菊花
頭者,實青。根稠密多鬚似穀,每年亦朽敗。九月採根,陰乾。
仍以丙、丁、戊、己日採,以不聞水聲者佳。唐正元中,嵩陽子周
君巢作《威靈仙傳》云:先時,商州有人重病,足不履地者數十

1171

年，良醫殫技莫能療，所親置之道傍，以求救者。遇一新羅僧見之，告曰：此疾一藥可活，但不知此土有否？因爲之入山求索，果得，乃威靈仙也。使服之，數日能步履。其後山人鄧思齊知之，遂傳其事。崔元亮《海上方》著其法云：採得，陰乾月餘，擣篩。溫清酒和二錢匕，空腹服之。如人本性殺藥，可加及六錢匕。利過兩行則減之，病除乃停服。其性甚善，不觸諸藥，但惡茶及麪湯，以甘草、梔子代飲可也。

【唐本云：腰腎脚膝積聚，腸內諸冷病，積年不差者，服之無不立効。出商州洛陽縣。九月末至十二月採，陰乾。餘月並不堪採。每年傍引，年深轉茂，根苗漸多，經數年亦折敗。

千金方：治腰脚痛：威靈仙爲末，空心溫酒調下錢匕，逐日以微利爲度。

經驗方：治大腸久冷：威靈仙蜜丸桐子大，於一更內，生薑湯下十丸至二十丸。　又方：治腰脚：威靈仙一斤洗乾，好酒浸七日，爲末，麪糊丸桐子大，以浸藥酒下二十丸。

集驗方：治腎藏風壅積，腰膝沉重：威靈仙末，蜜和丸桐子大，初服溫酒下八十丸，平明微利惡物如青濃膠，即是風毒積滯也。如未利，夜再服一百丸。取下後，喫粥藥補之，一月仍常服溫補藥。孫兆放杖丸同。

1172

崔氏海上集：威靈仙去衆風，通十二經脉，此藥朝服暮效。疎宣五藏冷膿宿水變病，微利不瀉人。服此，四肢輕健，手足溫暖，並得清凉。時商州有人患重，足不履地，經十年不差。忽遇新羅僧，見云此疾有藥可理，遂入山求之。遣服數日，平復，後留此藥名而去。此藥治丈夫、婦人中風不語，手足不隨，口眼喎邪,筋骨節風,胎風頭風,暗風心風,風狂人。傷寒頭痛,鼻清涕,服經二度,傷寒即止。頭旋目眩,白癜風,極治大風,皮膚風癢,大毒,又熱毒風瘡,深治勞疾。連腰骨節風,遶腕風,言語澀滯,痰積,宣通五藏,腹內宿滯,心頭痰水,膀胱宿膿,口中涎水,好喫茶滓,手足頑痺,冷熱氣壅,腰膝疼痛,久立不得,浮氣瘴氣,憎寒壯熱,頭痛尤甚,攻耳成膿而聾,又衝眼赤。大小腸秘,服此立通,飲食即住。黃疸,黑疸,面無顏色,瘰癧遍項,產後秘澀槳腰痛,曾經損墜,心痛,注氣膈氣,冷氣攻衝,腎藏風壅,腹肚脹滿,頭面浮腫,注毒脾、肺氣,痰熱欬嗽氣急,坐臥不安,疥癬等瘡。婦人月水不來,動經多日,血氣衝心,陰汗盜汗,鵶臭穢甚,氣息不堪。勤服威靈仙,更用熱湯,盡日頻洗,朝以苦唾調藥塗身上內外,每日一次塗之,當得平愈。孩子無辜,令母含藥灌之。痔疾秘澀,氣痢絞結,並皆治之。威靈仙一味洗焙爲末,以好酒和令微濕,入在竹筒內,牢塞口,九蒸九暴。如乾,添酒重灑之,以白蜜和爲丸如桐子大,每服二十至三十丸,湯酒下。

衍義曰:威靈仙治腸風。根性快,多服疏人五藏真氣。

〔箋釋〕

　　威靈仙一名乃是對藥物功效的誇張,如《本草綱目》釋名項說:"威,言其性猛也。靈仙,言其功神也。"根據《本草圖經》描述,結合所繪并州威靈仙、晉州威靈仙、寧化軍威靈仙圖例,顯然是玄參科草本威靈仙 *Veronicastrum sibiricum* 之類;至於石州威靈仙,品種難於確定,但也不是後來作威靈仙的毛茛科鐵綫蓮屬 *Clematis* 植物。今用之毛茛科威靈仙 *Clematis chinensis*,應該是根據"根生稠密"的特徵衍生出來的僞品。

威靈仙在《集驗方》《千金方》中雖有使用，但入載本草時間較晚，據《唐會要》卷八十二云："貞元二年(786)九月，山人鄧思齊獻威靈仙草，出商州，能愈衆疾。上於禁中試用有效，令編附本草，授思齊太醫丞。"威靈仙進入主流本草，則始於《開寶本草》，故有小字"今附"。有意思的是，本條墨蓋子下首引"唐本"云云，而可考的《新修本草》目錄中並没有威靈仙。對照墨蓋子所引"唐本"，與掌禹錫引"蜀本"的内容基本一致，結合前引《唐會要》云云，推測《新修本草》成書以後，太醫院繼續搜集本草資料，以備修訂。後蜀韓保昇奉敕編訂《重廣英公本草》，正式將這些内容增入，掌禹錫稱此書爲"蜀本"，因其本質上爲《新修本草》的修訂本，所以唐慎微稱之爲"唐本"。

附帶一説者，《廬山記》卷五"古人題名篇"爲作者陳舜俞手録"唐以來人題名"，計得"永泰已來顔魯公下十有七人題名可見者"。其中有一條説："江州刺史陳輦，乾符三年(876)十一月八日將離溢浦，與處士鄧思齊，同來訪別惠琮宗一二大德。"山人鄧思齊與處士鄧思齊，很像是同一人，但時間跨度太大，且存疑。

牽牛子　味苦，寒，有毒。主下氣，療脚滿水腫，除風毒，利小便。

陶隱居云：作藤生，花狀如藊豆，黄色，子作小房，實黑色，形如梂子核。比來服之，以療脚滿氣急，得小便利，無不差。此藥

始出田野,人牽牛易藥,故以名之。又有
一種草,葉上有三白點,俗因以名三白草。
其根以療腳下氣,亦甚有驗。唐本注云:
此花似旋萱花,作碧色,又不黃,不似藕
豆。其三白草,有三黑點,非白也,古人秘
之,隱黑爲白爾。陶不見,但聞而傳之,謂
實白點。今注:此藥蔓生,花如鼓子花而
稍大,作碧色,子有黃殼作小房,實黑,稍
類蕎麥。比來服之,以療腳腫滿,氣急,利
水道,無不差者。臣禹錫等謹按,蜀本圖
經云:苗蔓生,花碧色,子若蕎麥,三稜黑

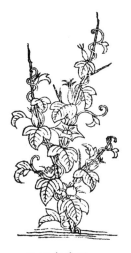

越州牽牛子

色。九月已後收子。所在有之。藥性論云:牽牛子,使,味甘,有
小毒。能治痃癖氣塊,利大小便,除水氣虛腫,落胎。日華子云:
味苦,瘰,得青木香、乾薑良。取腰痛,下冷膿,瀉蠱毒藥,并一切
氣壅滯。

圖經曰:牽牛子,舊不著所出州土,今處處有之。二月種
子,三月生苗,作藤蔓遶籬牆,高者或三二丈。其葉青,有三尖
角。七月生花,微紅帶碧色,似鼓子花而大。八月結實,外有白
皮,裏作毬,每毬內有子四五枚,如蕎麥大,有三稜,有黑白二種,
九月後收之。又名金鈴。段成式《酉陽雜俎》云"盆甑草即牽牛
子也,秋節後斷之,狀如盆甑,其中子似龜,蔓如山芋",即
此也。

【雷公云:草金零,牽牛子是也。凡使,其藥秋末即有實,
冬收之。凡用,曬乾,却入水中淘,浮者去之,取沉者曬乾,拌酒

蒸,從巳至未,曬乾,臨用舂去黑皮用。

食療云:多食稍冷,和山茱萸服之,去水病。

聖惠方:治水氣遍身浮腫,氣促坐臥不得:用牽牛子二兩,微炒搗細末,烏牛尿浸一宿,平旦入葱白一握,煎十餘沸,去滓。空心分爲二服,水從小便中下。

肘後方:治風毒脚氣,若脛已滿,捻之没指者:取牽牛子搗,蜜丸如小豆大,每服五丸,生薑湯下,取令小便利亦可止。

斗門方:治風氣所攻,藏腑積滯:用牽牛子,以童子小便浸一宿後,長流水上洗半日,却用生絹袋盛,掛於當風處令好乾,每日鹽湯下三十粒。極能搜風,亦善消虚腫。久服令人體清爽。

王氏博濟:治三焦氣不順,胸膈壅塞,頭昏目眩,涕唾痰涎,精神不爽,利膈丸:牽牛子四兩,半生半熟,不蚛皂莢塗酥炙二兩,爲末,生薑自然汁煮糊,丸如桐子大,每服二十丸,荆芥湯下。 **又方**:治産前滑胎:牽牛子一兩,赤土少許,研令細,每覺轉痛頻,煎白榆皮湯調下一錢匕。 **又方**:治男子、婦人五般積氣成聚:黑牽牛一斤,生搗末八兩,餘滓於新瓦上炒令香熟,放冷,再搗取四兩熟末,十二兩拌令匀,煉蜜和丸如桐子大,患積氣至重者三五十丸,煎陳橘皮、生薑湯下,臨卧空心服之。如二更至三更已來,藥行時効應未動,再與三十丸投之,轉下積聚之物。常服十丸至十五丸行氣,甚妙。小兒十五已下至七歲已上,服五丸至七丸。年及五十已上不請服。

簡要濟衆:治大便澀不通:牽牛子半生半熟,搗爲散,每服二錢,煎薑湯調下。如未通,再服,改以熱茶調下。量虚實,無時候,加減服。

衍義曰:牽牛子,諸家之説紛紛不一,陶隱居尤甚。言花狀如藕豆,殊不相當。花朵如皷子花,但碧色,日出開,日西合。今注又謂其中子類喬麥,亦非也。蓋直如木猴梨子,但黑色。可微炒,擣取其中粉一兩,別以麩炒去皮尖者桃仁末半兩,以熟蜜和丸如梧桐子,溫水服三二十丸,治大腸風祕,壅熱結澁。不可久服,亦行脾腎氣故也。

〔箋釋〕

《本草經集注·序録》云:"牽牛逐水,近出野老。"可見其藥用歷史不久。陶弘景説:"花狀如藕豆,黄色,子作小房,實黑色,形如棣子核。"花與今旋花科植物牽牛 *Pharbitis nil* 顯然不符,果實則近之,或許早期牽牛物種與今用者不同。《本草綱目》説牽牛子有黑白兩種,釋名項云:"近人隱其名爲黑丑,白者爲白丑,蓋以丑屬牛也。"按,牽牛花白色者,子白色;花深紫藍色者,子近黑色。

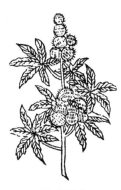

明州蓖麻

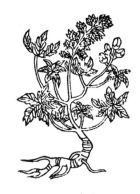

儋州蓖麻

蓖音卑。麻子　味甘、辛,平,有小毒。主水癥。水研二十枚服之,吐惡沫,加至三十枚。三日一服,差則止。又主風虛寒熱,身體瘡癢,浮腫,尸疰惡氣,笮取油塗之。

葉　主脚氣,風腫不仁,擣蒸傅之。

唐本注云:此人間所種者,葉似大麻葉而甚大,其子如蜱,音卑。又名萆麻。今胡中來者,莖赤,樹高丈餘,子大如皂莢核,用之益良。油塗葉炙熱熨頟音信。上,止衄尤驗也。唐本先附。臣禹錫等謹按,蜀本圖經云:樹生,葉似大麻大數倍,子殼有刺,實大於巴豆,青黃色班。夏用莖葉,秋收子,冬採根,日乾。胡中來者,莖、子更倍大。所在有之。又云:葉似萆草而厚大,莖赤,有節如甘蔗。日華子云:治水脹腹滿。細研水服,壯人可五粒。催生:傅産人手足心,産後速拭去。瘡痍疥癩亦可研傅。

圖經曰:蓖麻子,舊不著所出州郡,今在處有之。夏生苗,葉似萆草而厚大,莖赤有節如甘蔗,高丈許。秋生細花,隨便結實,殼上有刺,實類巴豆,青黃班褐,形如牛蜱,故名。夏採莖葉,秋採實,冬採根,日乾。胡中來者,莖子更大。崔元亮《海上方》治難産及胞衣不下:取蓖麻子七枚,研如膏,塗脚心底,子及衣纔下,便速洗去,不爾腸出,即用此膏塗頂,腸當自入。

【雷公云:凡使,勿用黑天赤利子,緣在地蔓上生,是顆兩頭尖有毒,藥中不用。其萆麻子形似巴豆,節節有黃黑斑點。凡使,先須和皮用鹽湯煮半日,去皮取子,研過用。

外臺秘要:治半身不遂,失音不語:取萆麻子油一升,酒一斗,銅缽盛油,著酒中一日,煮之令酒、油熟,服之。　又方:治水氣:取萆麻子,去皮研令熟,水解得三合,清旦一頓服之盡,日中當下青黃水。

千金方：治嶺南脚氣，從足至膝，脛腫滿，連骨疼者：萆麻子葉切蒸薄裹，二三易即消。

肘後方：治一切毒腫疼痛不可忍者：擣萆麻子傅之，差。　**又方**：産難：取萆麻子二枚，兩手各把一枚，須臾立下。

經驗後方：治風疾鼻搨：萆麻不拘多少，去皮拍爲二片，用黃連等分搥碎，二件用水一處浸七宿後，空心，日午卧時只用浸者水吞下一片，水盡旋添，勿令乾。服兩月後，喫大蒜、猪肉試驗，如不發動，便是効也。若發動時，依前法再服，直候不發。如只腿脹，用針出毒物，累有神効。

修真秘旨：治小兒丹瘤：蓖麻子五箇去皮研，入麪一匙，水調塗之，甚効。

杜壬：治癧風，手指攣曲，節間痛不可忍，漸至漸落方：萆麻一兩去皮，黃連一兩剉如豆，以小瓶子入水一升，同浸，春夏三日，秋冬五日後，取萆麻子一枚擘破，面東，以浸藥水平旦時一服。漸加至四五枚，微利不妨。瓶中水少更添。忌動風食，累用得効。　**又方**：治咽中瘡腫：萆麻子一枚去皮，朴消一錢，同研，新汲水作一服，連進二三服効。

初虞世：治湯火傷神妙：萆麻子、蛤粉等分末研膏，湯損用油調塗，火瘡用水調塗。

衍義曰：蓖麻子作朵生，從下旋旋開花而上，從下結子，宛如牛身之蜱。取子炒熟，去皮，爛嚼，臨睡服三二枚，漸加至十數枚。治瘰癧，必效。

蓖麻是外來物種,按照《新修本草》的説法,因爲"葉似大麻葉而甚大,其子如蜱"得名。"蜱"本義是蜱蛸,指螳螂一類的卵鞘,此則指蜱蟲,正寫當作"蜱",即牛蝨。《本草圖經》説"實類巴豆,青黄班褐,形如牛蜱,故名"。蓖麻 *Ricinus communis* 是大戟科高大草本,植株粗壯,莖稈空心可折斷,球形蒴果内種子堅實,佛經用作比喻,《大般涅槃經》卷四十説:"解脱者,名爲堅實,如竹葦、蓖麻,莖幹空虚而子堅實,除佛如來,其餘人天皆不堅實。"

莂蕄　味酸,温,有毒。主風瘙癮癥,身癢濕痺,可作浴湯。一名堇草,一名芨。生田野。春夏採葉,秋冬採莖、根。今附。

陶隱居云:田野墟村中甚多。絶療風痺癢痛,多用薄洗,不堪入服,亦有酒漬根稍飲之者。唐本注云:此陸英也,剩出此條。《爾雅》云"芨,堇草",郭注云:"烏頭苗也。"檢三堇別名,又無此者,蜀人謂烏頭苗爲堇草。陶引此條,不知所出處。《藥對》及古方無莂蕄,惟言陸英也。今注:莂蕄條,唐本編在狼跋子之後,而與陸英條注解並云剩出一條。今詳:陸英,味苦,寒,無毒。莂蕄,味酸,温,有毒。既此不同,難謂一種,蓋其類爾。今但移附陸英①之下。臣禹錫等謹按,日華子云:味苦,凉,有毒。治瘑癩風痺,並煎湯浸,并葉用。

---

① "英"下,底本原衍"英"字,據文意删。

圖經：文具陸英條下。

【雷公云：凡使之，春用隔年花蘽，夏用根，秋冬並搋用作煎。只取根，用銅刀細切，於柳木臼中擣取自然汁，緩緩於鍋子中煎如稀餳，任用也。

外臺秘要：治卒暴癥，腹中有物堅如石，痛欲死：取蒴藋根一小束，洗瀝去水，細擘，以酒二升漬三宿，煖溫服五合至一升，日三。若欲速得服，於熱灰中溫，令藥味出，服之。此方無毒，已愈十六人，神驗。藥盡復作服之。　　**又方**：治腰痛方：蒴藋葉火燎，厚鋪床上，趂熱臥眠於上，冷復易之。冬月取根，舂碎熬及熱，準前用。并治風溫濕冷痹及產婦患傷冷，腰痛不得動亦用。　　**又方**：治下部閉不通：取蒴藋根一把，擣汁水和絞，去滓，強人服一升，數用之，并治腳氣。

千金方：治嶺南腳氣，從足至膝脛腫，骨疼者：蒴藋根碎，和酒醋共三分，根一分，合蒸熟，封裹腫上，二三日即消。亦治不仁。　　**又方**：治頭風：取蒴藋根二升，酒二升，煮服之。

梅師方：治水腫，坐臥不得，頭面身體悉腫：取蒴藋根刮去皮，擣汁一合，和酒一合，煖空心服，當微吐利。　　**又方**：治一切瘡：用煮蒴藋湯，和少酒塗，無不差。姚氏方同。

孫真人食忌：主卒腳腫漸上：以蒴藋莖葉，埋熱灰中令熱，傅腫上，差即易。

斗門方：治瘧疾：用蒴藋一大握炙令黃色，以水濃煎一盞，欲發前服。

張文仲：治手足忽生疣目：蒴藋赤子挼使壞疣目上令赤，

塗之，差。　又方：治熊傷人瘡：蒴藋一大把剉碎，以水一升漬，須臾取汁飲，餘滓以封裹瘡。

子母秘錄：治小兒赤遊行於身上，下至心即死：蒴藋煎汁洗之。

衍義曰：蒴藋與陸英既性味及出產處不同，治療又別，自是二物，斷無疑焉。況蒴藋花白，子初青如菉豆顆，每朵如盞面大，又平生，有一二百子，十月方熟紅，豈得言"剩出此條"？孟浪之甚也。

〔箋釋〕

《名醫別錄》言蒴藋一名堇草，一名芨。此即《爾雅·釋草》之"芨，堇草"，據郭璞注："即烏頭也，江東呼為堇。"如郝懿行所注意，烏頭不名芨，而芨一名藋。據《説文》"芨，堇草也"，《廣雅》"堇，藋也"，故《爾雅義疏》説："藋一名堇，堇一名芨，芨、堇聲轉，與烏頭別。"郝懿行因此認為，《爾雅》"芨，堇草"，即是本草之蒴藋，其説可信。根據《名醫別錄》，這種蒴藋"主風瘙癮癢，身癢濕痺，可作浴湯"，陶弘景也强調"多用薄洗，不堪入服"。又根據郭璞所説與烏頭的瓜葛，推測其原植物為毛茛科石龍芮 *Ranunculus sceleratus* 之類，形態與烏頭相似，全株含原白頭翁素，有明顯刺激性，難於入口。

《新修本草》開始發生混亂，《藥性論》"陸英，一名蒴藋"，蘇敬遂認為《名醫別錄》之蒴藋就是《本草經》的陸英，乃説："此陸英也，剩出此條。"陸英條也説："此即蒴藋是也，後人不識，浪出蒴藋條。"其實《名醫別錄》中一名堇草的蒴藋,與一名蒴藋的陸英屬於同名異物,但蒴藋有毒,且"不堪入服",而陸英無毒,主療"骨間諸痺,四肢拘攣疼酸,膝寒痛,陰痿,短氣不足,脚腫"等,二者顯非一物。

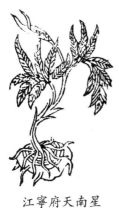

江寧府天南星

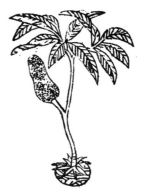

滁州天南星

天南星　味苦、辛,有毒。主中風,除痰,麻痺,下氣,破堅積,消癰腫,利胸膈,散血,墮胎。生平澤,處處有之。葉似蒴葉,根如芋,二月、八月採之。今附。

臣禹錫等謹按,陳藏器云:天南星,主金瘡,傷折,瘀血,取根碎傅傷處。生安東山谷。葉如荷,獨莖,用根最良。日華子云:味辛烈,平,畏附子、乾薑、生薑。罾撲損瘀血,主蛇蟲咬,疥癬惡瘡。入藥炮用,又名鬼蒟蒻。

1183

圖經曰:天南星,本經不載所出州土,云生平澤,今處處有之。二月生苗,似荷梗,莖高一尺以來,葉如蒟蒻,兩枝相抱,五月開花似蛇頭,黃色,七月結子作穗似石榴子,紅色。根似芋而圓,二月、八月採根。亦與蒟蒻根相類,人多悮採,莖斑花紫是蒟蒻。一説天南星如本草所説，即虎掌也。小者名由跋，後人採用，乃別立一名爾。今天南星大者四邊皆有子，採時盡削去之。又陳藏器云：半夏高一二尺，由跋高一二寸，此正誤相反言也。今由跋苗高一二尺，莖似蒟蒻而無斑，根如雞卵。半夏高一二寸，亦有盈尺者，根如小指正圓也。江南吳中又有白蒟蒻，亦曰鬼芋，根都似天南星，生下平澤極多，皆雜採以爲天南星，了不可辨，市中所收，往往是也。但天南星小，柔膩肌細，炮之易裂，差可辨爾。古方多用虎掌，不言天南星；天南星近出唐世，中風痰毒方中多用之。《續傳信方》治風痛，用天南星、躑躅花，並生時同擣，羅作餅子，甑上蒸四五過，以絺葛囊盛之。候要，即取焙擣爲末，蒸餅，丸如梧桐子，溫酒下三丸。腰脚骨痛空心服，手臂痛食後服，大良。

【經驗方】：治急中風，目瞑牙噤，無門下藥者：用此末子，以中指點末，揩齒三二十，揩大牙左右，其口自開，始得下藥，名開關散。天南星搗爲末，白龍腦，二件各等分研，自五月五日午時合。患者只一字至半錢。　　又方：治小兒走馬疳，蝕透損骨及小攻蝕必効方：天南星一箇，當心作坑子，安雄黃一塊在內，用麪裹燒，候雄黃作汁，以盞子合定出火毒去麪，研爲末，入麝香少許，拂瘡，驗。　　又方：治婦人一切風攻頭目痛：天南星一箇，掘地坑子，火燒令赤，安於坑中，以醋一盞，以盞蓋之，不令透氣，候冷取出爲末，每服一字，以酒調下，重者半錢匕。　　又方：治驚風墜涎：天南星一箇重一兩，換酒浸七伏時取出，於新瓦上周迴炭火炙令乾裂，置於濕地去火毒，用甆器合盛之，冷，擣末，用朱砂一分研同拌，每服半錢，荊芥湯調下，每日空心、午時進一二服。

勝金方：治吐血：天南星一兩，剉如豆大，以爐灰汁浸一宿，取出洗净，焙乾擣末，用酒磨自然銅下一錢，愈。

十全博救方：治欬嗽：天南星一箇大者，炮令裂爲末，每服一大錢，水一盞，生薑三片，煎至五分，溫服，空心、日午、臨臥時各一服。

集効方：治吐瀉不止，或取轉多，四肢發厥，虚風不省人事，服此四肢漸暖，神識便省，回陽散：天南星爲末，每服三錢，入京棗三枚，同煎八分，溫服，未省再服。

初虞世：治破傷風入瘡强直：防風、天南星等分爲末，以醋調作廘貼上。

譚氏方：治小兒牙關不開：天南星一箇，煨熱紙裹，斜角未要透氣，於細處剪雞頭大一窍子，透氣於鼻孔中，牙關立開。

〔箋釋〕

天南星之得名，《本草綱目》解釋“因根圓白，形如老人星狀，故名南星”。從《本草拾遺》描述天南星“葉如荷，獨莖”，結合《本草圖經》所繪滁州天南星圖例，其原植物當爲天南星科異葉天南星 Arisaema heterophyllum，這應該是藥用之主流。但同時亦有半夏屬 Pinellia 植物混入，侯寧極《藥名譜》乃以“半夏精”影射天南星，《本草圖經》所繪江寧府天南星，即接近掌葉半夏 Pinellia pedatisecta。檢《新校備急千金要方例》説：“天南星、虎掌名異而實同。”這與《本草圖經》説“天南星如本草所説，即虎掌也”，虎掌條説“冀州人菜園中種之，亦呼爲天南星”，應該也是指掌

葉半夏 *Pinellia pedatisecta*，即後來被稱作"虎掌南星"者。

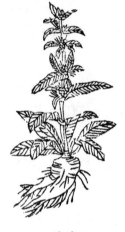

羊蹄根

羊蹄　味苦，寒，無毒。主頭禿疥瘙，除熱，女子陰蝕，浸淫疽痔，殺蟲。一名東方宿，一名連蟲陸，一名鬼目，一名蓄。生陳留川澤。

陶隱居云：今人呼名禿菜，即是蓄音之訛，《詩》云"言採其蓄"。又一種極相似而味醋，呼爲酸摸根，亦療疥也。唐本注云：實味苦、澀，平，無毒。主赤白雜痢。根味辛、苦，有小毒。《萬畢方》云：療蟲毒。今山野平澤處處有之。臣禹錫等謹按，蜀本圖經云：生下濕地，高者三四尺，葉狹長，莖節間紫赤，花青白色，子三稜，夏中即枯。又有一種，莖葉俱細，節間生子若茺蔚子，療痢乃佳。今所在有之。日華子云：羊蹄根，治癬，殺一切蟲，腫毒，醋摩貼。葉治小兒疳蟲，殺胡夷魚、鮭魚、檀胡魚毒。亦可作菜食。陳藏器云：酸摸，葉酸美，小兒折食其英。根主暴熱，腹脹。生搗絞汁服，當下痢。殺皮膚小蟲。葉似羊蹄，是山大黄。一名當藥。《爾雅》云"須，葑蕪"，注云："似羊蹄而細，味酸可食。"日華子云：酸摸，味酸，凉，無毒。治小兒壯熱。生山崗，狀似羊蹄葉而小黃。

圖經曰：羊蹄，禿菜也。生陳留川澤，今所在有之。生下濕地。春生苗，高三四尺，葉狹長，頗似萵苣而色深，莖節間紫赤，花青白成穗，子三稜，有若茺蔚，夏中即枯，根似牛蒡而堅實。

今人生採根，醋摩塗癬速效，亦煎作丸服之。其方以新採羊蹄根，不限多少，擣研絞取汁一大升，白蜜半斤，同熬如稠餳煎，更用防風末六兩，搜和令可丸，大如梧子，用栝樓甘草酒下三二十丸，日二三次，佳。謹按，《詩·小雅》"言采其蓬"，陸機云："蓬，今人謂之羊蹄，似蘆菔而莖赤，可汋爲茹，滑而美也。多啖令人下氣。幽州人謂之蓬。"字或作蓄。_{並耻六切}。又有一種極相類，而葉黃味酢，名酸摸。《爾雅》所謂"須，薞_{音孫}。蕪"，郭璞云"薞蕪似羊蹄，葉細味酢，可食。一名蓨"_{音條}。是也。

【食療：主癢。不宜多食。

聖惠方：治癧瘍風：用羊蹄菜根，於生鐵上，以好醋磨，旋旋刮取，塗於患上；未差，更入硫黃少許，同磨塗之。　**又方**：治大便卒澀結不通：用羊蹄根一兩剉，水一大盞，煎取六分，去滓，溫溫，頓服。

外臺秘要：治疥方：擣羊蹄根和猪脂塗上，或著鹽少許，佳。

千金方：喉痺卒不語：羊蹄獨根者，勿見風日及婦人、雞、犬，以三年醋研和如泥，生布拭喉，令赤傅之。

千金翼：治漏瘰瘡瘻，濕癬瘍，浸淫日廣，癢不可忍，搔之黃水出，差後復發：取羊蹄，淨去土，細切擣，以大酢和，净洗傅上，一時間以冷水洗之，日一傅，差。若爲末傅之，妙。

斗門方：治腸風痔瀉血：羊蹄根、葉爛蒸一椀來，食之立差。

簡要濟眾：治癬瘡久不差：羊蹄根擣絞取汁，用調膩粉少許如膏，塗傅癬上，三五遍即差。如乾，即猪脂調和傅之。

衍義曰：羊蹄，經不言根，《圖經》加根字。處處有，葉如菜中菠蔆，但無歧，而色差青白。葉厚，花與子亦相似。葉可潔擦瑜石器，根取汁塗疥癬。子謂之金蕎麥，燒煉家用以制鈆汞。又剉根，研絞汁，取三二匙，水半盞，煎一二沸，温温，空肚服。治産後風祕，殊驗。

〔箋釋〕

蓼科酸模屬 *Rumex* 的多種植物古代都作菜茹，本條羊蹄及附錄之酸模，即是其中主要者。羊蹄一名蓄，《詩經·小雅》"我行其野，言采其蓫"，陸璣疏云："今人謂之羊蹄。"《齊民要術》卷十引《詩義疏》説："今羊蹄，似蘆菔，莖赤，煮爲茹，滑而不美，多噉令人下痢。幽、揚謂之蓫，一名蓨，亦食之。"羊蹄類植物根及根莖中含有結合及游離蒽醌衍生物，有瀉下作用，故言"多噉令人下痢"；這類成分可能也少量存在於苗葉中，因此《救荒本草》在救飢項下説"微破腹"。羊蹄與酸模皆是蓼科酸模屬 *Rumex* 植物，以其葉味醋者爲酸模，《本草拾遺》云："酸模，葉酸美，小兒折食其英。"近代植物學家依據《本草綱目》及《植物名實圖考》之圖文，分別將酸模訂爲 *Rumex acetosa*，羊蹄訂爲 *Rumex japonicus*。

1188

菰根 **大寒。主腸胃痼熱，消渴，止小便利。**

陶隱居云：菰根，亦如蘆根，冷利復甚也。**今按**，別本注云：菰蔣草也，江南人呼爲茭草，秣馬甚肥。味甘，無毒。**臣禹錫等謹按，蜀本**圖經云：生水中，葉似蔗、荻，久根盤厚，夏月生菌細，堪噉,名菰菜。三年已上,心中生臺如藕,白軟,中有黑脉,堪噉,名菰首也。爾雅云:出隧,蘧蔬。釋曰:菌類也。一名出隧,一名蘧蔬。《廣雅》云:朝生,形如鬼蓋。郭云:似土菌,生菰草中。今江東啖之甜滑者,氍毹者。《説文》云:菰,蔣也。張揖云:氍毹,毛席,取其音同。孟詵云:菰菜,利五藏,邪氣,酒皶,面赤,白癩,癧瘍,目赤等,效。然滑中,不可多食。熱

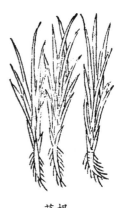

菰根

毒風氣,卒心痛,可鹽醋煮食之。又云:茭首,寒。主心胸中浮熱風,食之發冷氣,滋人齒,傷陽道,令下焦冷滑,不食甚好。陳藏器云:菰菜,味甘,無毒。去煩熱,止渴,除目黄,利大小便,止熱痢,雜鯽魚爲羹,開胃口,解酒毒。生江東池澤菰蔣上,如菌。蔣是菰根歲久浮在水上者。主火燒瘡,燒爲灰,和雞子白塗之。《吕氏春秋》曰:菜之美者,越路之菌是也。晉張翰見秋風起,思之。又云:菰首,生菰蔣草心,至秋如小兒臂,故云菰首,煮食之止渴。甘、冷,雜蜜食之,發痼疾,無别功。更有一種小者,擘肉如墨,名烏鬱,人亦食之,止小兒水痢。日華子云:茭首,微毒。多食發氣并弱陽,葉利五藏,食巴豆人不可食。

　　圖經曰:菰根,舊不著所出州土,今江湖陂澤中皆有之,即江南人呼爲茭草者。生水中,葉如蒲葦輩,刈以秣馬甚肥。春亦生笋,甜美堪噉,即菰菜也,又謂之茭白。其歲久者,中心生白臺如小兒臂,謂之菰手。今人作菰首,非是。《爾雅》所謂"蘧蔬",注云"似土菌,生菰草中",正謂此也。故南方人至今謂菌爲菰,

亦緣此義也。其臺中有墨者，謂之茭鬱。其根亦如蘆根，冷利更甚。二浙下澤處，菰草最多，其根相結而生，久則并土浮於水上，彼人謂之菰葑。刈去其葉，便可耕蒔。其苗有莖梗者，謂之菰蔣草。至秋結實，乃彫胡米也。古人以爲美饌，今饑歲，人猶採以當糧。《西京雜記》云：漢太液池邊，皆是彫胡、紫籜、綠節、蒲叢之類。菰之有米者，長安人謂爲彫胡；葭蘆之未①解葉者紫籜；菰之有首者，謂之綠節是也。然則彫胡諸米，今皆不貴。大抵菰之種類皆極冷，不可過食，甚不益人，惟服金石人相宜耳。

【陳藏器云：茭首主心胸中浮熱，動氣不中，食之發冷，滋牙齒，傷陽道，令下焦冷，不食爲妙。

食療云：若丹石熱發，和鯽魚煮作羹食之，三兩頓即便差耳。

外臺秘要：治湯火所灼，未成瘡：取菰蔣根燒取灰，用雞子黃和封之。

廣濟方：治毒蛇嚙方：菰蔣草根灰，取以封之。其草似鳶尾是。

子母秘錄：小兒風瘡久不差：燒菰蔣節末以傅上。

衍義曰：菰根，蒲類。四時取根擣絞汁用。河朔邊人止以此苗飼馬，曰菰蔣，及作薦。花如葦，結青子，細若青麻黃，長幾寸。彼人收之，合粟爲粥，食之甚濟饑。此杜甫所謂"願作冷秋菰"者是也。爲其皆生水中及岸際，多食令人利。

_____

① 未：底本作"米"，意思難通，據《西京雜記》改。紫籜，初生蘆葦葉子尚未抽出者。

〔箋釋〕

《説文》"苽,雕胡,一名蔣",可知"菰根"正寫當作"苽根"。菰爲禾本科植物 *Zizania latifolia*，其根即菰根，種子名雕胡米，亦稱菰米，可以充飢。其花莖被菰黑穗菌 *Ustilago edulis* 寄生後，因吲哚乙酸的刺激而變得肥大，即是茭筍，爲南方常見蔬菜。

《爾雅·釋草》"出隧，蘧蔬"，郭璞注："蘧蔬似土菌，生菰草中，今江東啖之，甜滑。"《西京雜記》説"菰之有米者，長安人謂爲彫胡"，又説"菰之有首者，謂之緑節"，緑節即是蘧蔬，亦即菰首。按照《本草綱目》的意見，蘧蔬似特指菰首部分，即茭白頂端外形如藕、白嫩柔軟的部分。

《廣韻》："葑，菰根也。今江東有葑田。"兩字聯用即是"菰葑"，庾肩吾《奉和山子納涼詩》句"黑米生菰葑，青花出稻苗"，《晉書·毛璩傳》"海陵縣界地名青蒲，四面湖澤，皆是菰葑"，辭典皆引菰根爲注釋，此爲不妥。據《本草圖經》解釋："二浙下澤處，菰草最多，其根相結而生，久則并土浮於水上，彼人謂之菰葑。刈去其葉，便可耕蒔。"則知因菰根糾結而形成的水中浮田才是菰葑。《嘉祐本草》引陳藏器謂菰菜"生江東池澤菰葑上，如菌。葑是菰根歲久浮在水上者"，是知菰葑亦可繼續種植菰。有意思的是，陳藏器此句多數《證類本草》標點本皆錯，如尚志鈞輯《本草拾遺》標點爲："生江東池澤。菰葑上如菌，葑是菰根，歲久浮在水上者。"

菰爲水生植物，被認爲性質寒凉，杜甫詠熱詩有句"乞爲寒水玉，願作冷秋菰"，即用其意。《本草圖經》説菰葉"刈以秣馬甚肥"，《本草衍義》也説"河朔邊人止以此苗飼馬"，而白居易《初到江州》詩説"菰蔣喂馬行無力"，大約也是嫌其寒涼的緣故。

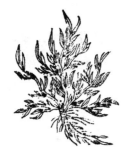

冀州萹蓄

萹音褊。蓄　味苦，平，無毒，主浸淫疥瘙疽痔，殺三蟲，療女子陰蝕。生東萊山谷。五月採，陰乾。

陶隱居云：處處有，布地生，花節間白，葉細綠，人亦呼爲萹竹。煮汁與小兒飲，療蚘蟲有驗。臣禹錫等謹按，蜀本圖經云：葉如竹，莖有節，細如釵股。生下濕地，今所在有。二月、八月採苗，日乾。爾雅云：竹，萹蓄。釋云：李巡云一物二名也。孫炎引《詩·衛風》云：菉竹猗猗。郭云：似小藜，赤莖節，好生道傍，可食，又殺蟲。陶注本草謂之萹竹是也。藥性論云：萹竹，使，味甘。煮汁與小兒服，主蚘蟲等咬心，心痛面青，口中沫出，臨死者：取十斤細剉，以水一石煎，去滓，成煎如飴，空心服，蟲自下，皆盡止。主患痔疾者：常取葉擣汁服，効。治熱黃：取汁頓服一升，多年者再服之。根一握洗去土，擣汁，服之一升，惡丹石毒發，衝目腫痛，又傅熱腫，効。

圖經曰：萹蓄亦名萹竹。出東萊山谷，今在處有之。春中布地生道傍，苗似瞿麥，葉細綠如竹，赤莖如釵股，節間花出甚細，微青黃色，根如蒿根。四月、五月採苗，陰乾。謹按《爾雅》云"竹，萹蓄"，郭璞注云："似小藜，赤莖節，好生道傍，可食，又殺蟲。"《衛詩》"緑竹猗猗",説者曰:緑,王芻也;竹,萹竹也。即謂此萹蓄。方書亦單用治蟲。葛洪小兒蚘方:煮汁令濃,飲之即差。

【食療云:蚘蟲心痛,面青,口中沫出,臨死①:取葉十斤,細切,以水三石三斗,煮如餳,去滓,通寒温,空心服一升,蟲即下。至重者再服,仍通宿勿食,來日平明服之。患治②,常取萹竹葉煮汁澄清,常用以作飲。又,患熱黃、五痔:擣汁頓服一升,重者再服。丹石發,衝眼目腫痛:取根一握,洗,擣以少水,絞取汁服之。若熱腫處,擣根、莖傅之。

外臺秘要:治痔發疼痛:擣萹竹汁服一升,一兩服,立差。若未差,再服,効。

千金翼:治外痔:擣萹竹,絞取汁,搜麪作餺飥,空心喫,日三度,常喫。

肘後方:惡瘡連痂癢痛:擣萹竹封,痂落即差。

食醫心鏡:治小兒蟯蟲攻下部癢:取萹竹葉一握,切,以水一升,煎取五合,去滓,空腹飲之,蟲即下,用其汁煮粥,亦佳。　又方:治霍亂,吐痢不止:萹竹,豉汁中以五味調和,煮羹食之,佳。

楊氏産乳:治蟲,狀如蝸牛,食下部癢:取萹竹一把,水二升煮熟,五歲兒空腹服三五合,隔宿食,明早服之,尤佳。

---

① 死:底本作"水",據上文引《藥性論》改。
② 治:此句費解,尚志鈞校注本據醫理改爲"痔"。

《説文》“萹，萹苁也”，段玉裁注：“苁、蓄疊韻，通用。《本草經》亦作萹蓄。”按，《爾雅·釋草》“竹，萹蓄”，郭璞注：“似小藜，赤莖節，好生道傍，可食，又殺蟲。”《齊民要術》引《爾雅》則作“苁，萹蓄”。此即蓼科植物萹蓄 *Polygonum aviculare*，“葉細綠如竹”，因此有竹之名。

《詩經·淇奧》“綠竹猗猗”，陸璣云：“綠、竹一，草名。其莖葉似竹，青綠色，高數尺。今淇隩傍生此，人謂此爲綠竹。”《詩疏》説“綠、竹一”，乃是以綠竹爲詞的意思，多數注釋家的意見則如《本草圖經》説：“綠，王芻也；竹，萹竹也。”

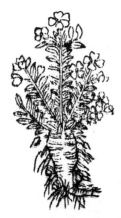

石州狼毒

狼毒 味辛，平，有大毒。**主欬逆上氣，破積聚飲食，寒熱水氣，脅下積癖，惡瘡鼠瘻疽蝕，鬼精蠱毒，殺飛鳥走獸。一名續毒。** 生秦亭山谷及奉高。二月、八月採根，陰乾。陳而沈水者良。大豆爲之使，惡麥句薑。

陶隱居云：秦亭在隴西，亦出宕昌，乃言止有數畝地生，蝮蛇食其根，故爲難得。亦用太山者。今用出漢中及建平。云與防葵同根類，但置水中，沈者便是狼毒，浮者則是防葵。俗用稀，亦難得，是療腹内要藥爾。**唐本注**云：此物與防葵都不同類，生處又別。狼毒今出秦州、成州,秦亭故在二州之界,其太山、漢中亦不聞有。且秦隴寒地,元無蝮蛇,復云數畝地生,蝮蛇食其根,謬矣。今按,別本注云:與麻黃、橘皮、吳茱萸、半夏、枳實爲六陳也。又按,狼毒,葉似商陸及大黃,莖葉上有毛,根皮黃,肉白。以實重者爲良,輕者力劣。秦亭在隴西,奉高乃太山下縣。亦出宕昌及漢中、建平。舊經陶云"與防葵同根,以置水中,浮者即是防葵,沈者即是狼毒",此不足爲信。假使防葵秋冬採者堅實,得水皆沈;狼毒春夏採者輕虛,得水乃浮爾。按此與防葵全別,生處不同,故不可將爲比類。臣禹錫等謹按,蜀本圖經云:根似玄參,浮虛者爲劣也。藥性論云:狼毒,使,味苦、辛,有毒。治痰飲癥瘕,亦殺鼠。

圖經曰:狼毒生秦亭山谷及奉高,今陝西州郡及遼、石州亦有之。苗葉似商陸及大黃,莖葉上有毛。四月開花。八月結實。根皮黃,肉白。二月、八月採,陰乾。以陳而沈水者良。葛洪治心腹相連常脹痛者,用狼毒二兩,附子半兩,擣篩蜜丸如桐子大,一日服一丸,二日二丸,三日三丸,再一丸,至六日又三丸,自一至三常服即差。《千金》療惡疾,以狼毒、秦艽分兩等,擣末,酒服方寸匕,日二,常服之,差。

【聖惠方】:治乾癬,積年生痂,搔之黃水出,每逢陰雨即癢:用狼毒末塗之。

集効方:治藏腑内一切蟲病:川狼毒杵末,每服一大錢,用餳一皂子大,沙糖少許,以水同化,臨臥空腹服之。服時先喫微緊,食藥一服,來日早取下蟲,効。

〔箋釋〕

狼毒,《本草經》謂其有大毒,"殺飛鳥走獸"。狼毒的得名，或據《歲華紀麗》"狼山毒草"條引《山海經》云："狼山多毒草，盛夏鳥過之不能去。"認爲即是狼山之毒草的省稱。但據《續漢書·郡國志》朱提縣條注引《南中志》云："西南二里有堂狼山，多毒草，盛夏之月，飛鳥過之不能得去。"乃知"狼山"云云，並不是《山海經》佚文；而"狼山"的全稱是堂狼山，在今雲南省，皆與狼毒無關。

　　《淳化閣帖》刻有王羲之《狼毒帖》云："須狼毒，市求不可得。足下或有者，分三兩停，須故。示。"帖中"停"指成數，總數分成若干份，每份叫做一停，此言"三兩停"，即三兩份的意思。"故"在此處是陳舊之意，狼毒入藥以陳久者良，故言"須故"。如《名醫別錄》言"陳而沈水者良"，《開寶本草》狼毒條引別本注云："（狼毒）與麻黃、橘皮、吳茱萸、半夏、枳實爲六陳也。"末"示"字以下，當是脫缺未完。狼毒"生秦亭山谷及奉高"，皆在北地，所以陶弘景感歎説"俗用稀，亦難得"，王羲之此帖謂狼毒"市求不可得"，正是寫實。

　　王羲之有腹痛之疾，如《上虞帖》説"吾夜來腹痛，不堪見卿，甚恨"。陶弘景説狼毒"是療腹内要藥爾"，《本草圖經》云："葛洪治心腹相連常脹痛者，用狼毒二兩，附子半兩，擣篩蜜丸如桐子大，一日服一丸，二日二丸，三日三丸，再一丸，至六日又三丸，自一至三常服即差。"此方亦見《肘後備急方》，與王羲之時代相同。王羲之向友人乞狼毒，或許就是用來調配治療腹痛方劑者。關於《狼毒帖》，吳其濬《植物名實圖考》有議論説："狼毒和野葛納耳中治聾，王義之有《求狼毒帖》，豈亦取其能治耳聾如天鼠膏耶?"按，《抱朴子內篇‧雜應》云:"(其既聾者)或以狼毒、冶葛，或以附子、葱涕，合內耳中。"此別是一說，錄此以備參考。

猪音喜。薟音枕。 味苦，寒，有小毒。主熱䘌，煩滿不能食。生擣汁，服三四合，多則令人吐。

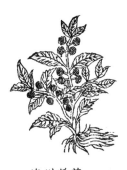

海州豨薟

唐本注云:葉似酸漿而狹長，花黃白色。一名火薟。田野皆識之。今按，別本注云:三月、四月採苗葉，暴乾。唐本先附。

臣禹錫等謹按，蜀本圖經云:高二尺許，子青黃，夏採葉用，所在下濕地有之。

圖經曰:豨薟俗呼火枕草。本經不著所出州郡，今處處有之。春生苗，葉似芥菜而狹長，文麄，莖高二三尺，秋初有花如菊，秋末結實，頗似鶴蝨。夏採葉，暴乾用。近世多有單服者，云甚益元氣。蜀人服之法:五月五日、六月六日、九月九日採其葉，去根、莖、花、實，净洗，暴乾，入甑中，層層灑酒與蜜，蒸之又暴，如此九過則已。氣味極香美，熬擣篩蜜丸，服之。云治肝腎風氣，四肢麻痺，骨間疼，腰膝無力者，亦能行大腸氣。諸州所説，皆云性寒，有小毒，與本經意同。惟文州、高郵軍云性熱，無毒，服之補虛，安五藏，生毛髮，兼主風濕瘡，肌肉頑痺，婦人久冷，尤宜服用之。去麄莖，留枝、葉、花、實，蒸暴。兩説不同，豈單用葉乃寒而有毒，并枝、花、實則熱而無毒乎? 抑繫土地所産而然邪?

【成訥云:《江陵府節度使進豨薟丸方》:臣有弟訢，年三十一中風,床枕五年,百醫不差。有道人鍾針者,因覩此患曰:可餌豨薟丸,必愈。其藥多生沃壤,高三尺許,節葉相對,其葉當夏五月已來收,每去地五寸剪刈,以温水洗泥土,摘其葉及枝頭。凡九蒸九暴,不必大燥,但取蒸爲度。仍熬擣爲末,丸如桐子大,空心温酒或米飲下二三十丸。服至二千丸,所患忽加,不得憂慮,是藥攻之力。服至四千丸,必得復故。五千丸,當復丁壯。臣依法修合與訴服,果如其言。鍾針又言:此藥與本草所述功効相異,蓋出處盛在江東,彼土人呼豬爲豨,呼臭爲薟氣,緣此藥如豬薟氣,故以爲名。但經蒸暴,薟氣自泯。每當服後,須喫飯三五匙壓之。五月五日採者佳。奉宣付醫院詳録。

張詠云:《知益州進豨薟丸表》:臣因换龍興觀,掘得一碑,内説修養氣術,并藥方二件。依方差人訪問採覓,其草頗有異,金稜銀線,素根紫荄,對節而生,蜀號火杴,莖葉頗同蒼耳。誰知至賤之中,乃有殊常之効。臣自喫至百服,眼目輕明,即至千服,髭鬢烏黑,筋力校健,効驗多端。臣本州有都押衙羅守一,曾因中風墜馬,失音不語。臣與十服,其病立痊。又和尚智嚴,年七十,忽患偏風,口眼喎邪,時時吐涎。臣與十服,亦便得差。今合一百劑,差職員史元奏進。

〔箋釋〕

豨薟載《新修本草》,墨蓋子下有成訥《江陵府節度使進豨薟丸方》,本書卷首《證類本草所出經史方書》載"成訥方"即此。按,書志無成訥,唐末五代有成汭,爲荆南節度使,傳記見《舊五代史》和《新唐書》。荆南節度使治江陵府,故引文稱江陵府節度使,應是其人。經史方書目録作"成沘"是。墨蓋子下又引張詠《進猏薟丸表》，本書卷首《證類本草所出經史方書》載"張詠方"即據此而來。按，張詠（946－1015），號乖崖，濮州鄄城人，淳化五年（994）任益州知州。

馬鞭草　主下部蟨瘡。

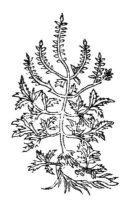

衡州馬鞭草

陶隱居云：村墟陌甚多。莖似細辛，花紫色，葉微似蓬蒿也。唐本注云：苗似狼牙及茺蔚，抽三四穗，紫花，似車前，穗類鞭鞘，故名馬鞭，都不似蓬蒿也。今按，陳藏器本草云：馬鞭草，主癥癖血瘕，久瘧，破血。作煎如糖，酒服。若云似馬鞭鞘，亦未近之，其節生紫花，如馬鞭節。臣禹錫等謹按，蜀本云：味苦，微寒，無毒。又，圖經云：生濕地。花白色，抽三四穗，以七月、八月採苗，日乾。所在皆有之。藥性論云：馬鞭草亦可單用，味苦，有毒。生擣水煎去滓，成煎如飴，空心酒服一匕，主破腹中惡血皆下，殺蟲良。日華子云：味辛，涼，無毒。通月經，治婦人血氣肚脹，月候不勻。似益母草，莖圓，并葉用。

1199

圖經曰：馬鞭草，舊不載所出州土，今衡山、廬山、江淮州郡皆有之。春生苗似狼牙，亦類益母而莖圓，高三二尺，抽三四穗子。七月、八月採苗葉，日乾用。味甘、苦，微寒，有小毒。或云子亦通用，古方多用之。葛氏治卒大腹水病，用馬鞭草、鼠尾草各十斤，水一石，煮取五斗，去滓，再煎令稠厚，以粉和丸，一服二三大豆許,加四五豆,神良。

【聖惠方】:治白癩:用馬鞭草,不限多少,爲末,每服食前,用荆芥、薄荷湯調下一錢匕。　又方:治婦人月水滯澀不快,通結成瘕塊,肋脹大欲死:用馬鞭草根、苗五斤,剉細,水五斗,煎至一斗,去滓,別於淨器中熬成膏,每食前溫酒調下半匙。

外臺秘要:治蠷螋尿:馬鞭草爛搗以封之,乾復更易,差。

千金方:食魚鱠及生肉,住胸膈不化,必成癥瘕:搗馬鞭草汁,飲之一升,生薑水亦得,即消。　又方:治喉痺,躁腫連頰,吐氣數者,名馬喉痺:馬鞭草一握勿見風,截去兩頭,搗取汁服之。

集驗方:治男子陰腫大如升,核痛,人所不能治者:搗馬鞭草塗之。

〔箋釋〕

　　《新修本草》謂馬鞭草"穗類鞭鞘,故名馬鞭",《本草拾遺》則言"若云似馬鞭鞘,亦未近之,其節生紫花,如馬鞭節"。一說似鞭鞘,乃指鞭子末端的軟性細長物,常以皮條或絲爲之;一說爲鞭節,即有節的馬鞭。李賀《夜來樂》詩"劍崖鞭節青石珠,白驄吹湍凝霜鬚",王琦《李長吉詩歌匯解》云:"鞭節,謂馬鞭之起節者,其上皆以青石珠飾之。"兩種本草所言馬鞭草指向的具體植物都是馬鞭草科馬鞭草 *Verbena officinalis*,此無可疑問,就取譬而言,《本草拾遺》的說法較爲準確。

苧根　寒。主小兒赤丹。其漬
苧汁,療渴。

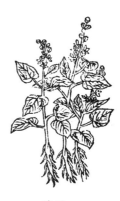

陶隱居云:即今績苧爾。又有山苧亦
相似,可入用也。唐本注云:《別錄》云,
根,安胎,貼熱丹毒腫有効。漚苧汁,主消
渴也。今按,陳藏器本草云:苧,破血,漬
苧,與產婦溫服之。將苧麻與產婦枕之,
止血暈。產後腹痛,以苧安腹上則止。蠶
咬人毒入肉,取苧汁飲之。今以苧近蠶
苧根

種,則蠶不生也。臣禹錫等謹按,蜀本注云:苗高丈已來,南人剝
其皮爲布。二月、八月採。江左山南皆有之。藥性論云:苧麻
根,使,味甘,平。主懷姙安胎。日華子云:味甘,滑冷,無毒。治
心膈熱,漏胎下血,產前後心煩悶,天行熱疾,大渴大狂,服金石
藥人心熱,罯毒箭,蛇蟲咬。

圖經曰:苧根,舊不載所出州土,今閩、蜀、江、浙多有之。
其皮可以績布。苗高七八尺,葉如楮葉,面青背白,有短毛,夏秋
間著細穗青花,其根黃白而輕虛,二月、八月採。又有一種山苧
亦相似。謹按,陸機《草木疏》云:"苧一科數十莖,宿根在地中,
至春自生,不須栽種。荊、揚間歲三刈。官令諸園種之,歲再刈,
便剝取其皮,以竹刮其表,厚處自脫,得裏如筋者煮之,用緝。"
今江浙、閩中尚復如此。孕婦胎損方所須。又主白丹,濃煮水浴
之,日三四,差。韋宙療癰疽發背,初覺未成膿者:以苧根、葉熟
擣傅上,日夜數易之,腫消則差矣。

【聖惠方:治姙娠胎動欲墮,腹痛不可忍者:用苧根二兩

1201

剉,銀五兩、酒一盞、水一大盞同煎,去滓,不計時候分溫作二服。

外臺秘要:《備急》治白丹:苧根三斤,小豆四升,以水二三斗,煮以浴三四遍,浸洗妙。

肘後方:丹者,惡毒之瘡,五色無常:苧根三升,水三斗煮浴,每日塗之。 **又方**:胎動不安:取苧根如足大指者一尺,咬咀,以水五升,煮取三升,去滓服。

斗門方:治五種淋:用苧麻根兩莖打碎,以水一椀半,煎取半椀,頻服即通,大妙。

梅師方:治諸癰疽發背,或發乳房,初起微赤,不急治之即死,速消方:擣苧根傅之,數易。 **又方**:治姙娠忽下黃汁如膠,或如小豆汁:苧根切二升,去黑皮,以銀一斤、水九升煎取四升,每服入酒半升或一升煎藥,取一升,分作二服。

衍義曰:苧根如蕁麻,花如白楊而長,成穗生,每一朵凡數十穗,青白色。

〔箋釋〕

《説文》云:"紵,檾屬。細者爲絟,粗者爲紵。"《詩經·東門之池》"東門之池,可以漚紵",陸璣疏云:"紵亦麻也,科生,數十莖,宿根在地中,至春自生,不歲種也。荆、揚之間,一歲三收。今官園種之,歲再刈,刈便生。剝之,以鐵若竹刮其表,厚皮自脱,但得其裏韌如筋者煮之,用緝,謂之徽紵。今南越紵布皆用此麻。"按,"紵"乃强調其紡織功用,故從"系";後從"草"作"苧",則突出其植物學特性。《詩經》“可以漚紵”，陸德明《釋文》即説：“字又作‘苧’。”

　　徐光啓認爲“紵”與“苧”不是一物，《農政全書》卷三十六有論云：“《詩》言‘漚紵’，傳稱‘紵衣’，中土之有紵舊矣。而賈思勰不言種苧之法，崔寔始言苧麻，緐是推之，五代以前所謂紵、所謂枲者，殆皆苴麻之屬，而今所謂苧者，特南方有之。陸璣始著其名，唐甄權乃以入藥方。至宋掌禹錫云‘南方績以爲布’，顯是北方所無。而釋《詩》者尚未知陸所謂苧非《詩》所謂紵也。”按，此説甚偏，《植物名實圖考》即不以爲然，卷十四云：“《農政全書》謂紵從絲，非苧，北地寒，不宜。考《救荒本草》，苧根味甘，煮食甜美。許州田園亦有種者。蓋自淮而北，近時皆致力於棉花，禦寒時久，而禦暑時暫。絺綌之用，唯城市爲殷，故種蒔者少耳。”紵即苧，爲蕁麻科植物苧麻 *Boehmeria nivea*，其莖皮可以採製爲麻，麻之精者績成夏布，麻之粗者綯爲繩索，故苧麻有中國絲草（Chinese silk plant）之稱。

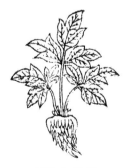

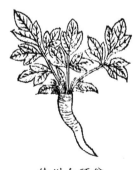

商州白頭翁　　　　徐州白頭翁

白頭翁　味苦，溫，無毒，有毒。主溫瘧狂易音羊。寒熱，癥瘕積聚，癭氣，逐血止痛，療金瘡，鼻衄。一名野丈人，一名胡王使者，一名奈何草。生高①山山谷及田野。四月採。

陶隱居云：處處有。近根處有白茸，狀似人白頭，故以爲名。方用亦療毒痢。唐本注云：其葉似芍藥而大，抽一莖，莖頭一花，紫色，似木菫花，實大者如雞子，白毛寸餘，皆披下以纛頭，正似白頭老翁，故名焉。今言近根有白茸，陶似不識。太常所貯蔓生者，乃是女萎。其白頭翁根甚療毒痢，似續斷而扁。今按，別本注云：今處處有。其苗有風則靜，無風而搖。與赤箭、獨活同也。又，今②驗此草叢生，狀如白薇，而柔細稍長。葉生莖頭如杏葉，上有細白毛，近根者有白茸。舊經陶注則未述其莖葉，唐注又云“葉似芍藥，實大如雞子，白毛寸餘”，此皆誤矣。臣禹錫等謹按，蜀本圖經云：有細毛，不滑澤，花蘂黃。今所在有之。二月採花，四月採實，八月採根，皆日乾。藥性論云：白頭翁，使，味甘、苦，有小毒。止腹痛及赤毒痢，治齒痛，主項下瘤癧。又云：胡王使者，味苦，有毒。主百骨節痛，豚實爲使。日華子云：得酒良。治一切風氣，及暖腰膝，明目，消贅子。功用同上，莖、葉同用。

圖經曰：白頭翁生嵩山山谷，今近京州郡皆有之。正月生苗作叢，狀如白薇而柔細稍長，葉生莖端，上有細白毛，而不滑澤。近根有白茸，正似白頭老翁，故名焉。根紫色，深如蔓菁。

① 高：據後文《本草圖經》云“生嵩山山谷”，似當以作“嵩”爲正；《太平御覽》卷九百九十引《本草經》亦作“生嵩山”。
② 今：底本作黑底白字，據體例改。

二月、三月開紫花，黃蘂。五月、六月結實。其苗有風則靜，無風而搖，與赤箭、獨活同。七月、八月採根，陰乾用。今俗醫用合補下藥，服之大驗，亦衝人。

【外臺秘要】：治陰㿗：白頭翁根，生者不限多少，擣之，隨偏腫處以傅之，一宿當作瘡，二十日愈。

肘後方：小兒禿：取白頭翁根擣傅，一宿或作瘡，二十日愈。

衍義曰：白頭翁生河南洛陽界及新安土山中。性溫。止腹痛，暖腰膝，唐本注及《藥性論》甚詳。陶隱居失於不審，宜其排叱也。新安縣界兼山野中，屢嘗見之，正如唐本注所說。至今本處山中人賣白頭翁丸，言服之壽考，又失古人命名之意。

〔箋釋〕

　　白頭翁因形態特徵得名，別名野丈人、胡王使者、奈何草，如《本草綱目》釋名項說"丈人、胡使、奈何，皆狀老翁之意"。《本草圖經》所繪商州白頭翁與徐州白頭翁，圖形類似，所表現的皆是毛茛科植物白頭翁 *Pulsatilla chinensis*。因爲"白頭翁"的名字也可以作延年益壽等方面的推衍，所以《本草衍義》說"山中人賣白頭翁丸，言服之壽考，又失古人命名之意"。而事實上，白頭翁含白頭翁素、原白頭翁素等，對皮膚黏膜有很強的刺激性，絕對談不上"補益"功效。

　　白頭翁早期品種複雜，據墨蓋子下引《外臺秘要》說用白頭翁根搗爛治陰㿗，"一宿當作瘡"。這應該是毛茛科白頭翁 *Pulsatilla chinensis* 所含白頭翁素的致炎作用，由此可以爲推定品種提供旁證。

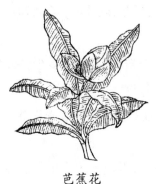

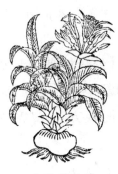

芭蕉花　　　　　　　南恩州甘蕉

甘蕉根　大寒。主癰腫結熱。

 陶隱居云:本出廣州,今都下、東間並有。根葉無異,惟子不
堪食爾。根搗傅熱腫甚良。又有五葉莓,生人籬援間,作藤,俗
人呼爲籠草,取其根搗傅癰瘡亦効。唐本注云:五葉即烏蘞草
也。其甘蕉根味甘寒,無毒,搗汁服,主産後血脹悶。傅腫,去熱
毒亦効。嶺南者子大,味甘冷,不益人。北間但有花汁無實。今
注:此藥本出廣州。然有數種,其子性冷,不益人,故不備載。按
此花葉與芭蕉相似而極大,子形圓長及生青熟黃,南人皆食之,
而多動氣疾。其根搗傅熱腫尤良。臣禹錫等謹按,蜀本圖經云:
俗爲芭蕉,多生江南,葉長丈許,闊二尺餘,莖虛軟,根可生用,不
入方藥。藥性論云:甘蕉,君。搗傅一切癰腫上,乾即更上,無不
差者。日華子云:生芭蕉根,治天行熱狂,煩悶消渴,患癰毒并金
石發熱悶口乾人,並絞汁服;及梳頭長益髮;腫毒,遊風、風瘮、頭
痛,并研罯傅。又云:芭蕉油,冷,無毒。治頭風熱并女人髮落,
止煩渴及湯火瘡。

圖經曰：甘蕉根，舊不著所出州郡，陶隱居云“本出廣州，江東並有。根葉無異，惟子不堪食”，今出二廣、閩中、川蜀者有花，閩、廣者實極美，可噉。他處雖多，而作花者亦少，近歲都下往往種之甚盛，皆芭蕉也。蕉類亦多，此云甘蕉，乃是有子者，葉大抵與芭蕉相類，但其卷心中抽蘚作花，初生大萼，如倒垂菡萏，有十數層，層皆作瓣，漸大則花出瓣中，極繁盛。紅者如火炬，謂之紅蕉；白者如蠟色，謂之水蕉。其花大類象牙，故謂之牙蕉。其實亦有青、黄之别，品類亦多，食之大甘美。亦可暴乾寄遠，北土得之，以爲珍果。閩人灰理其皮，令錫滑，績以爲布，如古之錫衰焉。其根極冷，擣汁以傅腫毒，蓐婦血妨，亦可飲之。又芭蕉根，性亦相類，俚醫以治時疾，狂熱及消渴，金石發動躁熱，並可飲其汁。又芭蕉油治暗風，癇病涎作，暈悶欲倒者，飲之得吐便差，極有奇効。取之，用竹筒插皮中，如取漆法。

【**食療：**主黄疸。子，生食大寒。止渴潤肺，發冷病。蒸熟暴之，令口開。春取人食之，性寒，通血脉，填骨髓。

百一方：發背欲死：芭蕉擣根塗上。

子母秘録：治小兒赤遊，行於上下，至心即死：搗芭蕉根汁煎，塗之。

衍義曰：芭蕉三年已上，即有花自心中出，一莖止一花，全如蓮花。葉亦相似，但其色微黄緑，從下脱葉。花心但向上生，常如蓮樣，然未嘗見其花心，剖而視之亦無蘂，悉是葉，但花頭常下垂。每一朵，自中夏開，直到中秋後方盡。凡三葉開則三葉脱落。北地惜其種，人故少用。縷其苗爲布。取汁，婦人塗髮令黑。餘説如經。

甘蔗是熱帶植物,通常是指芭蕉科植物香蕉 *Musa nana*,有時也包括同屬芭蕉 *Musa basjoo*。中國出產以芭蕉爲常見,本書多數論述似指芭蕉而言。《藝文類聚》卷八十七引《南州異物志》云:“甘蔗,草類,望之如樹,株大者一圍餘。葉長一丈,或七八尺餘,廣尺許。華大如酒杯,形色如芙蓉,著莖末。百餘子,大名爲房。根似芋魁,大者如車轂。實隨華長,每年一闔,各有六子,先後相次。子不俱生,華不俱落。此蕉有三種:一種子大如手拇指,長而銳,有似羊角,名羊角蕉,味最甘好。一種子大如雞卵,有似羊乳,名牛乳蕉,微減羊角。一種大如藕,長六七寸,形正方,少甘,最不好也。取其闔,以灰練之,績以爲采。”

證類本草箋釋

蘆根　味甘,寒。主消渴,客熱,止小便利。

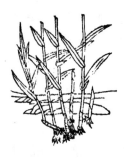

蘆根

1208

陶隱居云:當掘取甘辛者,其露出及浮水中者,並不堪用也。唐本注云:此草根,療嘔逆不下食,胃中熱,傷寒患者彌良。其花名蓬蕽,音農。水煮汁服,主霍亂大善,用有驗也。臣禹錫等謹按,藥性論云:蘆根,使,無毒。能解大熱,開胃,治噎噦不止。日華子云:治寒熱,時疾,煩悶,姙孕人心熱,并瀉痢人渴。

圖經曰:蘆根,舊不載所出州土,今在處有之。生下濕陂澤中,其狀都似竹,而葉抱莖生,無枝。花白作穗若茅花,根亦若竹根而節疎。二月、八月採，日乾。用之當極取水底甘辛者，其露出及浮水中者，並不堪用。謹按，《爾雅》謂"蘆根爲葭華"，郭璞云"蘆，葦也"，葦即蘆之成者。謂蒹爲薕，_{與廉同}。"薕似萑_{音桓}而細長，高數尺，江東人呼爲薕蘆_{與荻同}者"。謂菼_{他敢切}。爲薍_{五患切}。"薍似葦而小，中實，江東呼爲烏蘆_{音丘}者"，或謂之荻。荻至秋堅成，即謂之萑。其華皆名苕，_{徒彫切}。其萌笋皆名蘿。_{音緣}。若然，所謂蘆葦，通一物也；所謂薕，今作蒹者是也；所謂菼，人以當薪爨者是也。今人罕能別蒹菼與蘆葦。又北人以葦與蘆爲二物，水傍下濕所生者皆名葦；其細不及指，人家池圃所植者爲蘆。其薜差大，深碧色者，謂之碧蘆，亦難得。然則本草所用蘆，今北地謂葦者，皆可通用也。古方多單用。葛洪療嘔噦：切根水煮，頓服一升。《必効方》以童子小便煮服，不過三升，差。其蓬茸，主卒得霍亂，氣息危急者：取一把煮濃汁，頓服二升，差。兼主魚蟹中毒，服之尤佳。其笋，味小苦，堪食。法如竹笋，但極冷耳。

【唐本_餘：生下濕地。莖葉似竹，花若荻花。二月、八月採根，日乾用之。

雷公云：凡使，須要逆水蘆。其根逆水生并黃泡肥厚者，味甘，採得後去節鬚并上赤黃了，細剉用。

聖惠方：治食馬肉中毒，瘻痛：蘆根五兩切，以水八升，煮取二升，分爲三服。

千金方：治乾嘔噦，若手足厥冷：蘆根三斤濃煮汁，飲之。

肘後方：食鱸魚肝、鯸鮧魚中毒：剉蘆根，煮汁一二升，飲之。

梅師方：食狗肉不消，心下堅，或膨脹口乾，忽發熱妄語：

煮蘆根飲之。

金匱玉函方：治五噎心膈氣滯煩悶，吐逆不下食：蘆根五兩剉，以水三大盞，煮取二盞，去滓，不計時温服。

〔箋釋〕

　　蘆與葦是一物，《爾雅·釋草》"葭，蘆"，郭注"葦也"。《本草綱目》釋名項説："葦之初生曰葭，未秀曰蘆，長成曰葦。葦者，偉大也；蘆者，色盧黑也；葭者，嘉美也。"蘆與荻則是兩種植物，《藝文類聚》卷八十二引《晉中興書》有蘆化爲荻的傳説："童謡云：官家養蘆化成荻，蘆生不止自成積。是時盧循竊據廣州，國未能討，因而用之，是官養之蘆也。荻猶敵也。"據《本草圖經》綜述郭璞的意見説："蒹似葦而小，中實，江東呼爲烏萑者，或謂之荻。"《植物名實圖考》總結爲"强脆而心實者爲荻，柔纖而中虛者爲葦"，葦爲禾本科植物蘆葦 *Phragmites communis*，荻爲同科荻 *Triarrhena sacchariflora*。

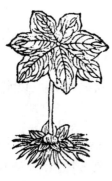

舒州鬼臼

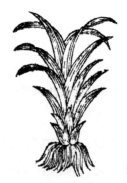

齊州鬼臼

鬼臼 味辛,溫、微溫,有毒。主殺蠱毒,鬼疰精物,辟惡氣不祥,逐邪,解百毒,療欬嗽喉結,風邪煩惑,失魄妄見,去目中膚翳,殺大毒。不入湯。一名爵犀,一名馬目毒公,一名九臼,一名天臼,一名解毒。生九真山谷及冤句。二月、八月採根。畏垣衣。

陶隱居曰:鬼臼如射干,白而味甘,溫,有毒。主風邪,鬼疰,蠱毒。九臼相連,有毛者良。一名九臼,生山谷。八月採,陰乾。又似鉤吻。今馬目毒公如黃精,根臼處似馬眼而柔潤。鬼臼似射干、朮輩,有兩種:出錢塘、近道者味甘,上有叢毛,最勝;出會稽、吳興者乃大,味苦,無叢毛,不如。略乃相似而乖異毒公。今方家多用鬼臼,少用毒公,不知此郁復頓爾乖越也。唐本注云:此藥生深山巖石之陰。葉如蓖麻、重樓輩。生一莖,莖端一葉,亦有兩歧者。年長一莖,莖枯爲一臼。假令生來二十年,則有二十臼,豈惟九臼耶? 根肉皮鬚並似射干,今俗用皆是射干。及江南別送一物,非真者。今荊州當陽縣、硤州遠安縣、襄州荊山縣山中並有之,極難得也。臣禹錫等謹按,蜀本圖經云:花生莖間,赤色。今出硤州、襄州深山。二月、八月採根,日乾用之。藥性論云:鬼臼,使,味苦。能主尸疰,殗殜勞疾,傳尸瘦疾,主辟邪氣,逐鬼。

圖經曰:鬼臼生九真山谷及冤句,今江寧府,滁、舒、商、齊、杭、襄、峽州,荊門軍亦有之。多生深山巖石之陰。葉似蓖麻、重樓輩。初生一莖,莖端一葉,亦有兩歧者。年長一莖,莖枯爲一臼,二十年則二十臼也。花生莖間,赤色,三月開,後結實。根肉皮鬚並似射干,俗用皆是射干,當細別之。七月、八月採根,暴乾用。古方治五尸,鬼疰,百毒,惡氣方用之。一說鬼臼生深山陰地,葉六出或五出,如鴈掌。莖端一葉如繖,蓋旦時東向,及暮則西傾,蓋隨日出没也。花紅紫如荔枝,正在葉下,常爲葉所蔽,未常見日。一年生一葉,既枯則爲一臼,及八九年則八九臼矣。然一年一臼生而一臼腐,蓋陳新相易也,故俗又名曰害母草。如芋魁、烏頭輩亦然,新苗生則舊苗死,前年之魁腐矣。而本草注謂全似射干,今射干體狀雖相似,然臼形淺薄,大異鬼臼,鬼臼如八九天南星側比相疊,而色理正如射干。要者,當使人求苗採之,市中不復有也。

[箋釋]

　　鬼臼乃是植物根狀莖,每年生一節,凹陷呈臼狀,數枚相連,因此得名。至於別名"馬目毒公",陶弘景説:"馬目毒公如黄精,根臼處似馬眼而柔潤。"《本草綱目》釋名項也説:"此物有毒,而臼如馬眼,故名馬目毒公。"能形成如此凹臼的植物甚多,遂有同名異物現象。如《本草圖經》所繪舒州鬼臼,當是小檗科植物八角蓮 Dysosma versipellis 或六角蓮 Dysosma pleiantha 之類,而齊州鬼臼則似爲鳶尾科射干屬 Belamcanda 或鳶尾屬 Iris 植物。

　　因爲鬼臼名字中有"鬼"字,道書用來殺鬼。如六朝道經《洞神八帝元變經・餌藥通神篇》用到六種藥名帶"鬼"字的藥物,其中有鬼臼,注云:"鬼扇根是此藥,世間常用,易識,故不復委細注之。"鬼扇項下又説:"又名方扇,是苗處山澤中,偏饒此藥,故不復言。"雖未明言,也可以推想,其地上部分一定如《本草圖經》所繪舒州鬼臼一樣,莖生葉盾狀著生,才會有"鬼扇"這樣的名字。由此也確定其原植

物爲八角蓮 *Dysosma versipellis* 之類。

　　鬼臼又稱唐婆鏡，黃庭堅《瓊芝軒》詩云："卓仙在時養瓊芝，深根固蒂活人命。憧憧來問此何草，但告渠是唐婆鏡。"自注説："子瞻詩所記胡道士玉芝一名瓊田草者，俗號其葉爲唐婆鏡。葉底開花，故號羞天花。以予考之，其實本草之鬼臼也。歲生一白，如黃精而堅瘦，滿十二歲可爲藥。就土中生根取一白，勿令大本知也。煮麪如餛飩皮，裹一白吞之，數日不饑。啖三白，可辟穀也。黃龍山老僧多采而斷食，令人體臞而神王。今方家所用鬼臼，乃鬼燈檠耳。"所描述者也是八角蓮。

角蒿　味辛、苦，平，有小毒。主甘濕騷，諸惡瘡有蟲者。

唐本注云：葉似白蒿，花如瞿麥，紅赤可愛，子似王不留行，黑色作角。七月、八月採。唐本先附。**臣禹錫等謹按，蜀本**圖經云：葉似蛇床、青蒿等，子角似蔓菁，實黑細，秋熟，所在皆有之。**陳藏器**云：蒫蒿，味辛，温，無毒。主破血下氣，煑食之似小薊。生高崗。宿根先於白草。一名莪蒿。《爾雅》云：莪，蘿。注：蒫蒿也。釋曰：《詩‧小雅》云"菁菁者莪"，陸機云"莪蒿也，一名蘿蒿。生澤田漸洳處。葉似邪蒿而細，科生。三月中，莖可食，又可蒸，香美，味頗似蔞蒿"是也。

　　【**雷公云**：凡使，勿用紅蒿并邪蒿，二味真似角蒿，只是上香角短。採得並於槐砧上細剉用之。

　　外臺秘要：凡齒斷宣露多是疳：角蒿取灰，夜塗斷上。使慎油膩、沙糖、乾棗,切忌之。

千金方:治口中瘡久不差,入胸中並生瘡:角蒿灰塗之一宿,動。口中若有汁,吐之。

宮氣方:治小兒口瘡:角蒿灰貼瘡,妙。

衍義曰:角蒿莖葉如青蒿,開淡紅紫花,花大約徑三四分。花罷,結角子,長二寸許,微彎。苗與角治口齒絕勝。

〔箋釋〕

　　角蒿載於《新修本草》,按照蘇敬説角蒿“花如瞿麥”,而今天指認的紫葳科植物角蒿 *Incarvillea sinensis* 花冠爲鐘狀漏斗形,應該不是一物。檢《救荒本草》猪牙菜條云:“本草名角蒿,一名莪蒿,一名蘿蒿,又名䕷蒿。舊云生高崗,及澤田漥泑處多有。今在處有之,生田野中。苗高一二尺,莖葉如青蒿,葉似邪蒿葉而細,又似蛇床子葉頗壯,稍間開花,紅赤色,鮮明可愛,花罷結角子,似蔓菁角,長二寸許,微彎,中有子黑色,似王不留行子。”結合所繪圖例,則是紫葳科的角蒿。由此上窺《本草衍義》的描述,所指向者也可以確認爲角蒿 *Incarvillea sinensis*。

　　至於《救荒本草》條提到這種猪牙菜“一名莪蒿,一名蘿蒿,又名䕷蒿”,其實有所誤會。本條《嘉祐本草》引陳藏器䕷蒿云云,目錄角蒿後小字“䕷蒿續注”,所謂“續注”,據《嘉祐本草》補注總叙解釋:“凡藥有功用,本經未見,而舊注已曾引據,今之所增,但涉相類,更不立條,並附本注之末,曰續注,如地衣附於垣衣、燕覆附於通草、馬藻附於海藻之類是也。”由此可見,䕷蒿(莪蒿、蘿蒿)並不是角蒿的別名。《本草綱目》蘪蒿條集解項李時珍説:"蘪蒿生高崗,似小薊,宿根先於百草。《爾雅》云'莪,蘿'是也。《詩·小雅》云'菁菁者莪',陸璣注云:即莪蒿也。生澤國漸洳處,葉似斜蒿而細科,二月生。莖葉可食,又可蒸,香美頗似蔞蒿,但味帶麻,不似蔞蒿甘香。"其原植物爲十字花科播娘蒿 *Descurainia sophia*。

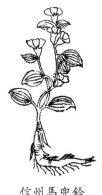

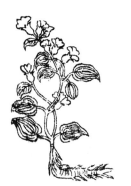

信州馬兜鈴　　滁州馬兜鈴

馬兜鈴　味苦,寒,無毒。主肺熱欬嗽,痰結喘促,血痔瘻瘡。生關中,藤繞樹而生。子狀如鈴,作四五瓣。今附。

臣禹錫等謹按,藥性論云:馬兜鈴,平。能主肺氣上急,坐息不得,主欬逆連連不可。日華子云:治痔瘻瘡,以藥於缾中燒熏病處,入藥炙用,是土青木香,獨行根子。越州七八月採。

圖經曰:馬兜鈴生關中,今河東、河北、江淮、夔、浙州郡亦有之。春生苗如藤蔓,葉如山芋葉,六月開黃紫花,頗類枸杞花,七月結實棗許大,如鈴,作四五瓣。其根名雲南根,似木香,小指大,赤黃色。亦名土青木香。七月、八月採實,暴乾。主肺病。三月採根,治氣下膈,止刺痛。

【雷公云】:凡使,採得後去葉并蔓了,用生綃袋盛,於東屋角畔懸,令乾了。劈作片,取向裏子,去隔膜,並令净用子。勿令去革膜不盡,用之并皮。

聖惠方:治五種蠱毒:用兜鈴根三兩爲末,分爲三貼,以水一盞,煎五分,去滓,頻服,當吐蠱出,未快再服,以快爲度。

又方:草蠱術,在西涼更西①及嶺南人或行此毒,入人咽刺痛欲死者:用兜鈴苗一兩,爲末,以温水調下一錢匕,即消化,蠱出,効。

外臺秘要:崔氏蛇蠱,食飲中得之,咽中如有物,嚥不下,吐不出,悶心熱:服兜鈴即吐出。又服麝香一錢匕,即吐蠱毒。

簡要濟衆:治肺氣喘嗽:兜鈴二兩,只用裏面子,去却殼,酥半兩,入椀内拌和匀,慢火炒乾,甘草一兩炙,二味爲末,每服一錢,水一盞,煎六分,温呷或以藥末含嚥津,亦得。

衍義曰:馬兜鈴蔓生,附木而上。葉脱時,鈴尚垂之,其狀如馬項鈴,故得名。然熟時則自折坼,間有子全者。採得時須八九月間。治肺氣喘急。

1216 〔**箋釋**〕

馬兜鈴之得名,有三種説法,通常的意見如《本草衍義》云:"葉脱時,鈴尚垂之,其狀如馬項鈴,故得名。"《説文繫傳》説法不同,"笯"字條説:"飲馬器也,從竹、兜聲。

---

① 在西凉更西:底本作"正因方",據劉甲本改。

臣鍇曰:藥有馬兜苓,此也。"第三説據《史記·魏公子列
傳》"公子與魏王博,而北境傳舉烽",裴駰《集解》引漢文
穎曰:"作高木櫓,櫓上作桔槔,桔槔頭兜零,以薪置其中,
謂之烽。"《後漢書·光武帝紀下》"修烽燧",李賢注引《廣
雅》云:"兜零,籠也。"認爲"兜鈴"是籠子,"馬"則是大的
意思。以上諸説,很難判斷孰是孰非,但無論如何與論者
都同意"馬兜鈴"是描述此植物果實的樣子,所指向的物種
就是馬兜鈴科植物馬兜鈴 *Aristolochia debilis* 及同屬近緣物
種,基本没有混淆。

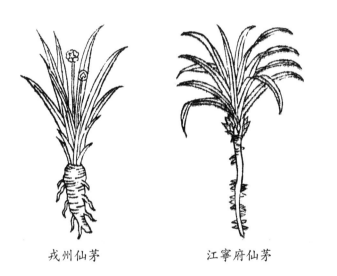

戎州仙茅　　　　江寧府仙茅

仙茅　味辛,温,有毒。主心腹冷氣不能食,腰脚風
冷攣痹不能行,丈夫虚勞,老人失溺,無子,益陽道。久
服通神强記,助筋骨,益肌膚,長精神,明目。一名獨茅
根,一名茅瓜子,一名婆羅門參。《仙茅傳》云"十斤乳

石,不及一斤仙茅",表其功力爾。生西域,又大庾嶺。亦云忌鐵及牛乳。二月、八月採根。今附。

臣禹錫等謹按,日華子云:治一切風氣,延年益壽,補五勞七傷,開胃下氣,益房事。彭祖單服法:以米泔浸去赤汁,出毒後,無妨損。

圖經曰:仙茅生西域及大庾嶺,今蜀川、江湖、兩浙諸州亦有之。葉青如茅而軟,復稍闊,面有縱理,又似棕櫚。至冬盡枯,春初乃生。三月有花如梔子黃,不結實。其根獨莖而直,傍有短細根相附,肉黃白,外皮稍麁,褐色。二月、八月採根,暴乾用。衡山出者花碧,五月結黑子。謹按,《續傳信方》敘仙茅云:主五勞七傷,明目,益筋力,宣而復補,本西域道人所傳。開元元年,婆羅門僧進此藥,明皇服之有效。當時禁方不傳,天寶之亂,方書流散,上都不空三藏始得此方,傳與李勉司徒、路嗣恭尚書、齊杭給事、張建封僕射服之,皆得力。路公久服金石無效,及得此藥,其益百倍。齊給事守縉雲,日少氣力,風癣繼作,服之遂愈。八九月時採得,竹刀子刮去黑皮,切如豆粒,米泔浸兩宿,陰乾擣篩,熟蜜丸如梧子,每旦空肚酒飲任使下二十丸。禁食牛乳及黑牛肉,大減藥力也。《續傳信方》僞唐筠州刺史王顔所著,皆因國書編錄,其方當時盛行。故今江南但呼此藥爲婆羅門參。

【海藥云:生西域。麁細有筋,或如筆管,有節文理,其黃色多涎。梵云呼爲阿輪乾陁。味甘,微溫,有小毒。主風,補暖腰脚,清安五藏,强筋骨,消食。久服輕身,益顔色。自武城來,蜀中諸州皆有。葉似茅,故名曰仙茅。味辛,平。宣而復補,無大毒,有小熱,有小毒。主丈夫七傷,明耳目,益筋力,填骨髓,益陽不倦。用時竹刀切，糯米泔浸。

雷公云：凡採得後，用清水洗令净，刮上皮，於槐砧上用銅刀切豆許大，却用生稀布袋盛，於烏豆水中浸一宿，取出，用酒濕拌了，蒸，從巳至亥，取出暴乾。勿犯鐵，斑人鬚鬢。

〔箋釋〕

　　仙茅的傳入歷史和流傳經過，《本草圖經》記叙甚詳，内容基本可信。《開寶本草》引《仙茅傳》"十斤乳石，不及一斤仙茅"，蘇軾詩《謝王澤州寄長松兼簡張天覺》有句"無復青黏和漆葉，枉將鍾乳敵仙茅"，即用其意。

　　關於婆羅門參，陳明老師有專門研究，見《漢譯佛經中的天竺藥名劄記（一）》（《中醫藥文化》，2018 年 1 期），兹轉録其説。不空三藏譯《文殊師利菩薩根本大教王經金翅鳥王品》云："若有憍寵傲慢有勢及宰臣，以馬香草護摩，即得敬伏。"馬香草後有注釋："此云婆羅門參。"義净三藏譯《曼殊室利菩薩咒藏中一字咒王經》中有求子方術云："若是石女無産生法，欲求男女者，應取阿説健陀根，以酥熟煎，搗之令碎，和黄牛乳咒二十五遍，待彼女人身净之時令飲其藥，妻莫犯他男，夫莫犯他女，未久之間即便有娠。"這裏提到的"阿説健陀"，意譯即是馬香草，原植物是茄科南非醉茄 *Withania somnifera*，被認爲因有强壯作用而有"印度人參"之稱。

　　中土並没有真正的婆羅門參（南非醉茄），於是用本土植物做替代，這就是仙茅科的仙茅 *Curculigo orchioides*。《海藥本草》説"自武城來，蜀中諸州皆有"，其中"武城"應是"武成"的訛寫,這是前蜀王建的年號(908-910),是自武成以來的意思。川產仙茅直到明代仍爲道地,《本草綱目》專門引《明會典》"成都歲貢仙茅二十一斤"。宋代廣東亦是仙茅重要產地,《雞肋編》卷下説:"仙茅一名婆羅門參,出南雄州大庾嶺上,以路北雲封寺後者爲佳。切以竹刀,洗暴通白。其寺南及他處者,即心有黑暈,以此爲別。"據《本草圖經》,兩浙諸州亦有之,《剡録》卷十引齊唐詠仙茅詩云:"仙方上品誇靈種,忽怪靈芝拆紫苞。玉澤返嬰看驗術,少微山是小三茅。"

羊桃 味苦,寒,有毒。**主燁熱,身暴赤色,風水積聚,惡瘍,除小兒熱,**去五藏五水大腹,利小便,益氣。可作浴湯。**一名鬼桃,一名羊腸,**一名萇楚,一名御弋,一名銚音姚。弋。生山林川谷及生田野。二月採,陰乾。

陶隱居云:山野多有。甚似家桃,又非山桃,子小細,苦不堪噉,花甚赤,《詩》云"隰有萇楚"者即此也。方藥亦不復用。**唐本注**云:此物多生溝渠隍塹之間。人取煮以洗風癢及諸瘡腫,極効。劍南人名細子根也。**臣禹錫等謹按,蜀本**圖經云:生平澤中。葉、花似桃,子細如棗核,苗長弱即蔓生,不能爲樹。今處處有,多生溪澗。今人呼爲細子根,似牡丹。療腫。**爾雅**云:萇楚,銚弋。郭云:今羊桃也。釋云:葉似桃,花白,子如小麥,亦似桃。陸機云:葉長而狹,華紫赤色,其枝莖弱,過一尺,引蔓于草上。今人以爲汲灌,重而善没,不如楊柳也。近下根,刀切其皮,著熱灰中脱之,可韜筆管也。

【陳藏器云：味甘，無毒。主風熱羸老，浸酒服之。生蜀川川谷中。草高一尺，葉長小，亦云羊桃根也。

肘後方：治傷寒毒攻手足痛：煮羊桃汁漬之，雜鹽、豉尤好。

〔箋釋〕

《詩經》"隰有萇楚，猗儺其實"，陸璣疏："今羊桃是也。"《爾雅·釋草》"長楚，銚芅"，郭璞注："今羊桃也，或曰鬼桃。葉似桃，華白，子如小麥，亦似桃。"郝懿行《爾雅義疏》謂羊桃即是夾竹桃。按，夾竹桃是夾竹桃科植物夾竹桃 *Nerium indicum*，原産印度、伊朗，宋代或者稍早傳入中土，當然不會是《詩經》裏面提到的物種。今人將此羊桃釋爲獼猴桃科植物獼猴桃 *Actinidia chinensis*，乃是緣於《本草綱目》集解項李時珍的意見："羊桃莖大如指，似樹而弱如蔓，春長嫩條柔軟。葉大如掌，上綠下白，有毛，狀似苧麻而圓。其條浸水有涎滑。"但很少注意到，在李時珍以前，陸璣、郭璞以及本草諸家都説羊桃葉長且狹小如桃葉，而獼猴桃的葉子倒闊卵形至倒卵形或闊卵形至近圓形，與桃葉全不相似。且按照陶弘景的意見，羊桃"苦不堪啖"，而獼猴桃富含維生素 C，酸而不苦；又説果實"甚似家桃"，獼猴桃爲漿果，桃爲核果；又説"花甚赤"，獼猴桃花乳黄色。《詩經》萇楚的名實可置而不論，至少陶弘景所説的羊桃，肯定不是獼猴桃。另有楊桃，或寫作"羊桃""陽桃"，一名五斂子，爲酢漿草科植物陽桃 *Averrhoa carambola*，爲小喬木，與本條羊桃爲柔弱藤本也完全不同。

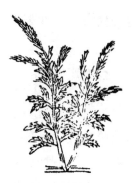
黔州鼠尾草

鼠尾草　味苦,微寒,無毒。主鼠瘻寒熱,下痢膿血不止。白花者主白下,赤花者主赤下。一名葝,音劤。一名陵翹。生平澤中。四月採葉,七月採花,陰乾。

陶隱居云:田野甚多,人採作滋染皂。又用療下瘻,當濃煮取汁,令可丸服之,今人亦用作飲。臣禹錫等謹按,蜀本圖經云:所在下濕地有之。葉如蒿,莖端夏生四五穗,穗若車前,有赤、白二種花。七月採苗,日乾用之。爾雅云:葝,鼠尾。釋曰:可以染皂草也。一名鼠尾。陳藏器云:鼠尾草,平。主諸痢。煮汁服,亦末服,紫花,莖葉堪染皂。一名烏草,又名水青也。

圖經曰:鼠尾草,舊不載所出州土,云生平澤中,今所在有之,惟黔中人採爲藥。苗如蒿,夏生,莖端作四五穗,穗若車前,花有赤、白二色。《爾雅》謂“葝,鼠尾”,云“可以染皂草也”。四月採葉,七月採花,陰乾。古治痢多用之。姚氏云:濃煮汁如薄飴,飲五合,日三,赤下用赤花,白下用白花,差。

【聖惠方:治久赤白痢不差,羸瘦:用鼠尾草擣爲末,每服一錢,不計時候,以粥飲調下。

〔箋釋〕

　　《爾雅·釋草》“葝,鼠尾”,郭璞注:“可以染皂。”從各家描述來看,並不像晚近植物學家所指認的唇形科鼠尾草

Salvia japonica。按,唇形科鼠尾草是一種芳香植物,本草記載完全没有提到其香味,亦可見不是一物。《本草圖經》描繪的黔州鼠尾草尚不够精細,《救荒本草》鼠菊條説:"鼠菊,本草名鼠尾草,一名葝,一名陵翹。出黔州,及所在平澤有之,今鈞州新鄭崗野間亦有之。苗高一二尺,葉似菊花葉,微小而肥厚,又似野艾蒿葉而脆,色淡緑,莖端作四五穗,穗似車前子穗而極疏細,開五瓣淡粉紫花,又有赤白二色花者。黔中者苗如蒿,《爾雅》謂葝,鼠尾,可以染皂。"從圖例看,當爲馬鞭草科植物馬鞭草 *Verbena officinalis*。《本草拾遺》《本草圖經》所説的"鼠尾草"可能都是此種。此外,馬鞭草所含多酚類化合物確實可以作天然染料,也與郭璞注釋"可以染皂"一致。

女青　味辛,平,有毒。**主蠱毒,逐邪惡氣,殺鬼,温瘧,辟不祥。一名雀瓢,**虵銜根也。生朱崖。八月採,陰乾。

陶隱居云:若是蛇銜根,不應獨生朱崖。俗用是草葉,别是一物,未詳孰是。術云,帶此屑一兩,則疫癘不犯,彌宜識真者。唐本注云:此草即雀瓢也。葉似蘿摩,兩葉相對,子似瓢形,大如棗許,故名雀瓢。根似白薇。生平澤。莖、葉並臭。其蛇銜根,都非其類。又《別録》云"葉嫩時似蘿摩,圓端大莖,實黑,莖葉汁黃白",亦與前説相似。若是蛇銜根,何得苗生益州,根在朱崖,相去萬里餘也?《別録》云"雀瓢白汁,主蠱蛇毒",即女青苗汁也。臣禹錫等謹按,藥性論云:女青,使,味苦,無毒。能治温瘧寒熱,蛇銜爲使。

圖經:文具蛇銜條下。

【肘後方】:辟瘟病:正月上寅日,擣女青末,三角縫囊盛,繫前帳中,大吉。

子母秘錄:治小兒卒腹皮青黑赤,不能喘息,即急用此方,并治吐痢卒死:用女青末内口中,酒服。亦治大人。

紫靈南君南岳夫人内傳:治卒死:擣女青屑一錢,安喉中,以水或酒送下,立活也。

〔箋釋〕

　　"女青"一詞道經頗爲常用,其著名者爲《女青鬼律》,女青或是掌管地下諸鬼的神祇。奇怪的是,作爲道教上清派宗師的陶弘景,在本條下,沒有一字提到藥物女青與道教女青間可能存在的聯繫;不特如此,上清派經典《真靈位業圖》中也没有"女青"的名號。目前所見買地券有"女青"字樣者,以元嘉十年(433)的"徐副買地券"爲最早,其末句云:"一如太清玄元上三天無極大道太上老君地下女青詔書律令。"其後,元徽元年(473)買地券,文末有"如五帝使者女青律令"一句。或許可以推想,直到陶弘景(456–536)時代,"女青信仰"還只在民間流傳,或者只爲某一教派接受,尚未整合到道教體系中來。

　　但無論如何,道教之"女青信仰"與《本草經》藥物女青可能存在某種聯繫。《本草經》説女青"主蠱毒,逐邪惡氣,殺鬼,温瘧,辟不祥",陶弘景也説"帶此屑一兩,則疫癘不犯",墨蓋子下引《肘後方》《南岳夫人内傳》都有類似記載。至於藥物女青的名實，陶弘景已經不清楚，大致根據《新修本草》的意見，將其確定爲蘿藦科植物地梢瓜 *Cynanchum thesioides* 之類。

故麻鞋底 水煮汁服之。解紫石英發毒，又主霍亂吐下不止，及解食牛馬肉毒，腹脹吐痢不止者。

今按，陳藏器本草云：故麻鞋底，主消渴，煮①汁服之。鞋綱繩如棗大，婦人内衣有血者，手大鈎頭棘針二七枚，三物並燒作灰，以猪脂調傅，狐刺瘡出蟲。唐本先附。**臣禹錫等謹按，陳藏器**云：破草鞋和人亂髮燒作灰，醋和，傅小兒熱毒遊腫。

【陳藏器云：取麻鞋尖頭二七爲灰，歲朝井華水服之，又主遺溺。又故麻鞋底燒令赤，投酒煮粟穀汁中服之，主霍亂轉筋。

外臺秘要：《近効》尿床：取麻鞋綱帶及鼻根等，唯不用底，須七量，以水七升，煮取二升，分再服之。　**又方**：治蜈蚣螫人：麻鞋履底炙以揩之，即差。

千金方：肛脱出：以炙麻履底，令人頻按，永差。又故麻鞋底、鱉頭各一枚，燒鱉頭，擣爲末，傅肛門，將履底按入，即不出也。

經驗方：治鼻塞：燒麻鞋灰吹鼻中，立通。一名千里馬，麻鞋名也。

廣利方：治鼻衄血：鞋轌作灰吹鼻孔中，立効。

---

① 煮：底本作“者”，據文意改。

麻鞋即以麻編織的鞋履。《本草綱目》釋名項李時珍
說:"鞋,古作鞵,即履也。古者以草爲屨,以帛爲履。周人
以麻爲鞋。劉熙《釋名》云:鞋者解也,縮其上,易舒解也。
履者禮也,飾足爲禮也。鞵者襲也,履頭深襲覆足也。皮
底曰扉,扉者皮也。木底曰舃,乾臘不畏濕也。入藥當用
黃麻、苧麻結者。"

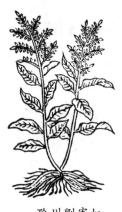

滁州劉寄奴

劉寄奴草 味苦,溫。主破血
下脹。多服令人痢。生江南。

唐本注云:莖似艾蒿,長三四尺,葉似
蘭草尖長,子似稗而細,一莖上有數穗,葉
互生。今按,別本注云:昔人將此草療金
瘡止血,爲要藥,產後餘疾,下血止痛,極
效。唐本先附。臣禹錫等謹按,蜀本圖經
云:葉似菊,高四五尺,花白,實黃白作穗,
蒿之類也。今出越州。夏收苗,日乾之。

日華子云:劉①寄奴,無毒。治心腹痛,下氣,水脹血氣,通婦人
經脉癥結,止霍亂水瀉。又名劉寄奴。六七八月採。

1226

圖經曰:劉寄奴草生江南,今河中府、孟州、漢中亦有之。
春生苗,莖似艾蒿,上有四稜,高三二尺已來,葉青似柳,四月開
碎小黃白花,形如瓦松,七月結實似黍而細,一莖上有數穗,互

---

① 劉:底本作此,據後文"又名劉寄奴",此處之"劉"字,似當從劉甲本作"金"
爲是。

生,根淡紫色似蒿苣。六月、七月採,苗、花、子通用也。

【雷公云:採得後去莖葉,只用實。凡使,先以布拭上薄殻皮令净,拌酒蒸,從巳至申,出,暴乾用之。

經驗方:治湯火瘡至妙:劉寄奴擣末,先以糯米漿,雞翎掃湯著處,後摻藥末在上,並不痛,亦無痕。大凡湯著處,先用鹽末摻之,護肉不壞,然後藥末傅之。

〔箋釋〕

劉寄奴的故事見《南史・宋本紀上》,其略云:"(劉裕)伐荻新洲,見大蛇長數丈,射之,傷。明日復至洲,裏聞有杵臼聲,往覘之,見童子數人皆青衣,於榛中擣藥。問其故,答曰:我王爲劉寄奴所射,合散傅之。帝曰:王神何不殺之?答曰:劉寄奴王者不死,不可殺。帝叱之,皆散,仍收藥而反。"又说:"每遇金創,傅之並驗。"謝翱有《劉寄奴草詞》云:"榛中小草夏蔚薈,葉如牡艾花如毳。少年防塞得命生,出鏃肉中無粟起。向來神奸見白晝,濕竹煙青聞杵臼。英雄奮臂徵此時,唾落虛空散林藪。漢家白蛇入本紀,況是天王舊支子。豈知苗裔在民伍,蛇鬼猶呼帝小字。"即詠此故事。

據劉甲本,本條日華子以"金寄奴"立條,言"又名劉寄奴"。按,《通志・昆蟲草木略》云:"劉寄奴曰金寄奴,即烏藤菜,故江東人云烏藤菜。"又云:"帝姓劉,小名寄奴。江南人姓劉者或呼爲金,是以又有金寄奴之名。"

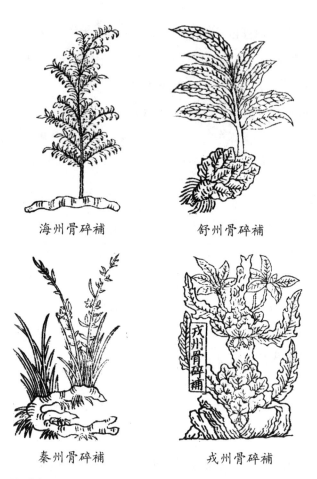

海州骨碎補　　　　舒州骨碎補

秦州骨碎補　　　　戎州骨碎補

　　骨碎補　味苦,温,無毒。主破血止血,補傷折。生
江南。根著樹石上,有毛,葉如菴藺。江西人呼爲胡孫
薑。一名石菴藺,一名骨碎布。今附。

　臣禹錫等謹按,藥性論云:骨碎補,使。能主骨中毒氣,風血
疼痛,五勞六極,口手不收,上熱下冷,悉能主之。陳藏器云:骨
碎補,似石韋而一根,餘葉生於木。嶺南虔、吉亦有。本名猴薑,

開元皇帝以其主傷折、補骨碎,故作此名耳。■**日華子**■云:猴薑,平。治惡瘡蝕爛肉,殺蟲。是樹上寄生草苗,似薑細長。

圖經曰:骨碎補生江南,今淮、浙、陝西、夔路州郡亦有之。根生大木或石上,多在背陰處,引根成條,上有黃毛及短葉附之。又有大葉成枝,面青綠色,有黃點,背青白色,有赤紫點。春生葉,至冬乾黃,無花實,惟根入藥。採無時,削去毛用之。本名胡孫薑,唐明皇以其主折傷有奇効,故作此名。蜀人治閃折筋骨傷損,取根擣篩,煑黃米粥,和之裹傷處良。又用治耳聾,削作細條,火炮,乘熱塞耳。亦入婦人血氣藥用。又名石毛薑。

【雷公云】:凡使,採得後,先用銅刀刮去上黃赤毛盡,便細切,用蜜拌令潤,架柳甑蒸一日後出,暴乾用。又《乾寧記》云:去毛細切後,用生蜜拌蒸,從巳至亥,準前暴乾,擣末用。炮猪腎,空心喫治耳鳴,亦能止諸雜痛。

靈苑方:治虛氣攻牙,齒痛血出,牙齗癢痛:骨碎補二兩,細剉,炒令黑色,杵末,依常鹽漱後揩齒根下,良久吐之,臨卧用後睡,點之無妨。

衍義曰:骨碎補苗不似薑,薑苗如葦稍。此物苗,每一大葉兩邊,小葉槎牙,兩相對,葉長有尖瓣。餘如經。

〔箋釋〕

骨碎補爲蕨類植物,當以水龍骨科槲蕨屬 *Drynaria* 爲主,如槲蕨 *Drynaria fortunei* 之類。《開寶本草》説"江西人呼爲胡孫薑",按,"胡孫"即猢猻、獼猴;地支"申"肖猴,故又稱爲"申薑"。此皆因骨碎補根狀莖形狀似薑,密被針形鱗片及綠毛如猴緣故。

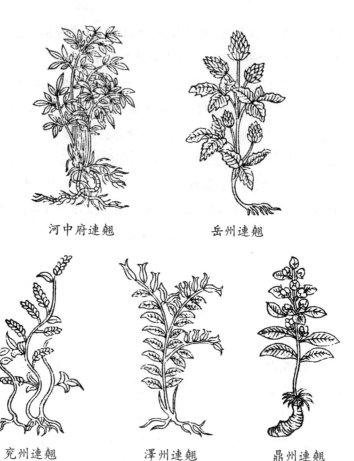

河中府連翹　　　　　岳州連翹

兗州連翹　　　澤州連翹　　　鼎州連翹

連翹　味苦，平，無毒。主寒熱鼠瘻瘰癧，癰腫惡瘡

瘿瘤，結熱蠱毒，去白蟲。一名異翹，一名蘭華，一名折

根，一名軹，一名三廉。生太山山谷。八月採，陰乾。

陶隱居云：處處有，今用莖連花實也。唐本注云：此物有兩

種：大翹，小翹。大翹葉狹長如水蘇，花黃可愛，生下濕地，著子

似椿實之未開者，作房，翹出衆草。其小翹生崗原之上，葉花實

皆似大翹而小細。山南人並用之,今京下惟用大翹子,不用莖花也。臣禹錫等謹按,蜀本云:連翹,微寒。圖經云:苗高三四尺,今所在下濕地有,採實,日乾用之。爾雅云:連,異翹。釋曰:連一名異翹。郭云:一名連苕,又名連草。藥性論云:連翹,使。一名旱連子。主通利五淋,小便不通,除心家客熱。日華子云:通小腸,排膿,治瘡癤止痛,通月經。所在有。獨莖,稍開三四黃花,結子內有房瓣子。五月、六月採。

圖經曰:連翹生泰山山谷,今近京及河中、江寧府,澤、潤、淄、兗、鼎、岳、利州,南康軍皆有之。有大翹、小翹二種,生下濕地或山崗上。葉青黃而狹長,如榆葉、水蘇輩。莖赤色,高三四尺許,花黃可愛,秋結實似蓮,作房,翹出眾草,以此得名。根黃如蒿根。八月採房,陰乾。其小翹生崗原之上,葉花實皆似大翹而細。南方生者,葉狹而小,莖短,纔高一二尺,花亦黃,實房黃黑,內含黑子如粟粒,亦名旱連草。南人用花葉。中品鱧腸亦名旱連,人或以此當旱連,非也。《爾雅》謂之"連",一名異翹,一名連苕,又名連草。今南中醫說云:連翹蓋有兩種,一種似椿實之未開者,殼小堅而外完,無跗萼,剖之則中解,氣甚芬馥,其實纔乾,振之皆落,不著莖也;一種乃如菡蒨,殼柔外[1]有跗萼抱之,無解脉,亦無香氣,乾之雖久,著莖不脫,此甚相異也。今如菡蒨者,江南下澤間極多;如椿實者,乃自蜀中來,用之亦勝江南者。據本草言,則蜀中來者為勝,然未見其莖葉如何也。

【集驗方】:洗痔:以連翹煎湯洗訖,刀上飛綠礬,入麝香貼之。

---

① 外:疑當作"處"。

衍義曰：連翹亦不至翹出衆草，下濕地亦無，太山山谷間甚多。今止用其子，拚之，其間片片相比如翹，應以此得名爾。治心經客熱最勝。尤宜小兒。

〔箋釋〕

《爾雅・釋草》云："連，異翹。"郭璞注："一名連苕，一名連草。本草云。"《傷寒論》麻黃連軺赤小豆湯用"連軺"，論者以爲即《本草經》之翹根，但也無定論。《本草圖經》繪有五幅連翹圖例，其中鼎州連翹基本能確定爲金絲桃科植物長柱金絲桃 *Hypericum ascyron*，一般認爲，這便是早期藥用"連軺"或"連翹"的主流品種；澤州連翹似乎爲今用之木犀科連翹 *Forsythia suspensa* 之類；岳州連翹、兗州連翹、河中府連翹等三幅圖例則難於作出品種判斷。

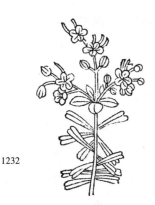

廣州續隨子

續隨子 味辛，溫，有毒。主婦人血結月閉，癥瘕疝癖瘀血，蠱毒鬼疰，心腹痛，冷氣脹滿，利大小腸，除痰飲積聚，下惡滯物。莖中白汁，剥人面皮，去皯𪒟。生蜀郡，及處處有之。苗如大戟。一名拒冬，一名千金子。今附。

臣禹錫等謹按，蜀本云：積聚痰飲，不下食，嘔逆及腹内諸疾，研碎，酒服之，不過三顆，當下惡物。日華子云：宣一切宿滯，治肺氣、水氣，傅一切惡瘡疥癬，單方日服十粒。瀉多，以酸漿水并薄醋粥喫即止。

1232

一名菩薩豆、千兩金。葉汁傅白癜、面奸。

圖經曰：續隨子生蜀郡，及處處有之，今南中多有，北土差少。苗如大戟，初生一莖，莖端生葉，葉中復出數莖相續。花亦類大戟，自葉中抽葶而生，實青有殼。人家園亭中多種以爲飾。秋種冬長，春秀夏實，故又名拒冬。實入藥，採無時。下水最速，然有毒損人，不可過多。崔元亮《海上方》治蛇咬腫毒，悶欲死：用重臺六分，續隨子七顆，去皮，二物擣篩爲散，酒服方寸匕，兼唾和少許，傅咬處，立差。莖中白汁，剥人面，去黶黯，甚効。

【斗門方】：治水氣：用聯步一兩去殼，研以紙裹，用物壓出油，重研末，分作七服。每治一人，只可一服，丈夫生餅子酒下，婦人荆芥湯下，凡五更服之，至晚自止。後以厚朴湯補之。頻喫益善。仍不用喫鹽、醋一百日，差。聯步，續隨子是也。

〔箋釋〕

《斗門方》記續隨子別名"聯步"。按，"聯步"乃相隨而行的意思，影射"續隨"，如皮日休《七愛詩》"吾愛房與杜，貧賤共聯步"。續隨子爲大戟科植物續隨子 *Euphorbia lathylris* 的種子。以"續隨"爲名，如《本草圖經》説："苗如大戟，初生一莖，莖端生葉，葉中復出數莖相續。"這種描述其實不準確，續隨子的莖直立，頂端有二歧分枝，因爲葉交互對生，遂給人續隨不絕的感覺。

敗蒲席　平。主筋溢惡瘡。

陶隱居云：燒之。蒲席惟牗家用，狀如蒲帆爾。人家所用席，皆是莞音官。草，而薦多是蒲，方家有用也。唐本注云：席、薦一也,皆人臥之,以得人氣爲佳也。青、齊間人謂蒲薦爲蒲席,亦曰蒲蓋,音合。謂藁作者爲薦爾。山南、江左機上織者爲席,席下重厚者爲薦。如經所説,當以人臥久者爲佳,不論薦、席也。**臣禹錫等謹按,藥性論**云:敗蒲席亦可單用。主破血。從高墜下,損瘀在腹刺痛。此蒲合臥破敗者良,取以蒲黃、赤芍藥、當歸、大黃、朴消煎服,血當下。陳藏器云:編薦索,主霍亂轉筋。燒作黑灰,服二指撮,酒服佳。

【**聖惠方**】:治霍亂轉筋垂死:敗蒲席一握細切,漿水一盞煮汁,溫溫,頓服。

外臺秘要:治墜下,瘀血在腹肚:取蒲灰二錢,酒服。

千金方:五色丹俗名遊腫,若犯多致死,不可輕之:蒲席燒灰,和雞子白塗之。

勝金方:治婦人血奔。以舊敗蒲席燒灰,酒調下二錢匕。

〔箋釋〕

《廣雅·釋器》"薦,席也",薦席用來坐臥,細分起來,薦與席在概念上又有所不同。《説文》"荐"與"薦"爲兩字,"荐,薦席也","薦,獸之所食草";兩字相通假,後世以"薦"爲正字,今天簡化則通用"荐"字。或許因爲這樣的淵源,"薦"相對於"席"要龜劣得多。如《世説新語·德行》王恭將自坐之"六尺簟"贈與王大,"既無餘席,便坐薦上"。這裏"席"即贈人的"六尺簟",大約是竹席,而"薦"則是草墊。陶弘景此注又提供一種關於席與薦的解釋,以莞草(陶弘景所説的莞草可能是燈心草科植物石龍芻 *Juncus effuses* var. *decipiens*)編成者爲席,以蒲草編成者爲薦。

證類本草箋釋

1234

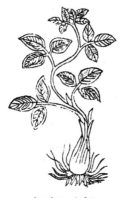 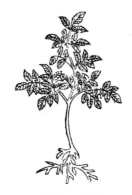

宜州山豆根　　　　　　果州山豆根

山豆根　味甘,寒,無毒。主解諸藥毒,止痛,消瘡腫毒,人及馬急黃發熱,欬嗽,殺小蟲。生劍南山谷。蔓如豆。今附。

圖經曰:山豆根生劍南山谷,今廣西亦有,以忠、萬州者佳。苗蔓如豆,根以此爲名。葉青,經冬不凋。八月採根用。今人寸截,含以解咽喉腫痛,極妙。廣南者如小槐,高尺餘,石鼠食其根,故嶺南人捕石鼠,破取其腸胃,暴乾,解毒攻熱,甚劾。

【經驗方:《備急》治一切疾患,山豆根方:右用山大豆根,不拘多少,依下項治療。一名解毒,二名黃結,三名中藥。患蠱毒,密遣人和水研已,禁聲,服少許,不止再服。患瘑瘡,以水研傅瘡上。患喉痛,含一片細嚥津。患五種痔,水研服。患齒痛,含一片於痛處。患麩豆等瘡,水研服少許。患頭風,搗末,油調塗之。患赤白痢,搗末蜜丸,空心煎水下二十丸,三服自止。患腹脹滿喘悶,搗末少許,煎水調一盞,差。患瘡癬,搗末,臘月豬脂調塗之。患頭上白屑,搗末,油浸,塗;如是孩兒,即乳汁調半

1235

錢。患中宿冷蟲,寸白蟲,每朝空心熱酒調三錢,其蟲自出。患五般急黃,空心以水調二錢。患蟲氣,酒下二錢。患霍亂,橘皮湯下三錢。患熱腫,水研濃汁塗,乾即更塗。女人患血氣腹腫,以末三錢,熱酒下,空心服之。卒患腹痛,水研半盞,入口,差。蜘蛛咬,唾和塗之。狗咬,虵蜶瘡,蛇咬①,並水研傅之。

〔箋釋〕

山豆根治喉痹,傳説甚多,《五雜組》卷十云:"(明)世宗末年,一日患喉閉,甚危急,諸醫束手。江右一糧長運米入京,自言能治,上親問之,對曰:'若要玉喉開,須用金鎖匙。'上首肯之,命處方以進,一服而安,即日授太醫院判,冠帶而歸。後有人以此方治徐華亭者,亦效,徐予千金,令上坐,諸子列拜之曰:'生汝父者,此君也,恩德詎可忘哉?'金鎖匙,即山豆根也。"《本草圖經》提到兩種,"廣南者如小槐",當即豆科植物越南槐 Sophora tonkinensis 一類,今稱"廣豆根",所繪果州山豆根即是此種;另繪有"宜州山豆根"圖例,大約是豆科山豆根屬山豆根 Euchresta japonica 之類。

三白草　味甘、辛,寒,有小毒。主水腫脚氣,利大小便,消痰破癖,除積聚,消丁腫。生池澤畔。

唐本注云:葉如水莨,亦似蕺,又似菝葜。葉上有三黑點,高尺許,根如芹根,黃白色而麁大。今按,陳藏器本草云:三白草,

---

① 咬:底本作"蛟",據文意改。

擣絞汁服,令人吐逆,除胸膈熱疾,亦主瘓及小兒痞滿。按此草初生無白,入夏葉端半白如粉。農人候之蒔田,"三葉白,草便秀",故謂之三白。若云三黑點古人秘之,據此即爲未識,妄爲之注爾。其葉如署預,亦不似水菦。唐本先附。臣禹錫等謹按,蜀本圖經云:出襄州。二月、八月採根用之。

〔箋釋〕

《本草綱目》集解項李時珍説:"三白草生田澤畔,三月生苗,高二三尺,莖如蓼,葉如章陸及青葙。四月,其顛三葉面上三次變作白色,餘葉仍青不變。俗云:一葉白,食小麥;二葉白,食梅杏;三葉白,食黍子。五月開花成穗,如蓼花狀,而色白微香,結細實。根長白虛軟,有節鬚,狀如泥菖蒲根。《造化指南》云:五月採花及根,可製雄黃。蘇恭言似水菦,有三黑點者,乃馬蓼,非三白也。藏器所説雖是,但葉亦不似薯蕷。"《新修本草》所描述的三白草可能是蓼科植物,《本草綱目》言"其顛三葉面上三次變作白色",則是三白草科植物三白草 *Saururus chinensis* 無疑,其莖頂端的葉片於花期常爲白色,呈花瓣狀,因此得名。陳藏器説"農人候之蒔田",所謂"三葉白,草便秀"者,乃是農諺,《酉陽雜俎》作"三葉白,草畢秀",意思略同。

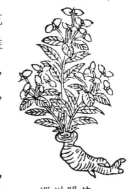

淄州閭茹

閭音閭。茹音如。　味辛、酸,寒、微寒,有小毒。主蝕惡肉敗瘡死肌，殺疥蟲，排膿惡血，除大風熱氣，善忘不樂，去熱痹，破癥瘕，除息肉。一名屈据，一名離婁。生代郡川谷。五月採根，陰乾。黑頭者良。甘草爲之使，惡麥門冬。

陶隱居云：今第一出高麗，色黃，初斷時汁出凝黑如漆，故云漆頭；次出近道，名草藺茹，色白，皆燒鐵爍頭令黑以當漆頭，非真也。葉似大戟，花黃，二月便生，根亦療瘡。臣禹錫等謹按，蜀本圖經云：葉有汁，根如蘿蔔，皮黃肉白，所在有之。

圖經曰：藺茹生代郡川谷，今河陽、淄、齊州亦有之。二月生苗，葉似大戟而花黃色，根如蘿蔔，皮赤黃，肉白，初斷時汁出凝黑如漆。三月開淺紅花，亦淡黃色，不著子，陶隱居謂出高麗者，此近之也。四月、五月採根，陰乾。漆頭者良。又有一種草藺茹，色白，採者燒鐵爍頭令黑以當漆頭，非真也。然古方有用兩種者。姚僧垣治癰疽生臭惡肉，以白藺茹散傅之，看肉盡便停，但傅諸膏藥；若不生肉，又傅黃耆散；惡肉仍不盡者，可以漆頭赤皮藺茹爲散，用半錢匕，和白藺茹三錢匕，合傅之，差。是赤、白皆可用也。

【聖惠方】：治緩疽：用藺茹一兩，擣爲散，不計時候，溫水調下二錢匕。

傷寒類要：治傷寒毒攻咽喉腫：真藺茹爪甲大，內口中嚼汁嚥，當微覺爲佳。

素問注云：藺茹主散惡血。

衍義曰：藺茹①治疥，馬疥尤善。服食方用者至少。

---

① 藺茹：底本作“藺茹”，據文意改。

〔箋釋〕

　　　狼毒與藺茹在記載中頗多糾結。其中藺茹據陶弘景描述："色黃,初斷時汁出凝黑如漆,故云漆頭;次出近道,名草藺茹,色白,皆燒鐵爍頭令黑以當漆頭,非真也。葉似大戟,花黃,二月便生。"按其所說,當是大戟科狼毒大戟 *Euphorbia fischeriana* 或同屬植物。藺茹藥用歷史悠久,《素問·腹中論》寫作"藘茹",王冰注引本草"主散惡血",當即此物。或說藘茹爲茜草,而茜草名"茹藘",顯然不同。且《本草經》云藺茹"排膿惡血",正與王冰注相合;此外,《證類本草》將《素問》注附錄於本條,皆可作爲佐證。

　　　藺茹後世罕用,《本草綱目》狼毒條說:"狼毒出秦晉地,今人往往以草藺茹爲之,誤矣。"以藺茹冒充狼毒,並非開始於明代,據《正倉院藥物》,日本正倉院所藏唐代狼毒藥材,經鑒定即爲大戟科 *Euphoriba* 屬植物,由此見藺茹混狼毒由來已久。這種狼毒後來稱爲"狼毒大戟",或"白狼毒"。

蛇莓音每。汁　大寒。主胸腹大熱不止。

陶隱居云:園野亦多。子赤色,極似莓,而不堪噉,人亦無服此爲藥者。療溪毒射工,傷寒大熱,甚良。臣禹錫等謹按,蜀本圖經云:生下濕處。莖端三葉,花黃子赤,若覆盆子,根似敗醬。二月、八月採根,四月、五月收子,所在有之。日華子云:味甘、酸,冷,有毒。通月經,熁瘡腫,傅蛇蟲咬。

【**食療云**：主胸胃熱氣，有蛇殘不得食。主孩子口噤，以汁灌口中，死亦再活。

肘後方：治毒攻手足腫痛：蛇莓汁服三合，日三。水漬烏梅令濃，納崖蜜飲之。

傷寒類要：治天行熱盛，口中生瘡：飲蛇莓自然汁，擣絞一斗，煎取五升，稍稍飲之。

衍義曰：蛇莓，今田野道傍處處有之，附地生。葉如覆盆子，但光潔而小，微有縐紋，花黃，比蒺藜花差大，春末夏初，結紅子如荔枝色。餘如經。

〔箋釋〕

　　蛇莓即薔薇科植物蛇莓 *Duchesnea indica*，爲常見物種，《救荒本草》雞冠果條云："雞冠果，一名野楊梅。生密縣山谷中。苗高五七寸，葉似潑盤葉而小，又似雞兒頭葉微團，開五瓣黃花，結實似紅小楊梅狀，味甜酸。"亦是本種。《食療本草》提到"有蛇殘不得食"，據《本草綱目》引《日用本草》云："蠶老時熟紅於地，其中空者爲蠶莓；中實極紅者爲蛇殘莓，人不啖之，恐有蛇殘也。"

1240　　**金星草**　味苦，寒，無毒。主癰疽瘡毒，大解硫黃及丹石毒，發背癰腫結核。用葉和根酒煎服之，先服石藥悉下。又可作末，冷水服，及塗發背瘡腫上，殊効。根碎之，浸油塗頭，大生毛髮。西南州郡多有之，而以戎州者爲上。喜生陰中石上净處及竹箐中不見日處，或大木

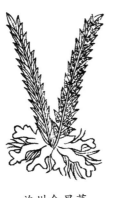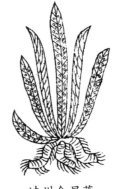

施州金星草　　　　　峽州金星草

下，或古屋上。此草惟單生一葉，色青，長一二尺。至冬大寒，葉背生黃星點子，兩行相對如金色，因得金星之名。其根盤屈如竹根而細，折之有筋，如豬馬鬐。陵冬不凋，無花實。五月和根採之，風乾用。新定。

圖經曰：金星草生關陝、川蜀，及潭、婺諸州皆有之。又名金釧草。味苦，性寒，無毒。葉青，多生背陰石上淨處，或竹箐中少日色處，或生大木下及背陰多年瓦屋上。初出深綠色，葉長一二尺，至深冬，背上生黃星點子，兩兩相對，色如金，因以爲名。無花實，陵冬葉不凋。其根盤屈如竹根而細，折之有筋，如豬鬐。五月和根採之，風乾。解硫黃及石毒，治發背癰腫結核。用葉半斤和根剉，以酒五升，銀器中煎取二升，五更初頓服，丹石毒悉下。又擣末，冷水服方寸匕，及塗發背瘡上亦効。彼人用之，往往皆驗。根又主生毛髮，搥碎，浸油塗頭良。南人多用此草末，以水一升煎取半，更入酒半升，再煎數沸，溫服，取下毒黑汁，未下再服。但是瘡毒皆可服之。然性至冷，服後下利須補治乃平復,老年不可輒服。

【**經驗方**】:治五毒發背:金星草和根净洗,慢火焙乾,秤四兩,入生甘草一錢,擣末,分作四服。每服用酒一升已來,煎三二沸後,更以冷酒三二升相和,入缾器內封却,時時飲服。忌生冷、油膩、毒物。

衍義曰:金星草,丹石毒發於背,及一切癰腫:每以根葉一分,用酒一大盞,煎汁服,不惟下所服石藥,兼毒去瘡愈。如不欲酒,將末一二錢,新汲水調服,以知爲度。

〔**箋釋**〕

金星草爲蕨類植物,《本草圖經》所繪峽州金星草接近水龍骨科大果假瘤蕨 *Phymatopsis griffithiana*。《益部方物略記》金星草贊云:"長葉叢生,背點星布,高醫近識,傅疽可愈。"注釋説:"金星草生峨眉、青城山。葉似萱草,其背有點,雙行相偶,黃澤類金星,人號金星草,亦云金釧草,皆以肖似取之。今醫家以傅疽創,甚良。"與《嘉祐本草》所記頗合。

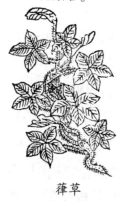

葎草

葎草 味甘、苦,寒,無毒。主五淋,利小便,止水痢,除瘧,虛熱渴。煮汁及生汁服之。生故墟道傍。

唐本注云:葉似葎麻而小薄,蔓生,有細刺。俗名葛葎蔓。古方亦時用之。今按,別本注又云:來莓草。四月、五月採莖葉,暴乾。^{唐本先附。}臣禹錫等謹按,蜀本圖經云:蔓生。葉似大麻,花黃白,子若大麻子,俗名葛勒蔓。夏採葉用。所在墟野處多有之。

圖經曰:葎草,舊不著所出州土,云生故墟道傍,今處處有之。葉如蓖麻而小薄,蔓生,有細刺,花黃白,子亦類麻子。四月、五月採莖葉,暴乾用。俗名葛葎蔓,又名葛勒蔓。唐韋宙《獨行方》主癩遍體皆瘡者,用葎草一擔,以水二石煮取一石以漬瘡,不過三作乃愈。而本經亦闕主瘡功用。又韋丹主膏淋,擣生汁三升,酢二合相和,空腹頓服,當溺如白汁。又主久痢成痔,取乾蔓擣篩,量多少,管吹穀道中,不過三四差已,若神。

衍義曰:葎草,葛勒蔓也。治傷寒汗後虛熱,剉,研,取生汁,飲一合,愈。

〔箋釋〕

《說文》“葎,草也”,《玉篇》“葎,似葛,有刺”。《本草綱目》釋名項解釋說:“此草莖有細刺,善勒人膚,故名勒草;訛爲葎草,又訛爲來莓,皆方音也。”故《本草綱目》將《名醫別錄》有名無用之勒草并入此條。

葎草即大麻科植物葎草 *Humulus scandens*,爲常見物種。《本草圖經》引《韋宙方》云云,又云“韋丹主膏淋”云云。按,韋宙爲韋丹之子,《新唐書》有韋丹傳,不言其通醫藥,此可以補缺。

鶴虱 味苦,平,有小毒。主蚘、蟯蟲。用之爲散,以肥肉臛汁,服方寸匕,亦丸散中用。生西戎。

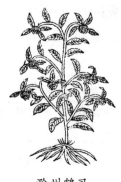
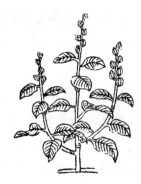

滁州鶴虱　　　　　　成州鶴虱

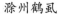唐本注云：子似蓬蒿子而細，合葉莖用之。胡名鵠虱。今按，別本注云：心痛，以淡醋和半匕，服之立差。出波斯者爲勝，今上黨亦有，力勢薄於波斯者。唐本先附。臣禹錫等謹按，日華子云：凉，無毒。殺五藏蟲，止瘧，及傅惡瘡上。

圖經曰：鶴虱生西戎，今江淮、衡湘間皆有之。春生苗，葉皺似紫蘇，大而尖長，不光，莖高二尺許，七月生黃白花，似菊，八月結實，子極尖細，乾即黃黑色。採無時。南人呼其葉爲火枚。謹按，莃薟音枚。即火枚也，雖花實相類，而別是一物，不可雜用也。殺蟲方中，此爲最要。《古今錄驗》療蚘咬心痛，取鶴蝨十兩，擣篩，蜜和丸如梧子，以蜜湯空腹吞四十丸，日增至五十丸。慎酒、肉。韋雲患心痛，十年不差，於雜方内見，合服便愈。李絳《兵部手集方》治小兒蚘蟲嚙心腹痛，亦單用鶴蝨細研，以肥猪肉汁下。五歲一服二分，蟲出便止，餘以意增減。

【外臺秘要：延年治蛔蟲，吐水心痛：鶴蝨三兩爲末，蜜丸，平旦漿水服二十丸。

千金方：治蟲咬心痛：鶴虱一兩爲末，空心温醋下，蟲當出。

沈存中筆談：地松即天名精，鶴蝨是實。

〔箋釋〕

　　鶴蝨即仙鶴身上的蝨子，孟郊《懷南岳隱士》有句"楓
梩揩酒甕，鶴蝨落琴床。强效忘機者，斯人尚未忘"（亦作
貫休詩，文字小異）。藥物鶴蝨本是一種外來藥物，爲産於
中亞細亞菊科植物蛔蒿（山道年蒿）*Seriphidium cinum* 的
花，因爲細小如鶴蝨而得名。其中含有具驅蟲活性的山道
年 santonin，與本草記載"主蛔、蟯蟲"的功效吻合。

　　鶴蝨因象形得名，所以宋代開始以本土所産菊科植物
天名精 *Carpesium abrotanoides* 的果實冒充。後來這種假冒
的鶴蝨竟取代正品成爲主流，《夢溪筆談》也襲誤説："地
菘即天名精，蓋其葉似菘，又似名精。名精即蔓精也，故有
二名，鶴蝨即其實也。"這種由天名精冒充的鶴蝨含有天名
精内酯酮，也有較弱的殺蟲作用，但與山道年相比要弱得
多。天名精以外，又有以傘形科野胡蘿蔔 *Daucus carota* 種
子充作鶴蝨者，可能也有驅蟲作用，遂被稱爲"南鶴蝨"，以
示區別。

　　《本草綱目》並不了解鶴蝨的名實變遷，誤以爲從古以
來鶴蝨就是天名精的果實，於是在集解項議論説："此物最
賤，而唐本草言鶴蝨出西戎、宋本草言出波斯者何哉？蓋
當時人不知用之，惟西戎、波斯始知入藥，且土産所宜
故爾。"

地菘　味鹹。主金瘡止血，解惡蟲蛇螫毒，按以傅之。生人家及路傍陰處，所在有之。高二三寸，葉似菘葉而小。今附。

臣禹錫等謹按，本經草部上品天名精，唐注云"南人名爲地菘"，又尋所主功狀，與此正同；及據陳藏器《解紛》，合陶、蘇二說，亦以天名精爲地菘，則今此條不當重出。雖陳藏器《拾遺》別立地菘條，此乃藏器自成一書，務多條目爾。《解紛》《拾遺》亦自差互，後人即不當仍其謬而重有新附也。今補注立例，無所刊削，故且存而注之。

【陳藏器：似天門冬苗，出江南。

外臺秘要：治惡瘡：擣地菘汁服之，日三四服，差。

聖惠方：治風毒瘰癧赤腫：地菘擣傅瘰癧上，乾易之。

〔箋釋〕

地菘即是《本草經》天名精，已載本書卷七，此爲重出。《嘉祐本草》已經注意到地菘條爲重出，但體例所限，仍予以保留，專門在本條按語中説："今補注立例，無所刊削，故且存而注之。"《本草圖經》天名精條也説："天名精生平原川澤，今江湖間皆有之。夏秋抽條，頗如薄荷，花紫白色，葉如菘菜而小，故南人謂之地菘。"

范成大《秋日田園雜興》云："撥雪挑來踏地菘，味如蜜藕更肥醲。朱門肉食無風味，只作尋常菜把供。"此所詠者是踏地菘，爲十字花科塌棵菜 *Brassica narinosa*，與菊科地菘（天名精）*Carpesium abrotanoides* 無關，不應混淆。

雀麥　味甘，平，無毒。主女人産不出。煮汁飲之。一名蘥，一名鷰麥。生故墟野林下。葉似麥。

今注：苗似小麥而弱，實似穬麥而細。生嶺南，在處亦有。唐本先附。

【外臺秘要：治齒䘌并蟲，積年不差，從少至老方：雀麥一名牡𦶇草，俗名牛星草，一味，苦瓠葉三十枚，净洗，取草剪長二寸，廣一寸，厚五分，以瓠葉作五裹子，以三年酢漬之，至日中，以兩裹火中炮令熱，内口中齒外邊熨之，冷更易。取銅器貯水，水中解裹洗之，即有蟲長三分，老者黄色，少者白色，多即三二十枚，少即一二十枚。此一方甚妙。

子母秘録：姙娠胎死腹中，若胞衣不下，上搶心：雀麥一把，水五升，煮二升汁服。

衍義曰：雀麥今謂之鷰麥，其苗與麥同，但穗細長而疎。唐劉夢得所謂"菟葵鷰麥，動摇春風"者也。

〔箋釋〕

《爾雅·釋草》"蘥，雀麥"，郭璞注："即燕麥也。"主流文獻皆將雀麥、燕麥視爲一物，《救荒本草》則各自有條，雀麥條云："雀麥，本草一名燕麥，一名蘥。生於荒野林下，今處處有之。苗似燕麥而又細弱，結穗像麥穗而極細小，每穗又分作小叉穗十數個，子甚細小。"結合所繪圖例，此即禾本科植物雀麥 *Bromus japonicus*。燕麥條云："燕麥，田野處處有之。其苗似麥，攛葶，但細弱，葉亦瘦細，抪莖而生，結細長穗，其麥粒極細小。"圖例所繪，即是禾本科燕麥屬植物，如燕麥 *Avena sativa* 之類，與雀麥屬雀麥 *Bromus ja-*

ponicus 全然不同。吴其濬注意到這個問題,《植物名實圖考》説:"雀麥,《唐本草》始著録,《救荒本草》圖説極晰,與燕麥異,前人多合爲一種。按《爾雅》'蕎,雀麥',《説文》作爵麥,別無異名,郭注乃以爲即燕麥。今燕麥附莖結實,離離下垂,尚似青稞,雀麥一莖十餘小穗,乃微似稷。二種與麥同時,而葉相似,其實殊非麥類。"現代植物學家接受吴其濬的觀點,也將雀麥、燕麥作爲兩個物種。

甑帶灰 主腹脹痛,脱肛。煮汁服,主胃反,小便失禁、不通及淋,中惡尸疰,金瘡刃不出。

今按,別本注云:江南以蒲爲甑帶,取久用者燒灰入藥。味辛,温,無毒。甑帶久被蒸氣,故能散氣、通氣。以灰封金瘡,止血止痛,出刃。唐本先附。臣禹錫等謹按,蜀本云:取用久敗爛者也。

【外臺秘要:治眯目,水服灰一錢匕。 **又方**:小兒大便失血:甑帶灰塗乳上,與飲之,差。

肘後方:治草芒沙石類不出方:甑帶灰調飲之,即出。

子母秘録:治小兒夜啼:甑帶懸户上。 **又方**:治小兒臍風瘡久不差:燒甑帶灰傅上。

〔箋釋〕

甑帶即捆紮蒸飯器的約束物,有巫術象徵。如《肘後方》治卒狂言鬼語方:"以甑帶急合縛兩手,火灸左右脅,握肘頭文俱起七壯,須臾,鬼語自道姓名,乞去。徐徐詰問,乃解手耳。"治卒魘寐不寤方:"以甑帶左索縛其肘後,男左女右,用餘稍急絞之,又以麻縛腳,乃詰問其故,約敕解之。令一人坐頭守,一人於戶內呼病人姓名,坐人應曰諾在,便蘇。"《太上老君混元三部符》云:"逆生,燒甑帶作墨書乳下,吉。"

除了蒲草可以作甑帶,樺木皮也可作甑帶。《爾雅·釋木》"樺,落",郭璞注:"可以為杯器素。"《詩經·大東》"無浸樺薪",陸璣疏:"樺,今梛榆也。其葉如榆,其皮堅韌,剝之長數尺,可為絪索,又可為甑帶,其材可為杯器。"

赤地利　味苦,平,無毒。主赤白冷熱諸痢,斷血破血,帶下赤白,生肌肉。所在山谷有之。

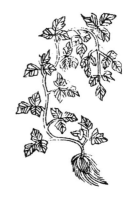

華州赤地利

唐本注云:葉似蘿摩,蔓生。根皮赤黑,肉黃赤。二月、八月採根,日乾。唐本先附。臣禹錫等謹按,蜀本圖經云:蔓生,繞草木上,花、子皆青色,根若菝葜,皮紫赤色也。

圖經曰:赤地利,舊不載所出州土,云所在山谷有之,今惟出華山。春夏生苗,作蔓繞草木上,莖赤,葉青,似蕎麥葉。七月開白花,亦如蕎麥。根若菝葜,皮黑肉黃赤。八月內採根,曬乾用。亦名山蕎麥。此下又有赤車使者條云:"似香菜、蘭香,葉、莖赤,根紫赤色。生溪谷之陰,出襄州。八月、九月採根,日乾。"古方治大風濕痺等,赤車使者,酒主之。

今人稀用,亦鮮有識之者,因附見於此。

【雷公云:凡採得後細剉,用藍葉并根並剉,唯赤地利細剉了,用生絹袋盛,同蒸一伏時,去藍,暴乾用。

聖惠方:治火燒瘡滅瘢方:用赤地利二兩擣末,生油調塗之。

外臺秘要:治小兒面及身上生瘡如火燒:赤地利擣末,粉之,良。

烏韭　味甘,寒,無毒。主皮膚往來寒熱,利小腸膀胱氣,療黃疸,金瘡內塞,補中益氣,好顏色。生山谷石上。

陶隱居云:垣衣亦名烏韭,而爲療異,非是此種類也。唐本注云:此物即石衣也,亦曰石苔,又名石髮。生巖石陰不見日處,與卷柏相類也。今按,陳藏器本草云:烏韭,燒灰沐髮令黑,生大石及木間陰處,青翠茸茸者,似苔而非苔也。臣禹錫等謹按,日華子云:石衣,澀,冷,有毒。垣衣爲使,燒灰沐頭長髮。此即是陰濕處山石上苔,長者可四五寸,又名烏韭。

【蘇云石苔,非也。

1250　〔箋釋〕

　　按照陶弘景之説,烏韭與垣衣爲同名異物,但根據《日華子本草》所言,"此即是陰濕處山石上苔,長者可四五寸,又名烏韭",仍當是苔蘚地衣之類。通常將其考訂爲鳳尾蘚科卷葉鳳尾蘚 Fissidens cristatus。

本條墨蓋子下"蘇云石苔,非也",當是唐慎微所加的按語,書坊未解其意,將"蘇云"兩字按照引書標題的格式刻作大字,今恢復爲小字。

白附子　主心痛血痹,面上百病,行藥勢。生蜀郡。三月採。

陶隱居云:此物乃言出芮芮,久絶,俗無復真者,今人乃作之獻用。唐本注云:此物本出高麗,今出涼州已西,形似天雄。本經出蜀郡,今不復有;涼州者生沙中,獨莖似鼠尾草,葉生穗間。臣禹錫等謹按,蜀本云:味甘、辛,温。又,圖經云:葉細周匝,生於穗間,出砂磧下濕地。日華子云:無毒。主中風失音,一切冷風氣,面䵟瘢疵,入藥炮用。新羅出者佳。

【海藥云:按《南州記》云:生東海,又新羅國。苗與附子相似,大温,有小毒。主治疥癬,風瘡,頭面痕,陰囊下濕,腿無力,諸風冷氣。入面脂皆好也。

〔箋釋〕

"芮芮"亦稱"蠕蠕",亦稱"柔然",《南齊書》則稱"塞外雜胡",南北朝時期佔有西北廣大地區。《新修本草》謂其"形似天雄",《海藥本草》説"苗與附子相似",《本草綱目》描述其形態特徵説:"根正如草烏頭之小者,長寸許,乾者皺文有節。"由此看來,這種白附子似乎是毛茛科的黄花烏頭 Aconitum coreanum,習稱關白附者,與今用之天南星科植物獨角蓮 Typhonium giganteum 完全不同。

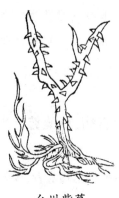

台州紫葛

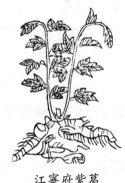

江寧府紫葛

紫葛　味甘、苦,寒,無毒。主癰腫惡瘡。取根皮擣爲末,醋和封之。生山谷中。不入方用。

唐本注云:苗似葡萄,根紫色,大者徑二三寸,苗長丈許。唐本先附。臣禹錫等謹按,蜀本圖經云:蔓生,葉似蘡薁,根皮肉俱紫色。所在山谷有之,今出雍州。三月、八月採根皮,日乾。日華子云:味苦、滑,冷。主癱緩,攣急,并熱毒風,通小腸。紫葛有二種,此即是藤生者。

圖經曰:紫葛,舊不載所出州土,云生山谷,今惟江寧府、台州有之。春生冬枯,似葡萄而紫色,長丈許,大者徑二三寸,葉似蘡薁,根皮俱紫色。三月、八月採根皮,日乾。

【經効方】:治産後血氣衝心,煩渴:紫葛三兩,以水二升,煎取一升,去滓呷之。　又方:治金瘡,生肌破血補損:用紫葛二兩,細剉,以順流水三大盞,煎取一盞半,去滓,食前分溫三服,酒煎亦妙。

1252

獨行根　味辛、苦，冷，有毒。主鬼疰，積聚，諸毒熱腫，蛇毒。水摩爲泥封之。日三四，立差。水煮一二兩，取汁服，吐蠱毒。

唐本注云：蔓生，葉似蘿摩，其子如桃李，枯則頭四開，懸草木上。其根扁，長尺許，作葛根氣，亦似漢防己。生古隄城傍，山南名爲土青木香，療丁腫大効。一名兜零根。今按，別本注云：不可多服，吐痢不止。唐本先附。臣禹錫等謹按，蜀本圖經云：蔓生，葉似蘿摩而圓且澁，花青白色，子名馬兜零。十月已後頭開四系若囊，中實似榆莢。二月、八月採根，日乾。所在平澤草木叢林中有。日華子云：無毒，治血氣。

衍義曰：獨行根，苗蔓生，子則馬兜鈴也。根扁，其嗅稍似葛根。細擣，水調，傅丁腫。後有馬兜鈴條。

〔箋釋〕

獨行根即馬兜鈴科植物馬兜鈴 Aristolochia debilis 的根，如陳承《重廣神農本草並圖經》説："木香今皆從外國來，即青木香也，陶説爲得，本在草部，而《本草圖經》所載廣州一種乃是木類。又載滁州、海州者，乃馬兜鈴根，此山鄉俗名爾。治療冷熱，殊不相似。"此本來是青木香的僞品，故唐代稱爲土青木香，宋代開始鳩佔雀巢，成爲青木香的正品來源，於是空留"獨行根"藥名在此。

豬膏苺音每。　味辛、苦，平，無毒。主金瘡，止痛，斷血生肉，除諸惡瘡，消浮腫。擣封之，湯漬、散傅並良。

唐本注云：葉似蒼耳，莖圓有毛。生下濕地，所在皆有。一名虎膏，一名狗膏。生平澤。今按，別本注云：又療虎及狗咬瘡，至良。唐本先附。臣禹錫等謹按，蜀本圖經云：葉似蒼耳，兩枝相對，莖葉俱有毛，黃白色。五月、六月採苗，日乾之。陳藏器云：豬膏草，有小毒。主久瘧痰癊。生擣，絞汁服，得吐出痰。亦碎傅蜘蛛咬、蟲蠆咬、蠼螋溺瘡。似茬葉有毛。蘇云無毒，誤耳。

鹿藿　味苦，平，無毒。主蠱毒，女子腰腹痛，不樂，腸癰，瘰癧，瘍氣。生汶山山谷。

陶隱居云：方藥不復用，人亦罕識。葛根之苗又一名鹿藿。唐本注云：此草所在有之，苗似豌豆，有蔓而長大，人取以爲菜，亦微有豆氣，名爲鹿豆也。臣禹錫等謹按，蜀本圖經云：山人謂之鹿豆，亦堪生噉。今所在有。五月、六月採苗，日乾之。爾雅云：蔨，鹿藿。其實莥。釋曰：蔨，一名鹿藿。其實名莥。郭云：鹿豆也。葉似大豆，根黃而香，蔓延生。

【梁簡文帝勸醫文：鹿藿，止救頭痛之痾。

〔箋釋〕

《爾雅·釋草》"蔨，鹿藿。其實莥"，郭璞注："鹿豆也。葉似大豆，根黃而香，蔓延生。"按，《廣雅·釋草》云"豆角謂之莢，其葉謂之藿"。《本草綱目》視爲野綠豆，疑即《救荒本草》之勞豆，原植物爲豆科野大豆 *Glycine soja*。至於現代植物學家以豆科 *Rhynchosia volubilis* 爲鹿藿，乃是緣於《植物名實圖考》所繪圖例。

《茹草編》野菉荳，"莖葉似菉荳而小，生野田蔓，生熟

皆可食"，應該也是此類。有詩曰："楊生種荳南山前，落而
爲萁真可憐。吾家不種自然獲，青藤紫荇相糾纏。剝來顆
顆競輕圓，瑂琅的歷落翠盤。詩翁自有珠璣腹，一唾須傾
十萬錢。"

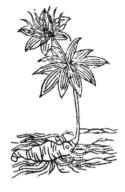

滁州蚤休

蚤音早。休 味苦，微寒，有毒。
主驚癇，搖頭弄舌，熱氣在腹中，癲
疾，癰瘡陰蝕，下三蟲，去蚘毒。一
名蚩休。生山陽川谷及冤句。

唐本注云：今謂重樓者是也。一名重
臺，南人名草甘遂。苗似王孫、鬼臼等。
有二三層。根如肥大菖蒲，細肌脆白。醋
摩療癰腫，傅蛇毒有效。臣禹錫等謹按，
蜀本圖經云：葉似鬼臼、牡蒙輩。年久者二三重。根似紫參，皮
黃肉白。五月採根，日乾用之。日華子云：重臺根，冷，無毒。治
胎風搐手足，能吐瀉，瘰癧。根如尺二蜈蚣，又如肥紫菖蒲，又名
蚤休、螫休也。

圖經曰：蚤休即紫河車也，俗呼重樓金線。生山陽川谷及
冤句，今河中、河陽、華、鳳、文州及江淮間亦有之。苗葉似王孫、
鬼臼等，作二三層。六月開黃紫花，蘂赤黃色，上有金絲垂下，秋
結紅子。根似肥薑，皮赤肉白。四月、五月採根，日乾用。

衍義曰：蚤休無旁枝，止一莖，挺生，高尺餘，顛有四五葉，
葉有歧，似虎杖。中心又起莖，亦如是生葉，惟根入藥用。

1255

　　《本草圖經》繪有滁州蚤休，此即百合科植物七葉一枝
花 *Paris polyphylla*，此植物形態特徵較爲突出，古今品種變
化不大。

　　此言蚤休一名紫河車。按，河車本是道教詞彙，内丹
術以河車爲搬運，《鍾吕傳道集》説："車則取意於搬運，河
乃主象於多陰。升天則上入昆侖，既濟則下奔鳳闕。運載
元陽，直入於離官；搬負真氣，曲歸於壽府。"以小河車、大
河車、紫河車爲"三車"。外丹術多數以河車影射丹砂，如
《雲笈七籤》卷六十三《玄辨元君辨金虎鉛汞造鼎入金秘
真肘後方上篇》説："河車者，火赤色之名，朱砂也。"道教
服食方則用紫河車指代胎盤，如《太上肘後玉經方》艮卦之
"王君河車方"用紫河車一具，注釋説："紫河車者，首女是
也。"中醫書多取後一種説法。至於蚤休之得名紫河車，
《本草綱目》釋名項説"因其功用也"，集解項解釋："外丹
家採製三黄、砂、汞。入藥洗切焙用。"檢外丹書，未見以蚤
休爲紫河車者，其醫藥功效也看不出類似丹經描述紫河車
的神奇特性，恐是李時珍想當然之説。蚤休根莖肥大，略
紫色，或是因象形得名紫河車者。

石長生　味鹹、苦，微寒，有毒。主寒熱，惡瘡，大
熱，辟鬼氣不祥，下三蟲。一名丹草。生咸陽山谷。

陶隱居云：俗中雖時有採者，方藥亦不復用。近道亦有，是
細細草葉，花紫色爾。南中多生石巖下，葉似蕨，而細如龍鬚草，

大黑如光漆,高尺餘,不與餘草雜也。唐本注云:今市人用齡音
零。筋草爲之,葉似青葙,莖細勁紫色,今太常用者是也。臣禹
錫等謹按,藥性論云:石長生皮,臣。亦云石長生也。味酸,有小
毒。治疥癬,逐諸風,治百邪鬼魅。

【唐本餘:下三蟲,謂長蟲、赤蟲、蟯蟲也。苗高尺許,用莖
葉。五月、六月採。

〔箋釋〕

《本草綱目》釋名項説:"四時不凋,故曰長生。"陶弘
景説葉似蕨,又言"花紫色",或許是指蕨類卷曲未展時的
嫩芽。此爲鐵綫蕨科單蓋鐵綫蕨 *Adiantum monochlamys*,
葉背有紅褐色孢子囊,故有別名"丹草"。

烏蘞音斂。**莓 味酸、苦,寒,無毒。主風毒,熱腫,
遊丹,蛇傷。擣傅并飲汁。**

唐本注云:蔓生,葉似白蘞,生平澤。今按,別本注云:四月、
五月採,陰乾。唐本先附。臣禹錫等謹按,蜀本云:或生人家籬牆
間,俗呼爲籠草。取根,擣以傅癰腫,多效。又,《圖經》云:蔓
生,莖端五葉,花青白色,俗呼爲五葉莓,所在有之。夏採苗用
之。陳藏器云:五葉莓①,葉有五椏,子黑。一名烏蘞草,即烏蘞
莓是也。

【陶云:五葉莓,生人家籬牆間。擣傅瘡腫、蛇蟲咬處。

----

① 所在有之夏採苗用之陳藏器云五葉莓:此十六字底本缺,據劉甲本補。

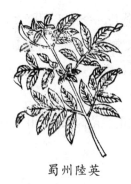

蜀州陸英

陸英 味苦，寒，無毒。主骨間諸痺，四肢拘攣疼酸，膝寒痛，陰痿，短氣不足，腳腫。生熊耳川谷及冤句。立秋採。

唐本注云：此即蒴藋是也，後人不識，浪出蒴藋條。此葉似芹及接骨花，亦一類，故芹名水英，此名陸英，接骨樹名木英。此三英也，花葉並相似。臣禹錫等謹按，藥性論云：陸英，一名蒴藋。味苦、辛，有小毒。能捋風毒，腳氣上衝，心煩悶絶，主水氣虛腫。風瘙皮肌惡癢，煎取湯，入少酒，可浴之，妙。

圖經曰：陸英生熊耳川谷及冤句；蒴藋不載所出州土，但云生田野，今所在有之。春抽苗，莖有節，節間生枝，葉大似水芹及接骨，春夏採葉，秋冬採根、莖。或云即陸英也，本經別立一條，陶隱居亦以爲一物。蘇恭云：“《藥對》及古方無蒴藋，惟言陸英，明非別物。”今注以性味不同，疑非一種，謂其類耳，然亦不能細別。再詳陸英條不言所用，蒴藋條云用葉根莖，蓋一物而所用別，故性味不同。何以明之？蘇恭云：“此葉似芹及接骨花，亦一類，故芹名水英，此名陸英，接骨名木英。此三英，花葉並相似。”又按《爾雅》云：“華，荂音敷。也。華、荂，榮也。木謂之華，草謂之榮，不榮而實者爲之秀，榮而不實者謂之英。”然則此物既有英名，當是其花耳。故本經云陸英“立秋採”。立秋正是其花時也。又葛氏方，有用蒴藋者，有用蒴藋根者，有用葉者，三用各別，正與經載三時所採者相會，謂陸英爲花無疑也。

〔箋釋〕

《本草經》陸英的名實不可解，《新修本草》堅持陸英
與蒴藋爲一物，並謂"芹名水英，此名陸英，接骨樹名木英。
此三英也，花葉並相似"，聊備一説。《本草圖經》引《爾
雅·釋草》"木謂之華，草謂之榮，不榮而實者爲之秀，榮而
不實者謂之英"，遂將陸英坐實爲蒴藋的花，此本來是無根
之言，不能服人，而《本草圖經序》專門提出"若陸英爲蒴
藋花，則據《爾雅》之訓以言之"，視爲得意之舉，實在有失
嚴謹。

後世循《本草圖經》蜀州陸英圖例，將此植物指認爲忍
冬科陸英 *Sambucus chinensis*。

預知子 味苦，寒，無毒。殺蟲
療蠱，治諸毒。傳云，取二枚綴衣領
上，遇蠱毒物，則聞其有聲，當便知
之。有皮殼，其實如皂莢子。去皮
研服之，有效。今附。

臣禹錫等謹按，日華子云：盍合子，
溫。治一切風，補五勞七傷，其功不可備
述。并治痃癖氣塊，天行溫疾，消宿食，止

壁州預知子

煩悶，利小便，催生，解毒藥，中惡，失音，髮落，傅一切蛇蟲蠆咬。
雙人者可帶，單方服。治一切病，每日取人二七粒，患者服不過
三千粒，永差。又名仙沼子、聖知子、預知子、聖先子。

圖經曰：預知子，舊不載所出州土，今淮、蜀、漢、黔、壁諸

州有之。作蔓生,依大木上。葉緑,有三角,面深背淺。七月、八月有實作房,初生青,至熟深紅色。每房有子五七枚,如皂莢子,班褐色,光潤如飛蛾。舊説取二枚綴衣領上,遇蠱毒物,則側側有聲,當便知之,故有此名。今蜀人極貴重,云亦難得。採無時。其根味苦,性極冷,其効愈於子。山民目爲聖無憂。冬月採,陰乾。石臼内擣下篩,凡中蠱毒,則水煎三錢匕,温服立已。

[箋釋]

預知子是對付蠱毒的"神奇法寶",《開寶本草》記傳説云:"取二枚綴衣領上,遇蠱毒物,則聞其有聲,當便知之。"《物理小識》説得更加玄妙:"本草載預知子,似皂莢,蔓生依木。按,贊寧曰:即仙沼子。生池間,苗似牽牛,有逆刺。節有房殼,殼中有二子者取之,三子者勿取,爲偏氣不足。其二子陰陽和合,能除蠱毒。其狀如龜,經霜則帶黑色,如采滿升,其間爆鳴,似人輕微兩爪相擊聲。取法:將所采者分爲二分,聽其有聲者何在,則又分爲二堆,有鳴則記之。佩於衣襟,入蠱毒處其子鳴爆。"如此神奇,恐怕未必真有其物,一般以葫蘆科王瓜 *Trichosanthes cucumeroides* 當之。

廣州葫蘆巴

葫蘆巴　主元臟虛冷氣。得附子、硫黄,治腎虛冷,腹脅脹滿,面色青黑。得茴香子、桃人,治膀胱氣甚効。出廣州并黔州。春生苗,夏結子，子作細莢，至秋採。今人多用嶺南者。新定。

今據廣州所供圖畫，收附草部下品之末。而或者云，葫蘆巴，蕃蘿蔔子也，當附蘆菔之次。此世俗相傳之謬，未知審的，不可依據。至如舊説蘇合香師子屎，豈可附于獸部？又補骨脂，徐表《南州記》云“是韭子也”，亦不附于菜部。今之所附，亦其比也。

圖經曰：葫蘆巴生廣州，或云種出海南諸蕃，蓋其國蘆菔子也。舶客將種蒔於嶺外亦生，然不及蕃中來者真好。春生苗，夏結子，作莢，至秋採之。今醫方治元藏虛冷氣爲最要。然本經不著，唐以前方亦不見者，蓋是出甚近也。與附子、茴香、硫黃、桃人尤相宜，兼治膀胱冷氣。

衍義曰：葫蘆巴，本經云“得蘹香子、桃仁，治膀胱氣甚效”。嘗合，惟桃仁麩炒，各等分，半以酒糊丸，半爲散，每服五七十丸，空心食前鹽酒下。散以熱米飲調下，與丸子相間，空心服。日各一二服。

〔箋釋〕

　　葫蘆巴爲豆科葫蘆巴 *Trigonella foenumgraecum*。侯寧極《藥名譜》記葫蘆巴別名“腎曹都尉”，可見唐代即有傳入，且以“治腎虛冷”爲主要功效。不詳其因何得名。《本草名考》謂葫蘆巴出新疆伊吾城，此地五代時期名胡蘆磧，遂以“葫（胡）蘆巴”稱之。但唐代《藥名譜》已出現葫蘆巴，似不能晚到五代。

弓弩弦　主難産，胞衣不出。

陶隱居云：產難：取弓弩弦以縛腰，及燒弩牙令赤，内酒中飲之，皆取發放快速之義也。臣禹錫等謹按，藥性論云：弓弩弦，微寒。《藥對》云：平。

【聖惠方：耳中有物不可出：用弓弩弦長三寸，打散一頭，塗好膠，柱著耳中物處，停之令相著，徐徐引出。但取葱管闚於耳門内，噏之即出爲妙。

千金方：治婦人始覺有孕，要轉女爲男：取弓弩弦一枚，縫袋盛，帶婦人左臂。

續十全方：弓弩弦燒灰爲末，用酒服二錢匕，主易生。

産寶論云：滑胎易産：弓弩弦縛心下，立産。

房室經：憂姙娠欲得男女：覺有孕未滿月，以弓弩弦爲帶縛腰中，滿三月解却，轉女爲男。宫中秘法不傳出。

〔箋釋〕

弓弩弦的巫術象徵，《本草綱目》解說甚詳，發明項説："弓弩弦催生，取其速離也。折弓弦止血，取其斷絶也。《禮》云：男子生，以桑弧、蓬矢射天地四方。示男子之事也。巢元方論胎教云：妊娠三月，欲生男，宜操弓矢，乘牡馬。孫思邈《千金方》云：婦人始覺有孕，取弓弩弦一枚，縫袋盛，帶左臂上，則轉女爲男。《房室經》云：凡覺有娠，取弓弩弦縛婦人腰下，滿百日解卻。此乃紫宫玉女秘傳方也。"

木賊 味甘、微苦，無毒。主目疾，退翳膜，又消積塊，益肝膽，明目，療腸風，止痢，及婦人月水不斷。得牛

角䚡、麝香,治休息痢歷久不差;得
禹餘糧、當歸、芎藭,療崩中赤白;得
槐鵝、桑耳,腸風下血服之,効;又與
槐子、枳實相宜,主痔疾出血。出
秦、隴、華、成諸郡近水地。苗長尺
許,叢生,每根一蕳,無花葉,寸寸有
節,色青,陵冬不凋。四月採用之。
新定。

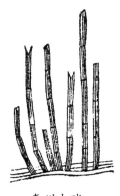
秦州木賊

　　圖經曰:木賊生秦、隴、同、華間。味微苦,無毒。主明目,
療風,止痢。所生山谷近水地有之。獨莖,苗如箭筍,無葉,長一
二尺,青色,經冬不枯,寸寸有節,採無時。今醫用之最多,甚治
腸痔多年不差,下血不止方:木賊、枳殼各二兩,乾薑一兩,大黃
一分,四味並剉一處,於銚子內炒黑色,存三分性,擣羅,溫粟米
飲調,食前服二錢匕,甚效。

　　【廣利方:治瀉血不止:木賊十二分,切,以水一升八合,煎
取八合,去滓,空心溫分二服,如人行五里再服。

　　衍義曰:木賊細剉,微微炒,擣為末,沸湯點二錢,食前服,
治小腸、膀胱氣,緩緩服必效。

〔箋釋〕

　　木賊之得名,《本草綱目》解釋"此草有節,面糙澀。
治木骨者,用之磋擦則光净,猶云木之賊也",意即利用木
賊莖節的粗糙纖維打磨木器。按,此説亦非李時珍鑿空杜
撰,本書卷二十一鮫魚皮條《本草拾遺》云:"(沙魚)皮上

1263

有沙，堪揩木，如木賊也。"後世亦據此解釋木賊明目退翳的功效，如李中梓《醫宗必讀·本草徵要上》説："迎風流淚，翳膜遮睛。木賊爲磋擦之需，故入肝而伐木。"汪紱《醫林纂要探源》説："(木賊)以能刮磨竹木，故治目去翳膜。"木賊是蕨類植物木賊科木賊 *Equisetum hyemale*，卷九問荆也是同屬植物問荆 *Equisetum arvense*。

　　藎音燼。**草**　**味苦，平，無毒。主久欬上氣喘逆，久寒驚悸，痂疥白禿瘍氣，殺皮膚小蟲。**可以染黄作金色。生青衣川谷。九月、十月採。畏鼠婦。

　　陶隱居云：青衣在益州西。**唐本注云**：此草葉似竹而細薄，莖亦圓小。生平澤溪澗之側。荆襄人煮以染黄，色極鮮好。洗瘡有効。俗名菉蓐草。《爾雅》云"所謂王芻"者也。**臣禹錫等謹按，爾雅疏**云：菉，鹿蓐也，今呼鴟脚莎。《詩·衛風》云"瞻彼淇澳，菉竹猗猗"是也。**藥性論**云：藎草，使。治一切惡瘡。

〔箋釋〕

　　藎草爲禾本科植物藎草 *Arthraxon hispidus*，名實没有爭議。《新修本草》認爲即是《爾雅·釋草》"菉，王芻"。據郭璞注："菉，蓐也，今呼鴟脚沙。"藎草有黄草、緑竹、緑蓐、菉草、藍草諸别名，李時珍解釋甚詳："此草緑色，可染黄，故曰黄、曰緑也。菉、藍乃北人呼緑字音轉也。古者貢草入染人，故謂之王芻，而進忠者謂之藎臣也。《詩》云'終朝采緑，不盈一掬'。許慎《説文》云'菉草可以染黄'。《漢書》云'諸侯藍綬'，晉灼注云：'藍草出琅琊，似艾可染，因以名綬。’皆謂此草也。”《名醫別録》謂藎草“染黄作金色”，此草含木樨草素，可以媒染出帶緑光的亮黄色。

蒲公草　味甘，平，無毒。主婦人乳癰腫。水煮汁，飲之及封之，立消。一名搆耨草。

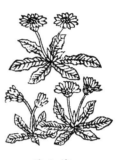

蒲公草

唐本注云：葉似苦苣，花黄，斷有白汁，人皆噉之。唐本先附。臣禹錫等謹按，蜀本圖經云：花如菊而大。莖葉斷之俱有白汁，堪生食。生平澤田園中。四月、五月採之。

圖經曰：蒲公草，舊不著所出州土，今處處平澤田園中皆有之。春初生苗，葉如苦苣，有細刺，中心抽一莖，莖端出一花，色黄如金錢。斷其莖，有白汁出，人亦噉之。俗呼爲蒲公英，語訛爲僕公罌是也。水煮汁，以療婦人乳癰，又擣以傅瘡，皆佳。又治惡刺及狐尿刺，摘取根莖白汁塗之，惟多塗，立差止。此方出孫思邈《千金方》，其序云：余以貞觀五年七月十五日夜，以左手中指背觸著庭木，至曉遂患痛不可忍。經十日，痛日深，瘡日高大，色如熟小豆色。嘗聞長者之論有此方，遂依治之。手下則愈，痛亦除，瘡亦即差，未十日而平復。楊炎《南行方》亦著其効云。

【梅師方】：治産後不自乳兒，畜積乳汁結作癰：取蒲公草擣傅腫上，日三四度易之。

衍義曰：蒲公草，今地丁也。四時常有花，花罷飛絮，絮中有子,落處即生,所以庭院間亦有者,蓋因風而來也。

〔箋釋〕

蒲公草,今通呼爲蒲公英,又名黄花地丁,原植物爲菊科蒲公英 *Taraxacum mongolicum* 及同屬近緣物種。《本草圖經》引孫思邈云云,見《千金要方》卷二十五,《千金要方》稱藥名爲"鳧公英草",又記别名云:"蜀人名耳瘢菜,關中名苟乳。"

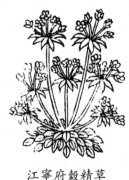
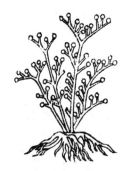

江寧府穀精草　　　　　秦州穀精草

穀精草　味辛,温,無毒。主療喉痺,齒風痛,及諸瘡疥。飼馬主蟲顙毛焦等病。二月、三月於穀田中採之。一名戴星草。花白而小圓似星,故有此名爾。今附。

臣禹錫等謹按,日華子云:凉。餧飼馬肥。二三月於田中生白花者,結水銀成沙子。

圖經曰:穀精草,舊不載所出州土,今處處有之。春生於穀田中,葉、薛俱青,根、花並白色。二月、三月内採花用。一名戴星草。以其葉細花白而小圓似星,故以名爾。又有一種,莖梗差長有節，根微赤，出秦隴間。古方稀用，今口齒藥多使之。

【**陳藏器**云：味甘，平。亦入馬藥用之。白花細葉。

集驗方：治偏正頭痛：穀精草一兩爲末，用白麵調攤紙花子上，貼痛處，乾又換。

〔箋釋〕

穀精草即穀精草科植物穀精草 *Eriocaulon buergerianum* 之類，道教外丹術亦用之，據《純陽呂真人藥石制》，穀精草隱名"通頂龍芽"，贊曰："如雪荒田不種多，叢叢簇簇若池荷。賢士見時如珍寶，朱砂一點色如鵝。"

牛扁音褊。　**味苦，微寒，無毒。主身皮瘡熱氣，可作浴湯，殺牛蝨小蟲，又療牛病。**生桂陽川谷。

陶隱居云：今人不復識此，牛疫代代不無用之。既要牛醫家應用，而亦無知者。**唐本注**云：此藥葉[①]似三堇、石龍芮等，根如秦艽而細。生平澤下濕地。田野人名爲牛扁。療牛虱甚效。太常貯名扁特，或名扁毒。**臣禹錫等謹按，蜀本**圖經云：葉似石龍芮、附子等。今出寧州。二月、八月採根，日乾。

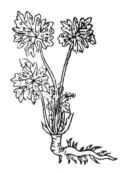

潞州牛扁

圖經曰：牛扁出桂陽川谷，今潞州、寧州亦有之。葉似三堇、石龍芮等，根如秦艽而細。多生平澤下濕地。二月、八月採

---

①　葉：底本缺，據劉甲本補。

以日乾。今亦稀用。按本經云"殺牛蝨小蟲",蘇恭注云"太常貯名扁特",今潞州止一種,名便特。六月有花,八月結實。採其根擣末,油調,殺蟣蝨。根苗主療大都相似。疑此即是牛扁,但扁、便不同,豈聲近而字訛乎？今以附之。

苦芙音襖。　微寒。主面目、通身漆瘡。

[陶隱居]云:處處有之。傖士莖切。人取莖生食之。五月五日採,暴乾。燒作灰以療金瘡,甚驗。[唐本注:]今人以爲漏蘆,非也。[臣禹錫等謹按,][蜀本]圖經有云:子若貓薊。莖圓無刺。五月採苗,堪生噉。所在下濕地有之。[藥性論]云:苦芙草亦可單用,味苦,無毒。[日華子]云:冷,治丹毒。

【[食療]云:苦芙,微寒。生食治漆瘡。五月五日採,暴乾。作灰傅面目、通身漆瘡,不堪多食爾。

〔箋釋〕

《説文》"芙,草也,味苦,江南食以下氣"。《爾雅·釋草》"鉤,芙",郭璞注:"大如拇指,中空,莖頭有臺,似薊。初生可食。"又,"芙,薊,其實荂",《説文》同,郭璞注:"芙與薊莖頭皆有荂臺名荂,荂即其實。"苦芙顯然與薊一樣是菊科植物,具體品種説者不一,通常指爲菊科蒙山萵苣 *Lactuca tatarica* 之類。

酢漿草　味酸,寒,無毒。主惡瘡瘑瘻。擣傅之,殺諸小蟲。生道傍。

1268

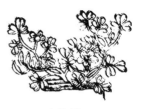

<u>唐本注</u>云：葉如細莎，叢生，莖頭有三葉。一名醋母草，一名鳩酸草。<u>今按,</u>別本注云：生陰濕處，俗爲小酸茅。食之解熱渴。四月、五月採，陰乾。_{唐本先附。}<u>臣禹錫等謹按,蜀本</u>圖經云：葉似水萍，兩葉並大葉同枝端，黃色，實黑。生下濕地。夏採葉用之。

酢漿草

<u>圖經云</u>：酢漿草俗呼爲酸漿。舊不載所出州土，云生道傍，今南中下濕地及人家園圃中多有之，北地亦或有生者。葉如水萍，叢生，莖端有三葉，葉間生細黃花，實黑。夏月採葉用。初生嫩時，小兒多食之。南人用揩鍮石器，令白如銀。

〔箋釋〕

此即酢漿草科植物酢漿草 *Oxalis corniculata*，三小葉倒心形，亦名三葉酸，即通常所説"三葉草"的來源之一。

昨葉何草 味酸，平，無毒。主口中乾痛，水穀血痢，止血。生上黨屋上，如蓬初生，一名瓦松。夏採，日乾。

<u>唐本注</u>云：葉似蓬，高尺餘。遠望如松栽，生年久瓦屋上。<u>今按,</u>別本注云：今處處有，皆入藥用。生眉髮膏爲要爾。_{唐本先附。}<u>臣禹錫等謹按,蜀本</u>圖經云：六月、七月採苗，日乾之。

【<u>聖惠方</u>】：治頭風白屑：用瓦松暴乾，燒灰淋汁熱洗頭，不過六七度。

　　昨葉何草亦瓦松之類,《本草綱目》集解項李時珍説:
"按《庚辛玉册》云:向天草即瓦松,陰草也。生屋瓦上及
深山石縫中,莖如漆圓鋭,葉背有白毛。"此即景天科植物
瓦松 *Orostachys fimbriatus* 及同屬近緣植物。

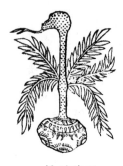
揚州蒻頭

蒻音弱。頭　　味辛,寒,有毒。
主癰腫風毒,摩傅腫上。擣碎,以灰
汁煮成餅,五味調和爲茹食,性冷,
主消渴。生戟人喉出血。生吴、蜀。
葉似由跋、半夏,根大如椀,生陰地,
雨滴葉下生子。一名蒟蒻。又有斑
杖,苗相似,至秋有花直出,生赤子。
其根傅癰腫毒,甚好。根如蒻頭,毒猛,不堪食。今附。

臣禹錫等謹按,日華子云:班杖者,虎杖之別名,即前條虎杖
是也。

　　圖經:文具天南星條下。

證類本草箋釋

1270

　　左思《蜀都賦》"其園則有蒟蒻茱萸"句,劉逵注:"蒟,
蒟醬也,緣樹而生,其子如桑椹,熟時正青,長二三寸。以
蜜藏而食之,辛香,温調五藏。蒻,草也。其根名蒻頭,大
者如斗,其肌正白,可以灰汁,煮則凝成,可以苦酒淹食之,
蜀人珍焉。"按此注,蒟與蒻各是一物,蒟是蒟醬,用胡椒科

蔞葉 *Piper betle* 等製作的醬，詳本書卷九蒟醬條箋釋；蒻爲蒻頭，即天南星科磨芋 *Amorphophallus rivieri*。或許因爲在《蜀都賦》中"蒟蒻"與"茱萸"對舉，後世遂誤"蒟蒻"爲一物，將蒻頭呼爲"蒟蒻"了。如《酉陽雜俎》云："蒟蒻，根大如椀，至秋葉滴露，隨滴生苗。"

夏枯草　味苦、辛，寒，無毒。主寒熱，瘰癧，鼠瘻，頭瘡，破癥，散癭結氣，脚腫濕痹，輕身。一名夕句，一名乃東，一名燕面。生蜀郡川谷。四月採。土瓜爲之使。

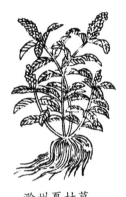

滁州夏枯草

唐本注云：此草生平澤，葉似旋復，首春即生，四月穗出，其花紫白似丹參花，五月便枯。處處有之。

圖經曰：夏枯草生蜀郡川谷，今河東、淮、浙州郡亦有之。冬至後生，葉似旋復。三月、四月開花作穗，紫白色，似丹參花，結子亦作穗，至五月枯，四月採。

【簡要濟衆：治肝虛目睛疼，冷淚不止，筋脉痛及眼羞明怕日，補肝散：夏枯草半兩，香附子一兩，共爲末，每服一錢，臘茶調下，無時候服。

衍義曰：夏枯草今又謂之鬱臭。自秋便生，經冬不瘁，春開白花，中夏結子，遂枯。古方九燒灰，合緊面藥。初生嫩時，作菜食之，須浸洗，淘去苦水，治瘰癧鼠漏。

夏枯草原植物爲脣形科夏枯草 *Prunella vulgaris* 及同屬近緣物種,古今品種變化不大。《本草經》記別名夕句、乃東,不詳其意。丹竈家亦用此,《純陽呂真人藥石制》隱名"耐凍龍牙",恐即"乃東"之音轉。贊曰:"稠葉節節紫白華,春生榮旺夏枯查。收得作汁通神妙,汞精一點變乾砂。"

鷰蓐草 無毒。主眠中遺溺不覺:燒令黑,研水,進方寸匕。亦主噦氣。此鷰窠中草也。新補。見陳藏器、日華子。

【**千金方**:治婦人無故尿血:胡鷰窠中草燒末,用酒服半錢。亦治丈夫。

孫真人食忌:主卒患腰惡瘡,若先發於心已有汁者:以胡鷰窠末和水塗之,治不可遲,徧身即害人死。

鴨跖草 味苦,大寒,無毒。主寒熱瘴瘧,痰飲丁腫,肉癥澀滯,小兒丹毒,發熱狂癇,大腹痞滿,身面氣腫,熱痢,蛇犬咬,癰疽等毒。和赤小豆煮,下水氣濕痺,利小便。生江東、淮南平地。葉如竹,高一二尺,花深碧,有角如鳥觜。北人呼爲雞舌草,亦名鼻斫草;吳人呼爲跖。跖、斫聲相近也。一名碧竹子。花好爲色。新補。見陳藏器、日華子。

〔箋釋〕

　　鴨跖草即《救荒本草》之竹節菜，有云："竹節菜，一名翠蝴蝶，又名翠娥眉，又名笪竹花，一名倭青草。南北皆有，今新鄭縣山野中亦有之。葉似竹葉，微寬短，莖淡紅色，就地叢生，攛節似初生嫩葦節，稍間開翠碧花，狀類蝴蝶。"《本草綱目》描述其花"如蛾形，兩葉如翅，碧色可愛"，其原植物爲鴨跖草科鴨跖草 *Commelina communis*。

山慈菰根　有小毒。主癰腫，瘡瘻，瘰癧，結核等，醋摩傅之。亦剥人面皮，除皯䵟。生山中濕地。一名金燈花。葉似車前，根如慈菰。零陵間又有團慈菰，根似小蒜，所主與此略同。新補。見陳藏器及日華子。

【經驗方】：貼瘡腫：以山慈菰，一名鹿蹄草，取莖葉擣爲膏，入蜜貼瘡口上，候清血出，效。

苘音頃。**實**　味苦，平，無毒。主赤白冷熱痢，散服飲之。吞一枚，破癰腫。

唐本注云：一作蒖字。人取皮爲索者也。今按，別本注云：今人作布及索，蒖麻也。實似大麻子，熱結癰腫無頭，吞之則爲頭易穴。九月、十月採實，陰乾。唐本先附。臣禹錫等謹按，蜀本圖經云：樹生，高

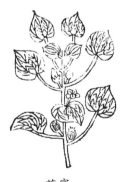

苘實

四尺,葉似苧,花黄,實殼如蜀葵,子黑。古方用根。八月採實。

　　圖經曰:茼實,舊不載所出州土,今處處有之。北人種以績布及打繩索。苗高四五尺或六七尺,葉似苧而薄,花黄,實帶殼如蜀葵,中子黑色。九月、十月採實,陰乾用。古方亦用根。

　　【楊氏産乳】:治赤白痢:黄麻子一兩,炒令香熟爲末,以蜜漿下一錢,不過再服。

〔箋釋〕

　　此即錦葵科植物檾麻 *Abutilon theophrasti*,《救荒本草》名檾子,有云:“本草名茼實。處處有之,北人種以打繩索。苗高五六尺,葉似芋葉而短薄,微有毛澀,開金黄花,結實殼,似蜀葵實殼而圓大,俗呼爲檾饅頭,子黑色如菉豆大。”按,字書中“檾”“蕡”“茼”三字意思相近,都指檾麻 *Abutilon theophrasti*。若據《説文》,當以“檾”爲正,今天正寫通常作“茼”。《爾雅翼》云:“檾,枲屬。高四五尺,或六七尺,葉似苧而薄,實如大麻子,今人績以爲布,及造繩索。”“蕡”爲或體;“茼”本義是貝母,據《集韻》,與“檾”相通,但從字形結構推測,更可能是“茼”訛寫爲“茼”,習誤日久而成爲正字者。

赤車使者　味辛、苦,温,有毒。主風冷邪疰,蠱毒癥瘕,五藏積氣。

　　唐本注云:苗似香葇、蘭香,葉莖赤,根紫赤色,生溪谷之陰,出襄州。八月、九月採根,日乾。唐本先附。臣禹錫等謹按,蜀本圖經云：根紫如蒨根，生荊州、襄州山谷，二月、八月採。藥性論云：赤車使者，有小毒。能治惡風冷氣，服之悦澤皮肌，好顔色。

【雷公云：赤車使者元名小錦枝。凡使並麁擣用，七歲童子小便拌了，蒸令乾，更暵。每修事五兩，用小兒溺一溢爲度。

〔箋釋〕

　　赤車使者見於道書，《太上洞神洞淵神咒治病口章》治病請出吏兵，其中有赤車使者十二萬人，《老君無極變化經》也有"赤車使者在門亭，左右使從道門旁"。《抱朴子內篇·雜應》言，如入瘟疫中，可用赤車使者丸以自保；《石藥爾雅》有太一赤車使者八神精起死人仙丹。疑藥物之赤車使者即是順應赤車使者丸之類宗教色彩濃厚的治療方案附會出來的。《本草綱目》發明項李時珍説："上古辟瘟疫邪氣有赤車使者丸，此藥不怪，苟加詢采，必能得之，但古今名稱或不同耳。"今天多根據《新修本草》之簡單描述，將赤車使者的原植物指認爲蕁麻科大樓梯草 *Elatostema umbellatum*。

狼跋子　有小毒。主惡瘡蝸疥，殺蟲魚。

陶隱居云：出交、廣，形扁扁爾。擣以雜米投水中，魚無大小，皆浮出而死。人用苦酒摩療疥亦效。唐本注云：此今京下呼黄環子爲之，亦謂度谷，一名就葛。陶云出交、廣，今交、廣送入太常正是黄環子，非餘物爾。今按，別本注云：味苦，寒。藤生，花紫色。

左思《蜀都賦》"其中則有青珠黄環"，青珠或釋爲青琅玕，陶弘景疑黄環爲大戟花，《新修本草》非之，有云："此物襄陽、巴西人謂之就葛。作藤生，根亦葛類，所云似防己，作車輻解者近之。人取葛根，誤得食之，吐痢不止，用土漿解乃差，此真黄環也。"並説："其子作角生，似皂莢。花、實與葛同時矣。今園庭種之，大者莖徑六七寸，所在有之。謂其子名狼跋子。"《新修本草》所説的黄環爲防己科植物千金藤 *Stephania japonica* 之類，其子爲狼跋子。但後世文獻並不以《新修本草》的意見爲然，可詳本書卷十四黄環條箋釋。

屋遊　味甘，寒。主浮熱在皮膚，往來寒熱，利小腸膀胱氣。生屋上陰處。八月、九月採。

陶隱居云：此瓦屋上青苔衣，剥取煮服之。今按，別本注云：無毒。主小兒癇熱時氣，煩悶止渴。臣禹錫等謹按，蜀本圖經云：古瓦屋北陰青苔衣也。

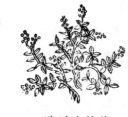

滁州地錦草

地錦草　味辛，無毒。主通流血脉，亦可用治氣。生近道田野，出滁州者尤良。莖葉細弱，蔓延于地。莖赤，葉青紫色，夏中茂盛。六月開紅花，結細實。取苗、子用之。絡石注有地錦，是藤蔓之類，雖與此名同，而其類全別。新定。

圖經曰：地錦草生滁州及近道田野中。味辛，無毒。主通流血脉，亦治氣。其苗葉細弱，作蔓遍地。莖赤，葉青赤，中夏茂盛。六月開紅花，細實。今醫家取苗、子用之。本經絡石條注中有地錦，與此同名，而別是一類也。

【經驗方】：治藏毒赤白：地錦草採得後，洗，暴乾爲末，米飲下一錢，立效。

敗舩茹 音如。　平。主婦人崩中，吐痢血不止。

陶隱居云：此是大輈步典切。艩他盍切。刮竹茹以捏直萌切。漏處者。取乾煮之，亦燒作屑服之。

【千金方】：治婦人遺尿，不知出時：舩故茹爲末，酒調服三錢。

子母秘錄：治無故遺血溺：舩中故竹茹乾末，酒服三錢匕，日三服。

〔箋釋〕

"茹"有填塞之意，亦寫作"絮"，《廣雅·釋詁》"絮，塞也"，王念孫疏證："絮，字或作茹。"《唐律疏議·雜律》"諸船人行船、茹船、寫漏、安標宿止不如法"云云，疏議云："茹船，謂茹塞船縫。"而按照陶弘景本條的解釋，"茹船"其實是指刮竹茹填塞船縫的行爲。《本草綱目》集解項李時珍也説："古人以竹茹。今人只以麻筋和油石灰爲之。"此處以填堵漏洞的廢舊竹茹入藥，取其阻隔的巫術象徵，故用於"婦人崩中，吐痢血不止"諸症。

燈心草　味甘，寒，無毒。根及苗主五淋，生煮服之。生江南澤地，叢生，莖圓，細而長直。人將爲席，敗席煮服更良。今附。

【**經驗方**】：治小兒夜啼：用燈心燒灰，塗乳上與喫。

勝金方：治破傷：多用燈心草爛嚼和唾貼之，用帛裹，血立止。　**又方**：治小蟲蟻入耳，挑不出者：以燈心浸油釣出蟲。

衍義曰：燈心草，陝西亦有。蒸熟，乾則拆取中心穰然燈者，是謂之熟草；又有不蒸但生乾剥取者，爲生草。入藥宜用生草。

五毒草　味酸，平，無毒。根主癭疽，惡瘡毒腫，赤白遊瘮，蟲蠶蛇犬咬，並醋摩傅瘡上，亦擣莖、葉傅之。恐毒入腹，亦煮服之。生江東平地。花葉如蕎麥，根緊硬似狗脊。一名五蕺，一名蛇罔。又別有蠶罔草，如苧麻與蕺同名也。新補。見陳藏器。

鼠麴草　味甘，平，無毒。調中益氣，止洩除痰，壓時氣，去熱嗽。雜米粉作糗，食之甜美。生平崗熟地，高尺餘，葉有白毛，黃花。《荆楚歲時記》云：三月三日取鼠麴汁，蜜和爲粉，謂之龍舌料，以壓時氣。山南人呼爲香茅，取花雜櫸皮染褐，至破猶鮮。江西人呼爲鼠耳草。
新補。見陳藏器、日華子。

〔箋釋〕

    《本草綱目》集解項説："《日華本草》鼠麴，即《別錄》鼠耳也。唐宋諸家不知，乃退鼠耳入有名未用中。李杲《藥類法象》用佛耳草，亦不知其即鼠耳也。原野間甚多。二月生苗，莖葉柔軟，葉長寸許，白茸如鼠耳之毛。開小黄花成穗，結細子。楚人呼爲米麴，北人呼爲茸母。故邵桂子《甕天語》云：北方寒食，采茸母草和粉食。宋徽宗詩'茸母初生識禁煙'者是也。"按，《雪舟脞語》云："（徽宗）清明日作，云：茸母初生忍禁煙，無家對景倍凄然。帝京春色誰爲主，遥指鄉關涕淚連。"此即菊科植物鼠麴草 *Gnaphalium affine* 之類，至今仍用其汁製作糕點。

列當   味甘，温，無毒。主男子五勞七傷，補腰腎，令人有子，去風血。煮及浸酒服之。生山南巖石上，如藕根，初生掘取陰乾。亦名栗當，一名草蓯蓉。今附。

【食醫心鏡】主興陽事：栗當二斤，一名列當，擣篩畢，以酒一斗浸經宿，遂性飲之。

馬勃   味辛，平，無毒。主惡瘡，馬疥。一名馬庀。生園中久腐處。

陶隱居云：俗人呼爲馬竅勃。紫色虚軟，狀如狗肺，彈之粉出。傅諸瘡，用之甚良也。臣禹錫等謹按，蜀本圖經云：此馬庀菌也。虛軟如紫絮，彈之紫塵出。生濕地及腐木上，夏秋採之。

衍義曰：馬勃，此唐韓退之所謂"牛溲馬勃，俱收並蓄"者也。有大如斗者，小亦如升杓。去膜，以蜜揉拌，少以水調，呷，治喉閉咽痛。

〔箋釋〕

　　韓愈《進學解》説："玉劄丹砂，赤箭青芝，牛溲馬勃，敗鼓之皮，俱收並蓄，待用無遺者，醫師之良也。"這裏"牛溲馬勃"用來比喻看似無用的東西，也有派上用場的時候。陶弘景所説"紫色虛軟，狀如狗肺"的馬勃，當是灰包科紫色馬勃 Calvatia lilacina 之類；《本草衍義》説"有大如斗者，小亦如升杓"，則是同科脱皮馬勃 Lasiosphaera fenzlii、大馬勃 Calvatia gigantea 之類。

屧音劇。屟音燮。鼻繩灰　水服，主噎哽，心痛胸滿。
今按，別本注云：屧屟，江南有之，北人不識。以桐木爲屧及屟也。用蒲爲荬，用麻穿其鼻也。久著脚者堪入藥用。唐本先附。
臣禹錫等謹按，蜀本圖經云：取著經久遠欲爛斷者，水服之良。

1280

質汗　味甘，温，無毒。主金瘡傷折，瘀血内損，補筋肉，消惡血，下血氣，女人産後諸血結，腹痛，内冷不下食。並酒消服之，亦傅病處。出西蕃，如凝血，蕃人煎甘草、松淚、檉乳、地黄并熱血成之。今附。

【陳藏器云：蕃人試藥，取兒斷一足，以藥内口中，以足蹋之，當時能走者，至良。

水蓼　主蛇毒，擣傅之。絞汁服，止蛇毒入内心悶。水煮漬捋腳，消氣腫。

唐本注云：葉似蓼，莖赤，味辛，生下濕水傍。今按，別本注云：生於淺水澤中，故名水蓼。其葉大於家蓼，水挼食之，勝於蓼子。唐本先附。臣禹錫等謹按，日華子云：水蓼，味辛，冷，無毒。

【集驗方：治腳痛：先以水蓼煮湯，令溫熱得所，頻頻淋洗，瘡乾自安。

衍義曰：水葒子不以多少，微炒一半，餘一半生用，同爲末，好酒調二錢，日三服，食後、夜臥各一服，治瘰癧，破者亦治。

水蓼，大率與水紅相似，但枝低爾。今造酒，取以水浸汁，和麵作麴，亦假其辛味。

蒢草　味甘，大寒，無毒。主濕痹，消水氣。合赤小豆煮食之，勿與鹽。主脚氣，頑痹，虛腫，小腹急，小便赤澀。擣葉傅毒腫。又絞取汁服之，主消渴。生水田中。似結縷，葉長，馬食之。《爾雅》云“蒢，蔓于”，注云：“生水中，江東人呼爲葥。”《證俗》云：蒢，水草也。新補。見陳藏器。

1281

衍義曰：蒢草，《爾雅》曰“蒢，音猶。蔓于”，《左傳》亦曰“一薰一蒢，十年尚猶有臭者”是此草。

〔箋釋〕

《爾雅·釋草》"茜，蔓于"，郭璞注："多生水中，一名軒于，江東呼茜。"按，《説文》云："蕕，水邊草也。"當以"蕕"爲正。"證俗"當是"正俗"之訛，指顔師古《匡謬正俗》。《本草綱目》集解項説："其氣瘨臭，故謂之蕕。蕕者瘨也，朽木臭也。此草莖頗似蕙而臭，故《左傳》云'一熏一蕕，十年尚猶有臭'是也。"這種有臭味的植物當是馬鞭草科叉枝蕕 *Caryopteris divaricata*。

敗芒箔　無毒。主産婦血滿腹脹痛，血渴，惡露不盡，月閉，止好血，下惡血，去鬼氣疰痛癥結。酒煮服之，亦燒爲末，酒下，彌久著煙者佳。今東人作箔，多草爲之。《爾雅》云：芒似茅，可以爲索。新補。見陳藏器。

〔箋釋〕

《爾雅·釋草》"蒚，杜榮"，郭璞注："今蒚草，似茅，皮可以爲繩索、履屩也。"據《經典釋文》"蒚，字亦作芒"，此所以《嘉祐本草》説"《爾雅》云芒"。芒的原植物爲禾本科芭茅 *Miscanthus floridulus* 一類，莖稈纖維編織繩索，作鞋履。

狗舌草　味苦，寒，有小毒。主蠱疥瘙瘡，殺小蟲。唐本注云：葉似車前，無文理，抽莖，花黃白細，叢生渠壍濕地。今按，別本注云：疥瘙風瘡，並皆有蟲。爲末和塗之即差。

四月、五月採莖，暴乾。_{唐本先附。}

　　海金沙　主通利小腸。得梔
子、馬牙消、蓬沙共療傷寒熱狂。出
黔中郡。七月收採。生作小株，才
高一二尺。收時全科於日中暴之，
令小乾，紙襯，以杖擊之，有細沙落
紙上，旋收之，且暴且擊，以沙盡爲
度。用之或丸或散。_{新定。}

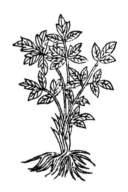

黔州海金沙

　　圖經曰：海金沙生黔中山谷，湖南
亦有。初生作小株，高一二尺。七月採得，日中暴令乾，以紙襯，
擊取其沙，落紙上，旋暴旋擊，沙盡乃止。主通利小腸，亦入傷寒
狂熱藥。今醫治小便不通，臍下滿悶方：海金沙一兩，臘面茶半
兩，二味擣碾令細，每服三錢，煎生薑甘草湯調下，服無時，未通
再服。

〔箋釋〕

　　《本草綱目》釋名項說："其色黃如細沙也。謂之海
者，神異之也。"集解項又云："江浙、湖湘、川陝皆有之，生
山林下。莖細如綫，引於竹木上，高尺許。其葉細如圍荽
葉而甚薄，背、面皆青，上多皺文。皺處有沙子，狀如蒲黃
粉，黃赤色。不開花，細根堅強。其沙及草皆可入藥。方
士采其草取汁，煮砂、縮賀。"此即海金沙科植物海金沙 *Ly-
godium japonicum*。

1283

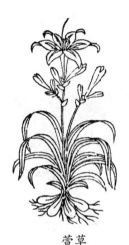

萱草

萱草根　涼，無毒。治沙淋，下水氣，主酒疸，黃色通身者。取根擣絞汁服，亦取嫩苗煮食之。又主小便赤澀，身體煩熱。一名鹿蔥，花名宜男。《風土記》云：懷姙婦人佩其花，生男也。新補。見陳藏器、日華子。

圖經曰：萱草俗謂之鹿蔥，處處田野有之。味甘而無毒。主安五藏，利心志，令人好歡樂，無憂，輕身明目。五月採花，八月採根用。今人多採其嫩苗及花跗作菹，云利胸鬲甚佳。

【嵇康養生論云：合歡蠲忿，萱草忘憂。

衍義曰：萱草根洗净研汁一大盞，生薑汁半盞相和，時時細呷，治大熱衄血。

〔箋釋〕

　　《説文》云：“蕿，令人忘憂艸也。從艸，憲聲。《詩》曰‘安得蕿艸’。或從煖，或從宣。”故嵇康《養生論》説：“合歡蠲忿，萱草忘憂。”《本草綱目》釋名項引《三元參贊延壽書》説：“嫩苗爲蔬，食之動風，令人昏然如醉，因名忘憂。此亦一説也。”萱草名鹿蔥，李時珍解釋説：“其苗烹食，氣味如蔥，而鹿食九種解毒之草，萱乃其一，故又名鹿蔥。”萱草是常見庭院植物，其花曬乾即黃花菜，原植物爲百合科萱草 *Hemerocallis fulva*。

　　《詩經·伯兮》“焉得諼草，言樹之背”，據毛傳“背，北堂也”，由此提煉出詞語“北堂萱”，再衍生出“萱堂”，後世專門用來指代母親。按，稱母親爲“萱堂”，大約開始於宋代，此前似無此用法。如吳筠《酬別江主簿屯騎》末句“何用贈分首，自有北堂萱”，此用萱草忘憂義，完全無關於親屬。唐詩亦用“北堂萱”，駱賓王《同辛簿簡仰酬思玄上人林泉四首》“忘懷南澗藻，躅思北堂萱”；張九齡《酬王履震遊園林見貽》“樂因南澗藻，憂豈北堂萱”；劉禹錫《和南海馬大夫聞楊侍郎出守郴州因有寄上之作》“一詠瓊瑤百憂散，何勞更樹北堂萱”。以上也不與母親相關聯。北宋早期，基本還延續唐代的習慣，如楊億《代意二首》“易變肯隨南地橘，忘憂虛對北堂萱”，與駱賓王等以“南澗藻”對“北堂萱”一樣，沒有把“北堂萱”作爲特別之象徵。此後“北堂萱”，尤其是“萱堂”，成爲形容母親的專用詞彙，如蔡襄《喜弟及第》“連登桂籍青袍客，共拜萱堂白首親”；陳與義《陳叔易學士母阮氏挽詞二首》“去年披霧識儒先，欲拜萱堂未敢前”。王楙在《野客叢書》中對此專門有議論，其略云：“今人稱母爲北堂萱，蓋祖《毛詩·伯兮》詩‘焉得諼草，言樹之背’。按注：‘諼草，令人忘憂。背，北堂也。’其意謂君子爲王前驅，過時不反，家人思念之切，安得諼草種於北堂，以忘其憂？蓋北堂幽陰之地，可以種萱，初未嘗言母也，不知何以遂相承爲母事。借謂北堂居幽陰之地，則凡婦人，皆可以言北堂矣，何獨母哉？傳注之學，失先王三百篇之旨，似此甚多，正與以鄉里爲桑梓之謬同。”至於萱堂的上源，可以追溯到孟郊《遊子詩》：“萱草生堂階，遊

子行天涯。慈親倚堂門,不見萱草花。"宋人或許受此詩影
響,逐漸形成風氣。

格注草 味辛、苦,温,有大毒。主蠱疰諸毒疼痛
等。生齊、魯山澤。

唐本注云:葉似蕨,根紫色若紫草根,一株有二十許。二月、
八月採根,五月、六月採苗,日乾。唐本先附。

【**唐本餘**:注云:《圖經》出齊州、兗州山谷間。

雞窠中草 主小兒白禿瘡。和白頭翁花燒灰,臘月
豬脂傅之。瘡先以酸泔洗,然後塗之。又主小兒夜啼,
安席下,勿令母知。新補。見陳藏器、日華子。

【**千金方**:治産後遺尿:故雞窠中草燒作末,酒下二錢
匕,差。

雞冠子 凉,無毒。止腸風瀉血,赤白痢,婦人崩中
帶下,入藥炒用。新補。見陳藏器、日華子。

地椒 味辛,温,有小毒。主淋,煠腫痛,可作殺蛀
蟲藥。出上黨郡。其苗覆地蔓生,莖葉甚細,花作小朵,
色紫白,因舊莖而生。新定。

草三稜根 味甘,平、温,無毒。療産後惡血,通月

水,血結,墮胎,破積聚癥瘕,止痛利氣。一名雞爪三稜。生蜀地。二月、八月採。今附。

合明草　味甘,寒,無毒。主暴熱淋,小便赤澁,小兒瘈病,明目,下水,止血痢,擣絞汁服。生下濕地,葉如四出,花向夜即葉合。新補。見陳藏器。

鹿藥　味甘,温,無毒。主風血,去諸冷,益老起陽。浸酒服之。生姑臧已西。苗、根並似黄精。根,鹿好食。今附。

敗天公　平。主鬼疰精魅。
陶隱居云:此人所戴竹笠之敗者也。取上竹燒,酒服之。

一十一種陳藏器餘

毛茛　鈎吻注陶云"鈎吻或是毛茛",蘇云"毛茛,是有毛石龍芮也"。《百一方》云:"菜中有水茛,葉圓而光,有毒。生水旁,蟹多食之。"蘇云又注"似水茛,無毛",其毛茛似龍芮而有毒也。

〔箋釋〕

以下《本草拾遺》十一條,除最末一條"諸草有毒"外,都是針對《本草經集注》中陶弘景注釋所加的按語。

蔭命　鈎吻注陶云："有一物名陰命，赤色，著木懸其子。生海中，有毒。"又云："海薑，生海中，赤色，狀如龍芮，亦大毒。"應是此也，今無的識之者。

　　毒菌　地漿注陶云："山中多有毒菌，地漿解之。"地生者爲菌，木生者爲檽。江東人呼爲蕈。《爾雅》云"中馗，菌"，注云："地蕈子也。或云地鷄，亦云獹頭。"夜中光者有毒，煮不熟者有毒，煮訖照人無影者有毒，有惡蟲鳥從下過者有毒，欲爛無蟲者有毒。冬春無毒及秋夏有毒者，爲蛇過也。

　　草禹餘糧注，陶公云："南人又呼平澤中一藤如菝葜爲餘糧，言禹採此當糧。"根如盞連綴，半在土上，皮如茯苓，肉赤，味澀，人取以當穀，不飢，調中止洩，健行不睡。云昔禹會諸侯，棄糧於地，化爲此草，故名餘糧。今多生海畔山谷。

　　鼠蓑草　莎草注陶云："別有鼠蓑草，治體異此。"有名無用條有"蓑草，味苦，寒。主溫瘧寒熱，酸斯利氣。生淮南山谷"，即此也。

　　廉薑　杜若注陶云："若似廉。"按，廉薑，熱。主胃中冷，吐水不下食。似薑，生嶺南、劍南，人多食之。

〔箋釋〕

　　《廣雅·釋草》云："廉薑，蔟也。"《齊民要術》引《食經》云："藏薑法：蜜煮烏梅，去滓，以漬廉薑，再三宿，色黄赤如琥珀，多年不壞。"《本草綱目》廉薑條集解項李時珍説："按《異物志》云：生沙石中，似薑，大如螺，氣猛近於臭。南人以爲虀，其法，陳皮以黑梅及鹽汁漬之，乃成也。又鄭樵云：廉薑似山薑而根大。"廉薑原植物不確，或爲薑科華山薑 *Alpinia chinensis* 之類。而據《南越筆記》云："三蘱，一名山柰，亦曰廉薑，可以爲虀。"則廉薑亦可能即是同科植物山柰 *Kaempferia galanga*。

　　又，薑黄條《本草圖經》云："劉淵林注《吳都賦》'薑彙非一'，云薑彙大如螺，氣猛近于臭，南土人搗之以爲虀菱。一名廉薑，生沙石中，薑類也。其味大辛而香，削皮，以黑梅並鹽汁漬之，乃成也。始安有之。據此，廉薑亦是其類，而自是一物耳。"應該也是指華山薑 *Alpinia chinensis* 之類。

草石蠶　蟲石蠶注陶云："今俗用草根，黑色。"按，草石蠶生高山石上，根如箸，上有毛，節如蠶，葉似卷柏。山人取浸酒，除風破血，主溪毒，煮食之。本經從蟲部出，復有蟲石蠶，已出《拾遺》。

漆姑草　杉木注陶云："葉細細，多生石間。"按，漆姑草,如鼠跡大,生堵墻間陰處,氣辛烈。主漆瘡,挼碎傅之,熱更易。亦主溪毒瘡。蘇云"此蜀羊泉",羊泉是大草非細者,乃同名耳。

麂目　荳蔻注陶云:"麂目小冷。"按,麂目云出嶺南,如麂目,食之發冷痰,餘別無功。

梨豆　蚺虵注陶云:"虵膽如梨豆。"生江南,蔓如葛,子如皂莢子,作狸首文,故名梨豆。《爾雅》云"慮,涉子",人炒食之,一名虎涉,別無功。

〔箋釋〕

　　《爾雅》並無"慮,涉子"。《爾雅·釋木》"諸慮,山櫐","櫐,虎櫐",兩條相連,據郭璞注,虎櫐即是虎豆。此條可能是陳藏器誤讀《爾雅》而致含混。《本草綱目》黎豆條批評說:"《爾雅》虎櫐,即狸豆也。古人謂藤爲櫐,後人訛櫐爲狸矣。《爾雅》山櫐、虎櫐原是二種,陳氏合而爲一,謂諸慮一名虎涉,又以爲千歲櫐,並誤矣。千歲櫐見草部。狸豆野生,山人亦有種之者。三月下種生蔓。其葉如豇豆葉,但文理偏斜。六七月開花成簇,紫色,狀如扁豆花。一枝結莢十餘,長三四寸,大如拇指,有白茸毛。老則黑而露筋,宛如乾熊指爪之狀。其子如刀豆子,淡紫色,有斑點如狸文。煮去黑汁,同豬、雞肉再煮食,味乃佳。"按照李時珍的描述,此即豆科植物頭花黎豆 *Stizolobium capitatum*。

諸草有毒　瓜兩蒂、兩鼻害人。瓜瓝正苦有毒。簝溜滴著菜有毒。菫黄花害人。芹赤葉害人。菰首蜜食下痢。生葱不得雜白犬肉食之，令人九竅流血。食戎葵并鳥肉，令人面無顏色。食葵發狂犬咬。食葫葱、青魚令人腹生蟲。薤不得和牛肉食，成癥瘕痼疾。婦人姙娠食乾薑，令胎肉消。生葱和鷄子食變嗽。蓼藍食生食，令氣奪乏，令陰痿。九月食霜下瓜，血必冬發。三月不得食陳菹，夏熱病發惡瘡。瓝牛踐苗子即苦。